国家出版基金项目
NATIONAL PUBLICATION FOUNDATION

"十三五"国家重点图书出版规划项目

总主编　付小兵

创面治疗新技术的研发与转化应用系列丛书

第 21 册

特殊原因创面管理与新技术应用

TESHU YUANYIN CHUANGMIAN GUANLI YU XINJISHU YINGYONG

本册主编　郭光华　史春梦

U0331831
U0341967.

郑州大学出版社
·郑州·

图书在版编目(CIP)数据

特殊原因创面管理与新技术应用/郭光华,史春梦主编. — 郑州:郑州大学出版社,2020.6

(创面治疗新技术的研发与转化应用系列丛书/付小兵总主编;第21册)

ISBN 978-7-5645-6960-0

Ⅰ.①特… Ⅱ.①郭…②史… Ⅲ.①创伤外科学 – 新技术应用 Ⅳ.①R64

中国版本图书馆 CIP 数据核字(2020)第 064670 号

郑州大学出版社出版发行

郑州市大学路 40 号 邮政编码:450052

出版人:孙保营 发行电话:0371-66966070

全国新华书店经销

河南瑞之光印刷股份有限公司印制

开本:880 mm×1 230 mm 1/32

印张:10.5

字数:304 千字

版次:2020 年 6 月第 1 版 印次:2020 年 6 月第 1 次印刷

书号:ISBN 978-7-5645-6960-0 定价:126.00 元

本书如有印装质量问题,由本社负责调换

总主编简介

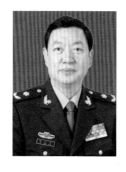

付小兵，中国工程院院士，教授、创伤外科研究员、博士研究生导师。现任中国人民解放军总医院生命科学院院长，基础医学研究所所长，全军创伤修复与组织再生重点实验室主任，北京市皮肤损伤修复与组织再生重点实验室主任等职务。任南开大学教授，北京大学、中国医科大学等国内10余所著名大学客座教授。

学术任职：国际创伤愈合联盟（WUWHS）执行委员，亚洲创伤愈合学会（AWHA）主席，国务院学位委员会学科评议组成员，国家自然科学基金评委和咨询委员，国家技术发明奖和国家科技进步奖评委，国家高技术研究发展项目（"863"项目）主题专家，中国工程院医药卫生学部副主任，中国生物材料学会理事长，中华医学会理事，中华医学会组织修复与再生分会主任委员，中华医学会创伤学分会主任委员、前任主任委员和名誉主任委员，全军医学科学技术委员会常委，全军战创伤专业委员会主任委员，国际《创伤修复与再生杂志》（WRR）、《国际创伤杂志》（IWJ）、《国际下肢损伤杂志》（IJLEW）、国际《创伤治疗进展》（AWC）、《再生医学研究》（RMR）、《中国科学：生命科学》及《中华创伤杂志》（中、英文版）编委，《解放军医学杂志》总主编，《军事医学研究》（MMR）主编等。1995年国家杰出青年基金获得者，2009年当选为中国工程院院士，2018年当选为法国医学院外籍院士。

研究贡献：长期从事创（战、烧）伤及损伤后的组织修复与再生研究工作，主要包括战创伤医学、组织修复和再生医学以及生物治疗学三大领域。重点涉及火器伤与创伤弹道学、生长因子生物学、干细胞诱导分化与组织再生、严重创伤致重要内脏缺血性损伤的主

1

动修复以及体表难愈合创面发生机制与防控等。20世纪80年代中期曾4次赴云南老山前线参加战伤调查和救治,经受了战争的考验并获得宝贵的战伤救治经验。1991年出版了国际上第一部《生长因子与创伤修复》学术专著,1998年在国际著名医学杂志《柳叶刀》(Lancet)首先报道了成纤维细胞生长因子对烧伤创面的多中心治疗结果,推动了我国基因工程生长因子类国家一类新药的研发与临床应用,被英国广播公司(BBC)以"把牛的激素变成了治疗烧伤药物"进行高度评价。2001年再次在《柳叶刀》上报道了表皮细胞通过去分化途径转变为表皮干细胞的重要生物学现象,为组织修复和再生提供了原创性的理论根据,被国际同行以"相关研究对细胞去分化给予了精彩的总结"和"是组织修复与再生的第4种机制"等进行充分肯定。2007年与盛志勇院士一起带领团队在国际上首先利用自体干细胞再生汗腺获得成功,为解决严重创(烧)伤患者后期的出汗难题提供了基础,被国际同行评价为"里程碑式的研究"。2008年发现并在国际上首先报道了中国人体表慢性难愈合创面流行病学变化的新特征,推动了中国慢性难愈合创面创新防控体系的建立并取得显著效果,被国际同行以"向东方看"进行高度评价,该成果获2015年度国家科技进步奖一等奖。

作为首席科学家获国家重点基础研究发展计划项目("973"项目)、国家重点研发计划项目、国家自然科学基金创新群体项目(连续三期)、国家杰出青年科学基金(1995年度)、全军"十二五"和"十三五"战创伤重大项目等28项资助。主编《中华战创伤学》、《中华创伤医学》、《再生医学:原理与实践》、《现代创伤修复学》、英文版 Advanced Trauma and Surgery 和 Cellular Dedifferentiation and Regenerative Medicine 等专著26部,参编专著30余部,在《柳叶刀》和其他国内外杂志发表论文600余篇。特别是2012年应《科学》(Science)杂志社邀请,组织中国科学家在该杂志出版了一期有关《中国的再生医学》(Regenerative Medicine in China)的增刊,显著提升了我国再生医学在国际上的影响。获国家和军队二等奖以上成果23项,其中以第一完成人获国家科技进步奖一等奖1项、二等奖3项和省部级一等奖3项。培养博士研究生、博士后研究人员等70余人。

个人荣誉:1993年获"国务院政府特殊津贴",被评为"首届全国百名优秀中青年医学科技之星"。1995年和2004年分别获中国人民解放军总后勤部"十大杰出青年"和"科技金星"等荣誉称号。2002年和2004年分别获"求是杰出青年奖"和中国工程院"光华工程科技奖青年奖"。2008年获"中国人民解放军杰出专业技术人才奖"。2008年被国际创伤愈合联盟授予"国际创伤修复研究终身成就奖"(Lifetime Achievement Award),为获此殊荣的唯一华人学者。2009年获"何梁何利基金科学与技术进步奖"。2011年获中欧创伤修复联盟"终身成就奖"。2012年当选为"科学中国人(2012)年度人物",并被评为"全军优秀共产党员"。2013年获"中华创伤医学终身成就奖"和"中华烧伤医学终身成就奖"。2014年被评为"全军优秀教师"。2016年被评为全国优秀科技工作者。2012年和2018年分别被中共中央宣传部和中央军委政治工作部作为科技创新重大典型在全国宣传。荣立个人一等功1次、二等功3次和三等功1次。

主编简介

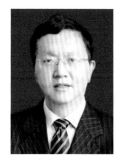

郭光华,医学博士,二级教授,一级主任医师,博士研究生导师。现任江西省烧伤研究所所长、南昌大学第一附属医院烧伤科(江西烧伤中心)主任、江西省烧伤与创面修复临床医学中心主任。

学术任职:现任中华医学会烧伤外科学分会副主任委员,中华医学会烧伤外科学分会重症学组组长,中国医师协会烧伤科分会副会长,中国生物材料学会烧创伤创面修复材料分会第一届委员会副主任委员,海峡两岸医药卫生交流协会烧创伤暨组织修复专委会副主任委员,江西省医学会理事会常务理事,江西省医学会烧伤外科学分会主任委员,《中华烧伤杂志》副总编辑,《中华损伤与修复杂志》(电子版)副总编辑等。

专业特长:从事烧伤外科医教研工作30年,对危重烧伤合并吸入性损伤的救治、深度烧伤的早期处理、烧伤后肠内免疫营养治疗以及慢性创面修复等方面有较深的造诣。现为国家卫生应急处置指导专家库烧伤科专业组专家,先后参与了桂林、昆山、哈尔滨等地危重烧伤患者的救援以及主持了江西省内数批次烧伤患者的抢救。

学术成就:主持省级、国家级科研项目20余项,在国内外核心期刊发表论文200余篇,主编专著4部,获国家科技进步奖二等奖2项、省部级科技进步奖二等奖4项、"黎鳌烧伤医学奖"二等奖1项、王正国创伤医学奖"特殊贡献奖"1项、国家发明专利4项。培养了12名博士研究生、20余名硕士研究生。

个人荣誉:"百千万人才工程"国家级人选、享受国务院政府特殊津贴专家、国家卫生部有突出贡献的中青年专家、中央组织部直接联系的中青年专家、江西省首批"赣鄱英才555工程"领军人才、江西省主要学科学术技术带头人、江西省卫生系统高层次学术技术带头人、"南昌大学赣江杰出教授"等。

主编简介

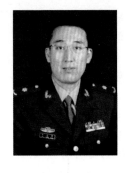

史春梦,医学博士,教授,博士研究生导师。陆军军医大学火箭军医学教研室主任,创伤、烧伤与复合伤国家重点实验室副主任。

学术任职:亚洲创伤治疗学会(AWCA)理事、中国康复医学会再生医学与康复专业委员会副主任委员、全军辐射医学专业委员会副主任委员、中华医学会组织修复与再生分会委员兼复合组织修复与再生学组组长等学术职务。

专业特长:主要从事创伤修复与组织再生的基础及转化研究。

学术成就:系统揭示合并放射损伤后创伤难愈的病理特点与细胞损害机制,筛选出促愈的候选药物;发现真皮源性干细胞亚群,创建放射复合伤细胞治疗新策略;发现具有组织选择性的多功能近红外小分子,建立细胞命运同步示踪与调控新技术。先后主持国家重点研发计划课题、"973"课题、国家自然科学基金重点项目、军队重大项目、重点项目等课题。在 *Lancet Oncology*、*Science Translational Medicine*、*Nature Communications*、*Advanced Materials*、*Advanced Functional Materials*、*Gut*、*Trends in Biotechnology* 等杂志发表 SCI 论文 70 余篇。获授权国家发明专利 7 项;获全国优秀博士学位论文奖、中华医学科技奖一等奖、军队科技进步奖一等奖、重庆市科技进步奖一等奖等奖励。

个人荣誉:入选"长江学者"特聘教授、"万人计划"科技创新领军人才、国家百千万人才工程人选和有突出贡献中青年专家,享受国务院政府特殊津贴。获求是杰出青年实用工程奖、树兰医学青年奖。

1

阮瑞霞　副主任护师、国际造口治疗师
　　　　西安交通大学第一附属医院
李学拥　教授、主任医师
　　　　中国人民解放军空军军医大学第二附属医院
李宗瑜　教授、主任医师　哈尔滨市第五医院
李炳辉　主任医师　华中科技大学同济医学院附属梨园医院
杨彩哲　主任医师　中国人民解放军空军特色医学中心
肖丽玲　主任医师　暨南大学附属第一医院
吴　军　教授　深圳大学第一附属医院
沈余明　教授、主任医师　北京积水潭医院
陆树良　教授、主任医师　上海交通大学医学院、上海市烧伤研究所
周建大　教授、主任医师　中南大学湘雅三医院
郇京宁　教授、主任医师　上海交通大学医学院附属瑞金医院
官　浩　副教授、副主任医师
　　　　中国人民解放军空军军医大学第一附属医院
赵　珺　主任医师　上海交通大学附属第六人民医院
荣新洲　教授、主任医师　华南理工大学附属第二医院
胡大海　教授、主任医师
　　　　中国人民解放军空军军医大学第一附属医院
胡宏鸳　副主任护师　浙江大学医学院附属邵逸夫医院
姜玉峰　副主任医师
　　　　中国人民解放军战略支援部队特色医学中心
姜笃银　教授、主任医师　山东大学第二医院
贾赤宇　教授、主任医师　厦门大学附属翔安医院
徐　欣　教授、主任医师　复旦大学附属中山医院
郭光华　教授、主任医师
　　　　江西省烧伤研究所、南昌大学第一附属医院
黄晓元　教授、主任医师　中南大学湘雅医院
黄跃生　教授、主任医师
　　　　南方科技大学第一附属医院（深圳市人民医院）
曹烨民　教授、主任医师
　　　　上海中医药大学附属上海市中西医结合医院

2

章一新 教授、主任医师 上海交通大学附属第九人民医院
韩春茂 教授、主任医师 浙江大学医学院附属第二医院
程 飚 教授、主任医师 中国人民解放军南部战区总医院
温 冰 主任医师 北京大学第一医院
谭 谦 教授、主任医师 南京大学医学院附属鼓楼医院
魏在荣 教授、主任医师 遵义医科大学附属医院

附：分册主编名单

第1册 创面治疗新技术总论
　　　　付小兵　陆树良　吴　军
第2册 酶与生物清创技术在创面治疗中的应用
　　　　王爱萍
第3册 超声与水刀清创技术在创面治疗中的应用
　　　　李宗瑜　刘　锐
第4册 光、电及磁在创面治疗中的应用
　　　　程　飚　黄跃生　付小兵
第5册 生长因子/细胞因子在创面治疗中的应用
　　　　程　飚　付小兵　韩春茂
第6册 细胞治疗在创面修复中的应用
　　　　史春梦　王达利　周建大
第7册 组织工程在创面治疗中的应用
　　　　韩春茂　姜笃银　付小兵
第8册 氧疗在创面修复中的应用
　　　　刘宏伟　付小兵　肖丽玲
第9册 负压封闭引流技术在创面治疗中的应用
　　　　胡大海　郇京宁　官　浩
第10册 生物敷料在创面治疗中的应用
　　　　吕国忠
第11册 先进敷料在创面治疗中的应用
　　　　李学拥

4

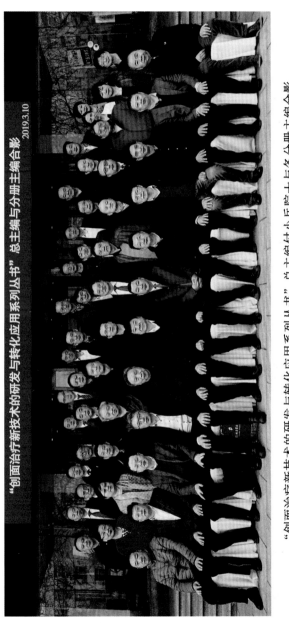

"创面治疗新技术的研发与转化应用系列丛书" 总主编付小兵院士与各分册主编合影

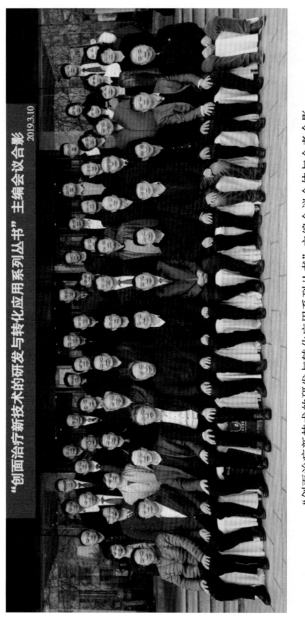

"创面治疗新技术的研发与转化应用系列丛书" 主编会议全体与会者合影

作者名单

主　编

郭光华　主任医师、教授　南昌大学医学院烧伤研究所、南昌大学
　　　　　　　　　　　　第一附属医院

史春梦　教授　中国人民解放军陆军军医大学创伤、烧伤与复合伤
　　　　　　　国家重点实验室

副主编

闵定宏　主任医师、教授　南昌大学第一附属医院

高庆国　主任医师、教授　吉林大学中日联谊医院

谢卫国　主任医师、教授　武汉市第三医院

编　委（以姓氏笔画为序）

马英智　王　钰　王优优　方林森　邓鸿敖　史春梦　匡　斌

刘　军　刘玉龙　江政英　严张仁　余昌龙　余道江　闵定宏

沈余明　张红艳　张慧君　陈刚泉　周　华　郑少逸　胡骁骅

贾赤宇　郭光华　高庆国　高琛茂　黄志锋　程　琳　谢卫国

赖　文　廖新成　谭　旭

内容提要

　　"创面治疗新技术的研发与转化应用系列丛书"第 21 册《特殊原因创面管理与新技术应用》分为 13 个部分。分别介绍了电烧伤，化学烧伤及肿瘤性、放射复合伤性、代谢损伤性和自身免疫性、结核性、感染性、药物性、毒蛇咬伤性、冷伤性、放射性和医疗器械相关性压力性损伤等特殊原因创面的临床管理与治疗新技术的应用，其内容丰富，体例格式规范，行文流畅，图文并茂，可作为创伤基础研究人员和创伤外科及创面修复科等相关专业各级临床医师的参考书。

创面治疗新技术的研发与转化应用系列丛书

总序

创面治疗是古老的医学问题之一,同时在现代社会又有重大的治疗需求,由于社会进步、工农业生产的高速发展以及人们生活方式的改变,现在的创伤和创面治疗与以往相比都发生了很大的改变。一是种类明显增多。除传统的由交通事故、工矿事故、火灾事故以及战争与局部冲突等导致的组织损伤外,由疾病导致的组织损伤与创面也明显增多,如糖尿病与动静脉疾病导致的糖尿病足和下肢动静脉性溃疡创面等。二是发生机制更加复杂。除了创伤和创面本身,其病理生理过程还涉及原始疾病治疗以及老龄化等许多方面,受许多因素的影响,远远超过创伤和创面治疗本身。三是治疗难度加大。由于创伤和创面的发生与发展涉及许多方面,除治疗损伤组织本身外,还需要治疗原发疾病等,如糖尿病足的治疗就涉及创面本身和内分泌代谢、感染控制以及功能重建等。四是占用大量的社会资源与医疗资源。根据我们的初步研究,体表慢性难愈合创面的治疗费用、住院时间与占用的护理成本等均是普通疾病的3倍。五是人们对创伤和创面治疗结果的要求越来越高。希望修复和愈合的创面既没有溃疡发生和瘢痕形成,又达到和损伤以前一样的解剖结构与功能状态,即完美的修复和再生。因此,解决创伤,特别是体表慢性难愈合创面治疗的难题成为医学领域一个值得关注的重要问题,必须加以高度重视。

创伤,特别是创面治疗除了外科处理以外,各种治疗技术、方法、药物和材料的应用对缩短创面愈合时间、提高愈合质量和减轻医疗负担起到了重要的作用。特别是近年来,各种新的技术、方法和材料在临床上的广泛应用,对加快创面愈合速度和提高愈合质量起到了非常重要的作用。与此同时,也应当看到,在一些地方由于医护人员对这些新的治疗技术和方法的基本原理缺乏了解,加之临床使用不规范等,这些新的治疗技术和方法没有取得应有的治疗效果,部分地方对新治疗技术和方法的滥用也给创面治疗带来一些不良后果。为此,部分专家强烈建议对这些新技术和方法在临床上的应用进行规范和指导。经过与本领域著名专家较长时间的酝酿和准备,本着以科学性为基础、以实用性为手段、以提高治疗效果为目标的原则,编著出版一套"创面治疗新技术的研发与转化应用系列丛书",供广大临床医护人员在工作中参考,并由此达到规范临床治疗行为、提高治疗技术和方法或产品的使用效率的目的。为此,本丛书的编写思路归纳起来有以下几方面。

1. 写作目的 进一步推广经过临床验证,在创面治疗中具有实际临床治疗效果的新技术、新方法和新产品;进一步规范这些新技术、新方法和新产品在临床的应用,以提高治疗效果,减少并发症,降低医疗费用等;丛书定位是一套实用性、教材性和普及性的著作,丛书中介绍的治疗技术和方法主要基于专家共识和临床经验,而并非强制性的治疗标准,故仅供临床使用时参考。

2. 编著方式 采用总主编负责下的各分册主编负责制。总主编负责丛书的总体规划、内容选择、分册主编遴选、出版,以及申请国家出版基金和重点图书出版规划项目等事项。分册主编负责该分册参编作者遴选、总体规划、写作、组稿和出版事宜。各分册本身是一部独立的专著,所有分册汇总是一套系列丛书。

3. 写作方法 本丛书基本上采用统一的写作范式(部分分册也可以根据实际情况进行调整),即包括四大部分:第一部分介绍该技术、方法或产品(不涉及具体公司、不涉及具体公司产品,仅仅是对技术、方法或产品发展的介绍)发展的历史;第二部分介绍该技术、方法或产品治疗创面的基本原理;第三部分重点介绍该技术、方法或产品治疗各种创面的实际病例,包括使用方法、典型病例治疗前后照片对比、部分文字介绍,让读者通过这些典型病例,基本了解该技术方法或产品的临床应用等;第四部分介绍该技术、方法或产品临床应用的注意事项(适应证、禁忌证及并发症防治或注意点等)。

此外,丛书还充分利用互联网和信息技术,在正文中印制了二维码,通过扫描二维码可以看到关联的幻灯片、视频、图片等原创数字资源。这些数字资源拓展了文字不易描述的内容,增加了图书的附加价值,使微观事物描述更加形象化,图书内容更加丰富,有利于读者获取更多的知识信息。

科技发展日新月异,各种新的治疗技术、方法与产品不断出现,本丛书选定的治疗技术、方法或产品不一定全面,可能存在局限性与遗漏之处。由于丛书分册比较多,主编处于不同的单位,在写作形式、内容等方面可能存在一些不一致的地方,还望读者提出批评与建议,以利于我们在今后的修订中加以改进,不断完善。

感谢各位分册主编和为本系列丛书做出贡献的各位专家;感谢郑州大学出版社社长张功员和策划编辑李振川以及出版社工作人员为此付出的辛勤劳动;感谢国家出版基金的大力支持。

中国工程院院士
中国人民解放军总医院生命科学院院长
"创面治疗新技术的研发与转化应用系列丛书"总主编
2018 年 6 月 21 日

3

前言

古往今来,创面修复一直是永恒的话题。随着我国社会经济的快速发展和人民生活水平的提高,肥胖人群、老年人口、慢性疾病患者数量的增多,由创伤和疾病导致的创面也日渐增多,对治疗有着广泛需求。创面形成的原因不同,其发病机制也不相同;造成创面的病因包括外因和内因,外因主要有外伤性(如创伤、烧烫伤、电烧伤、化学性、热压伤、冷伤)、放射损伤性、药物性、感染性等,内因主要有糖尿病(如糖尿病足)、结核性、血管性(如动脉性及静脉性溃疡)、肿瘤(如癌性溃疡、肿瘤切除后创面)、代谢性及自身免疫性溃疡(如痛风结节性溃疡、坏疽性脓皮病、水痘)。此外,还包含内外因共同作用的复合性创面,如压力性损伤(也称压疮或褥疮)等。

创面致病原因有普通和特殊之分,普通原因形成的创面多,医务人员看得多,经验也多,对其治疗较容易;而特殊原因形成的创面,由于原因特殊,创面形成机制不明或是不够清楚,创面易形成不规则窦道,一般诊断困难、复发率高、治疗难度大,医生早期处理时常常认识不清,有延误病情之虞,具有较高的误诊率和医疗风险;由于特殊原因创面严重影响患者的生活质量,使伤残率、死亡率增高,外观及功能障碍加剧,给患者家属和社会带来沉重的护理与经济负担,因此,特殊原因创面越来越受到各国医学界的重视。

特殊原因创面是由一些少见或罕见原因导致的创面,如电烧伤与化学烧伤及冷伤性、放射性、药物性、感染性、结核性、肿瘤性、代谢性和自身免疫性以及医务人员医疗器械相关性压力性损伤等原因造成的创面。这些创面既有急性创面,又包含慢性创面,临床上总体患病率相对普通原因形成的创面较少,但时有见到。特殊原因创面在诊治过程中存在与普通急、慢性创面截然不同的特殊性,近10多年来,许多新的理论、新的技术和新的敷料相继应用于创面的

1

治疗，为特殊原因创面治疗提供了好的方法，比如，超声与水动力清创、湿性敷料、水凝胶敷料、纳米银抗菌敷料、负压封闭引流技术、富血小板血浆（platelet rich plasma，PRP）治疗和干细胞移植、基因技术、生长因子的应用、血管介入、窦道三维重建技术等，都大大地提升了创面修复的疗效；如何运用现代新理论和诊疗技术，有的放矢地做出正确的诊断与治疗则是临床医师面临的挑战。因此，我们把以上各种特殊原因形成创面的诊疗方法编写成册，作为"创面治疗新技术的研发与转化应用系列丛书"的第21册，命名为"特殊原因创面管理与新技术应用"，期望能够指导临床工作，希望对从事创面修复的专业医护人员具有参考价值。

本书编写人员均是副主任医师以上职称的人员，实际从事创面修复临床工作多年，副主编闵定宏和高庆国以及各位编委为本册投入了许多辛勤的工作。由于时间仓促，又因编写人员的编写风格各异，书中内容难免有不足之处，敬希读者在实际应用中提出宝贵意见和批评，以便今后不断充实内容，修正错误。

郭光华　史春梦
2019 年 8 月 10 日

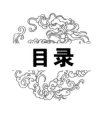

目录

3

1 电烧伤创面的管理与新技术应用

1.1 概述

　　电力使用可能是有史以来对人类生活和文化影响最大的科技进步。现代生活工具越来越多地由电力驱动,电力已成为人类生产和生活中不可缺少的能源,没有电力的生活无法想象。电力在给人类带来巨大利益的同时,使用不慎也会造成严重的损伤。1897 年,法国里昂发生了第一起工业用电事故,造成了人员死亡。自首次报道用电事故造成人员死亡以来,电烧伤(electric burn)已经变得越来越普遍。电烧伤不同于热及化学烧伤,损伤机制更为复杂,对局部组织损伤更为严重,截肢及致残率更高,创面修复和功能重建更为棘手,一直是烧伤外科处理的热点和难题。

1.2 电烧伤的分类、致伤机制与现场救治

1.2.1 电烧伤的分类

　　了解电烧伤分类,首先要规范电烧伤诊断。经过多次国内会议研讨,结合国内外名称诊断,在电损伤的总名称下,用"电烧伤"来诊断体表有烧伤创面需要外科处理的患者;单纯触电以及由此造成的神经性休克-电休克、心搏及呼吸骤停,而无体表创者应属内科处理范畴,可诊断为"电击伤"。

1.2.1.1 按致伤电压分类

　　一般将致伤电压低于 1 000 V 的电损伤称为低压电烧伤,将致

伤电压高于 1 000 V 的电损伤称为高压电烧伤。

1.2.1.2 按致伤原因分类

电烧伤有电接触烧伤、电弧烧伤和闪电(雷电)损伤 3 种类型。引起这 3 种电损伤的原因、临床特征不同,应加以区分。

(1)电接触烧伤 电接触烧伤(electric contact burn;或称电接触损伤)是指人体与电源直接接触后电流进入人体,电在人体内转变为热能而造成大量的深部组织如肌肉、神经、血管、内脏和骨骼等的损伤。在人体体表上有电流的进出口,在进出口处形成深度的烧伤创面。此外,一些研究表明,电流还有非热性损伤机制所造成的特异性损伤。Lee 等认为,电损伤中存在非热性电力损伤,如细胞的去极化、细胞膜穿孔或膜溶解机制,也称之为真性电损伤。

(2)电弧烧伤 电弧是由高压电产生的,是 2 个电极间或电源与人体之间建立起的一种光亮桥带,电弧损伤有电弧和电流 2 种致伤因素。人受高压电损伤不一定要直接与高压电源接触,当人体与高压电源之间达到放电距离时,空气由绝缘体转入导电状态,电流经空气进入人体导致电损伤。这种现象电工学称为空气间隙击穿,也称放电。同时伴有的弧光可产生 3 000~4 500 ℃ 的高温。因此,当人体接近高压电源到一定距离时,尽管尚未与电源接触,但可被电源与人体之间建立起的电弧所烧伤。电弧烧伤(electric arc burn;或称电弧损伤)的病理和病理生理变化基本上和热力烧伤相同,处理原则同热力烧伤。电弧烧伤以深二度烧伤为主,有时也可为三度烧伤。在关节部位,电流引起强直性肌肉挛缩导致关节过度屈曲,关节上下的皮肤间距缩短,电流在此可形成短路,导致关节部位屈曲面皮肤的严重烧伤。如果电线电压极高,人在数米外也能被电流吸引,形成电弧放电,人体内可有瞬间电流通过引起严重的电弧损伤和电流通过的电损伤。电弧还常常使衣服燃烧导致火焰烧伤。因此电弧烧伤有时是一种混合的烧伤:真性电烧伤、电弧热烧伤、火焰烧伤。

(3)闪电损伤 闪电损伤(lightning damage)是电损伤的一种特殊形式,皮肤表面具有特征性的树枝状或蜘蛛状的红色条纹,称为闪电纹。在雷击现场,闪电击中的患者常呈昏迷状态,有些患者尚有自主呼吸,以后逐渐失去自主呼吸,进入深昏迷,出现脉搏消失、瞳孔散大,这时不能轻易诊断为死亡,应积极进行人工心肺复苏及输液抢救。

临床上常见的是电接触损伤和电弧损伤,同时伴有电火花或弧光以及引燃衣服所致的烧伤,但后者只是一般火焰烧伤。

1.2.2 电烧伤的致伤机制

电烧伤的致伤机制比较复杂,30 年来致伤机制的研究进展不大。目前,解释电烧伤的致伤机制大多基于传统的假设,即由电流产生的热量会导致各种形式的组织损伤。这种假设采用焦耳热效应与欧姆定律相结合,推导出一个广为人知的设想来解释热损伤机制,即各种组织的对电流损伤易感性不同,组织电阻从血管、神经、肌肉、皮肤、脂肪、肌腱到骨骼不断增加。由于骨组织电阻最大,它产生的热量也最大,继而灼热的骨组织导致邻近组织损伤。另一种理论认为,电流基本上遵循通过电阻最小的路径经过身体,特别是沿着血管路径。"延迟性血管闭塞"的发生似乎支持这一点,并可以解释电损伤中"进行性组织坏死"的现象。这种进行性缺血的发病机制中的关键作用归因于各种局部体液因子,如花生四烯酸产物前列腺素 F_2(prostaglandin F_2,PGF_2)及血栓素 A2(thromboxane A2,TXA2)释放,造成微循环中白细胞黏着及血管痉挛,导致组织继发坏死。

然而,这些理论只是部分正确,单纯热损伤可能导致部分组织破坏,特别是在皮肤接触点附近,但它似乎不能解释在远离接触点的部位经常观察到的组织损伤的模式,如"组织跳跃性损伤""表皮完好而深层组织坏死""创口和远离创口部位组织的进行性坏死""低压电产生严重的局部组织毁损及高压电所致局部较轻损伤"的反常现象等。特别是电烧伤后的进行性坏死扩大,后期进行性的神经损害、癫痫和白内障等现象用现有理论也难以解释清楚。Lee 等认为,原发性细胞的非热损伤是组织坏死的潜在机制,可以解释电烧伤的某些方面。因此,电烧伤既有热损伤,又有非热损伤,也许还存在某些目前未知的损伤机制,也可能是这些机制的叠加效应。

1.2.2.1　焦耳热效应

电流在流经电阻时,电能转化为热能的过程称为焦耳产热(也称电阻加热或欧姆加热)。具体来说,当电流通过电导率有限的固体或液体时,其材料中的电阻损耗会使电能转化为热能。当传导电子通过碰撞的方式将能量传递给导体的原子时,便会在微小尺度上产生热量。电流的电能可转化为热能、机械能和化学能。人体为一电流导体,当电流通过时,电能可转化为热能而对人体致伤。根据焦耳定律 $Q=0.241I^2Rt$(Q 即热量,I 为电流强度,R 代表组织电阻,t 是电源接触人体的时间),电流通过人体后产生的热量与电流强度的平方、组织电阻和接触电源的时间成正比。

1.2.2.2　电流对人体效应

Kouwenhoven 指出,除了电场强度外,患者的电烧伤程度还受其他因素影响。这些因素包括电流强度、身体电阻、电流密度、电流进入身体的路径、电流类型以及与电源接触时间长短等。Lee 等指出,电流对组织的热损伤还与组织间的串联或并联相关。

(1)电流　电子在导电材料中沿高浓度到低浓度的电势梯度方向流动而产生电能。电流(I)表示沿电势梯度由高向低流动的能量(电子电荷),以安培(A)表示。引起组织损伤的是电流,致伤电流(I)表示在电损伤过程中流经受影响个体身体的能量。根据焦耳定律可以看出,电烧伤的严重程度与电流强度密切相关。

大小不等的电流可对人体产生不同的效应:大多数人在触摸时能感知到能量为 1.1 mA 的电流,这种能引起人感知的最小电流值称为感知阈值/感知电流(threshold of perception),感觉为刺痛感。随着交流电(alternating current,AC)的增加,肌肉的收缩取代了刺痛感,并且肌肉收缩幅度随电流增加而加大。当人体接触带有一定量电流的电源后,虽然诱发了接触部位的肌肉收缩,但接触部位仍能脱离与电源的接触,这个电流量称为摆脱电流/摆脱阈值(let-go current)。每个人能耐受的摆脱电流可因个体身材大小(肌肉组织量和体重)不同而有差异。例如,一个体重 70 kg 的男性,能耐受 75 mA 的直流电(direct current,DC)或 15.87 mA 的交流电(频率 60 Hz),女性能耐受 10.5 mA 的交流电(频率 60 Hz)。当电流超过摆脱电流时,电流会刺激神经肌肉产生强直性收缩,使人体不能脱离电源,出现人体被电源吸附的现象,导致人体与电源接触时间增加,20 mA 的电流使人体产生较严重的烧伤。在短时间内能危及生命的电流,称为致死电流,50 mA 的电流能引起触电者出现心室颤动,50~80 mA 的电流能使人呼吸麻痹、心室颤动,100 mA 的电流通过人体 3 s 即可使心脏停止搏动,电流达到 6 A 时可使人呼吸停止、导致严重烧伤及一些其他损伤。1992 年国家公布的《电流通过人体的效应》(GB/T 13870)中指出人体相对安全电流阈值为 50 mA。50 mA 这个所谓的相对安全电流阈值是指 50 mA 的电流能引起 5% 触电者出现心室颤动(触电死亡的主要原因),95% 触电者不出现心室颤动。因此,50 mA 的电流是相对安全的电流阈值,同时也是致死电流(表 1.1)。

表 1.1　不同强度电流所产生的症状

电流(mA) (50~60 Hz,AC,接触时间 1 s)	作用症状
1.1	能感知电流
1.5	感觉手指麻刺
2~3	感觉手指强烈麻刺
5~7	手的肌肉痉挛
9~10	手难以摆脱电源,但用力后尚可摆脱
10~15	持续的肌肉收缩
20~25	手迅速麻木不能摆脱、剧痛、呼吸困难
50~80	呼吸麻痹、心室颤动
90~100	呼吸麻痹,持续 3 s 以上者心搏停止
>1 000	持续心肌收缩

（2）电压　高浓度电子和低浓度电子之间的电子浓度差,称为电压,并且可能随电源的不同而变化。电压越高,产生的驱动力越大,能促使更多的电子以特定速度沿导线运动。如果电压足够高,即便电流处于较低水平,也能传输相同的能量(与高电流、低电压相比),因为这种情况下,因电泄漏和产热而导致的电损耗会减小,这也是采用高压系统进行电力输送的原因。欧姆定律描述了电流、电压和电阻之间的关系,$I=U/R$(I 为电流强度,U 代表电压,R 代表组织电阻),即电流与电压成正比,而电流与电阻成反比。

一般认为,电压高低与致残率有明显的关系,与病死率并不成正比。这是由于高压电烧伤较少引起心室颤动,它所引起的呼吸肌强直性收缩而致的呼吸暂停,经积极抢救患者即可恢复;而低电压(100~120 V)易引起心室颤动或心搏骤停而使人立即死亡。60~65 V、60 Hz 的交流电就可致人死亡。电工学将 36 V 以下的电压称为安全电压,但也有将 24 V 以下的电压称为安全电压,12 V 以下的电压是绝对安全电压。

美国的家庭用电设置为 110 V,国内将民用电设置为 220 V,但一些大功率电器可能设置为 240 V。相比之下,工业和高压电线可以设置在 100 000 V 以上。

（3）电阻　电阻(R)是指某种材料在电流通过时,其对电流阻碍作用的大小,用欧姆(Ω)来表示。人体的电阻就像一个充满电解质液体的皮包,外在电阻大,里面电阻小(除外脂肪、肌腱、骨组织)。在人体中,组织之间的阻力是不同的,这取决于该组织所含的水和电解质水平及组织密度。血管、神经元和肌肉中电解质及水的浓度高,组织密度相对低,因此电阻低,是人体中极好的导电体。相反,骨头、肌腱、脂肪和皮肤电解质及水的浓度低,尤其骨组织密度高,电阻大,导电性能差。人体各组织的电阻从小到大的顺序为血管、神经、肌肉、皮肤、脂肪、肌腱、骨组织。在上述各组织中,各种不同成分的电阻亦不相同,如皮肤的电阻主要集中在角质层(角质层充当人体的绝缘体),可随着皮肤厚度、干燥度和角质化程度的增加而增加。干燥的皮肤电阻可为 0.5 万~10 万 Ω/cm^2,手足胼胝的电阻可达 100 万 Ω/cm^2。与之相反,湿润的黏膜或皮肤上存在伤口(如刺伤、撕裂伤或擦伤)或皮肤潮湿时,电阻大大降低,为 2 万~3 万 Ω/cm^2,甚至为 1 000 Ω/cm^2。另外,皮肤电阻还与皮肤和电极间的紧密程度、接触面积及电流种类相关:皮肤和电极紧密接触时,电阻亦可下降到 1 000 Ω/cm^2 以下;1 cm^2 手指皮肤对直流电电阻为 5 万 Ω,而对交流电电阻则为 15 000 Ω。15 cm^2 皮肤对直流电电阻为 6 000 Ω,对交流电电阻则为 2 000 Ω。此外,皮肤的电阻可随着烧伤而降低,皮肤暴露于 50 V 电压 6~7 s,皮肤会出现水疱,导致皮肤电阻降低。

电损伤时,电阻最高的组织往往遭受最大程度的损伤。皮肤是电流流动的最初屏障,是深层组织的绝缘体。一旦皮肤接触到电流,安培数缓慢上升,然后急剧上升,这种流动的变化与表皮阻力的渐变一致。一旦这种皮肤阻力被破坏,电流就会进入皮下的组织,此时电流可在几秒内达到峰值,急剧下降到零。当组织水分被炭化时,产生热量会挥发,随之电流停止流动。皮肤电阻高时,会在皮肤层面造成更大的能量耗散,导致皮肤严重烧伤,由此降低了内部组织的损伤程度。皮肤电阻低时,可能出现皮肤损伤不明显或根本没有皮肤损伤,而大量电能被转移到深部组织的情况。因此,皮肤外部烧伤的程度不能预测深部组织的损伤程度,也不能预测完全没有外部烧伤的情况下,就一定没有深部组织的电损伤。深部组织的损伤程度取决于其本身的电阻大小。

(4)电流密度 影响组织损伤程度的另一个因素是电流密度,它是由特定组织的横截面积决定的。1976 年,Hunt 提出容积导体(volume conductor)的概念,即肢体截面积大小和各组织所占截面积的比例不同,导致烧伤严重程度的不一致。他将 2 个电极分别紧密连接在大白鼠的 1 个前肢和 1 个后肢上,当接通 60 Hz、250 V 交流电时呈 3 期表现:开始时,由于皮肤高电阻,电流强度缓慢上升,皮肤对身体深部组织是绝缘体;继之,电流强度上升到最高值,克服了皮肤阻力;随着液体汽化、蒸发、脱水,电极和组织之间的电阻再次增大,发生电弧,电流中断。因此提出,当电流克服阻力后,机体内部可视为一个整体,具有统一的电阻,接触面积和表面阻力是决定性的因素,即组织截面积越小,通过电流密度越大,单位体积产热也越多,对组织的损伤也就大。电流在通过组织时,电流强度逐渐减小,因此,离接触点越远的部位,组织损伤也就越轻。

"机体内部具有统一电阻,组织电流密度仅与组织横截面有关"这一观点比较笼统,更多的实验证实,皮下各种组织电阻大小是不一的,组织损伤程度一方面取决于接触点部位的组织总体横截面积,另一方面还取决于每个组织占总体横截面积的百分比(组织量大小)以及每个组织各自的电阻大小。Sances 等观察到电流密度与内部组织的电阻率大致成反比。每个组织横截面的电流在动脉、神经中最大,其次是肌肉、脂肪、骨髓和骨皮质。Daniel 等在灵长类动物模型中发现最高温度值是在小横断面直径的肌肉和高固有阻力的组织中,并指出主要的电流负荷由低电阻的肌肉承担,横截面直径大的肌肉(如尺侧腕屈肌)的电流密度低于横截面直径小的肌肉(如肱桡肌,长而薄)。

由于组织温度和热传导沿电流路径变化,当电能沿着主要由肌肉、神经、血管等低电阻组织构成的手臂向下传递时,电流密度相对较低,且始终保持恒定。电流密度由每单位横截面积的电流产生,当电能到达全身关节(如肘关节、肩关节、腕关节、手指关节)处,由于此处横截面减小,电流密度成比例地增大,因而产热增加。另外,在此横截面中,电阻较大的组织(如骨骼、肌腱)所占比例较大,而电阻小的组织(如血管、肌肉)所占比例较小,也是在此处产热明显增加的原因。由于上述原因,在肘、肩关节处可出现临床上所见的跳跃性电损伤现象。另外,临床上常常见到在关节部位血管、神经、肌肉损伤较骨组织严重,可能的原因是这些组织电阻低、电流密度大,主要的电流负荷由低电阻的肌肉等组织承担,所以,电能更多地集中在这些低电阻的组织上,造成关节处此类型的组织受到最严重的损害。

例如躺在浴缸中洗澡时,不慎接触电源者(把玩正处于充电的手机或工作状态的吹风机等),因水就是导体,使触电面积过大,前者因电流直接造成心室颤动立即死亡,体表少许烧伤痕迹;后者在电流作用于心脏的同时,可因吹风机持续加温而造成身体大面积烫伤创面。

（5）电流路径　电流通过人体组织的途径是影响电损伤严重程度的又一因素。在人体触电过程中,身体各组织并不像金属导体紧密连接在电路中,而是电流必须首先克服皮肤的电阻,才有电流通过其他组织,这些组织形成相互并无严格绝缘关系、串联和并联混杂的电路。以前认为,电流是沿着直线最短的距离传导的。其实电流通过人体的实际途径很难确定,电流通过身体的途径不仅仅取决于各种组织的电阻,而且和身体形成电路时的最高电位（入口）和最低电位（出口）之间的位置,以及身体是否还接触其他低电位的导体有关。最常见的来源（电流入口）是手,其次是头部,而最常见的触地点通常是足。电流可能通过心脏传导系统或中枢神经系统的通路,临床医生需警惕潜在并发症。有文献认为,如电流经头部或上肢进入体内,由下肢引出,因电流的通路与人体纵轴平行,进入人体的电流有 9%～10% 通过心脏。如果电流经躯干的一侧进入,由另一侧引出,进入人体的电流约 3% 通过心脏。电流通过心脏时,可对心脏产生直接的损伤,出现心律失常,直至致命的心室颤动（简称室颤）和心脏停搏。

（6）电流类型与接触时间　电流类型是指交流电（AC）或直流电（DC）。家庭和工业用电大多数为交流电,这种电有节奏地改变方向;而直流电是不断地朝着一个方向流动,如大多数电池中的电流。大多数心律转复仪和除颤仪也使用直流电,雷电伤也属于直流电致伤。

逐渐增加直流电的电流,只会使人感觉深部组织逐渐变热,不会诱发肌肉收缩;瞬间大幅提高直流电的电流可诱发强有力的肌肉收缩;断开电流的瞬间,人会被向后抛出很远的距离,并可能引起骨折。大于 20 mA 的交流电会引起呼吸肌持续的收缩,如果持续时间<4 min,断电后可恢复正常呼吸;持续时间>4 min,触电者可死于窒息。引起呼吸肌强直性收缩与电流途径有关,多发生在电流手–

手或手-腿传导,这种情况并没有伤及呼吸中枢(脑干)。触电者脑干损伤(如电椅行刑)会引起永久性呼吸停止。

电流 30~40 mA 即可诱发室颤。诱发室颤的电流量阈值受很多因素影响,主要是电流持续时间和触电者体重。室颤阈值与电流持续时间的平方根成反比,与触电者体重成正比。

一般地,交流电或直流电的电流和电压越高,电损伤越大。高压(500~1 000 V)电流通常会导致深度烧伤,而低压(110~120 V)电流则更容易导致肌肉强直。

交流电对躯体的危害主要受其频率影响,因为电流频率会影响触电者与电源的接触时间,后者与烧伤严重程度密切相关。低频交流电容易导致肌肉长时间收缩,肌肉抽搐通常发生在频率为 40~110 Hz 的电刺激下。也有文献报道刺激肌肉抽搐的频率为 15~150 Hz,0.5~1.0 MHz 电刺激不会引起肌肉抽搐。强烈的肌肉抽搐可引起骨折或关节脱位,如肩胛骨骨折、肩关节脱位。如果手部为电源接触点,同时电流大于摆脱电流,手部肌肉会持续收缩。由于指屈肌收缩力量大于指伸肌,导致患者无法脱离与电源的接触,从而延长了与电源的接触时间,造成组织严重损伤;而直流电只会引起肌肉一次性抽搐或收缩,这种收缩力通常可使人脱离与电源接触,组织损伤较轻。因此,低频交流电造成的组织损伤比高频直流电或交流电更为严重。一般来说,交流电的危害性是同等电压、同等电流的直流电的 3~5 倍。另外,有一半的高压电烧伤患者受伤时有意识的丧失,该情况也会导致与电源接触时间较长。

(7)组织间的串联或并联关系　电流产生的组织损伤差异较大,有的表现为严重的烧伤,有的没有明显烧伤而单纯表现为逐渐出现的神经损伤症状。在关于电流引起组织广泛性及跳跃性损伤的研究中,Baxter 认为由于骨组织电阻较高,骨组织产热较周围软组织多。温度较高的骨组织会灼伤邻近的骨骼肌,导致肌肉坏死。随后,Hunt 等研究大鼠肢体模型发现,骨骼和肌肉的温度在电流开始几秒内就达到了平衡。他们认为,骨组织的热容更大,在有骨骼存在的部位,骨与软组织受热时间更长,组织损伤更严重。

Lee 等认为,Baxter 和 Hunt 等的研究并没有采用公认的物理模型,其研究结论并不完全可信。为了研究人体对电流引起的热损伤机制,他们建立了一个以同轴圆柱形几何排列的含有骨骼、肌肉、脂肪和皮肤的一维上臂模型,以该模型为原型研究了人体上肢对电流的热反应。发现整个电流作用过程中,组织温度以恒定速度上升;通电 5 s,并联电路中,导电性最高(电阻最小)的组织,其升温幅度最大;在串联电路中,其上升幅度最小。并联电路中,对于模型中骨骼和肌肉产热的相对动力学研究表明,电流作用过程中,骨骼肌温度最高,之后会加热邻近组织,因此,他们认为是肌肉加热骨骼,而不是骨骼加热肌肉。电流停止作用后,肌肉与骨骼的温度能在大约 10 min 内达到平衡,非肌肉组织表现为延迟加热反应。骨组织只有与其他组织串联时,骨的焦耳热效应才可能对周围组织造成热损伤。

现实情况下,触电者与电源接触部位多为手。当手与电源线接触时,所有电流必须通过皮肤,所以可以认为皮肤与其他组织串联(串联电路中所有组织电流相同)。干燥皮肤的导电性比其他组织低许多数量级,因此,在接触点附近,电流通过皮肤产热最多,导致皮肤严重的烧伤。一旦电流突破皮肤深入皮下组织,由于骨骼电阻大,产热最多,就会伤及邻近组织,骨骼周围组织尤其是两骨骼之间的组织,往往会比表层组织损伤更重。临床上,在前臂探查过程中可以看到,浅表屈肌明显受损,深层的旋前方肌损伤更严重。离接触点几厘米以外的组织层可理解为并联电路(并联电路中所有组织电压相等)。在这里,最大的能量集中在导电性最好的组织如神经、肌肉和血液。

总之,当电压差作用于整个身体或身体的一部分时,电流经过的组织的加热速率不仅取决于组织的电和热性能,也取决于特定组织的空间排列,即某组织与邻近组织在电路上是并联还是串联关系。

1.2.2.3　组织的非热性损伤

在某些情况下,组织损伤在没有明显热效应的情况下发生,说明电流可以通过非热机制产生细胞损伤。这种非热损伤可能涉及细胞电穿孔和膜蛋白电化学变性。

细胞是人体最基本的结构和功能单位。每个细胞外面都有一层薄膜(细胞膜)包被。细胞膜将细胞内容物与周围环境分隔开,是阻止细胞之外的物质进入细胞的屏障,能保持细胞内环境稳定,使细胞相对独立于周围环境而存在,对维持细胞正常功能有重要作用。细胞膜主要由脂质和蛋白构成,是以液态脂质双分子层为框架,框架上镶嵌着不同结构和功能的蛋白质。膜脂质在人体内呈溶胶状态,具有一定的流动性,这种流动性可使嵌入的膜蛋白发生侧向移动、聚集和相互作用,细胞的许多活动(如膜蛋白的相互作用、膜泡运输、细胞的运动、细胞的分裂及细胞间的相互连接形成)都依赖于质膜保持适当的流动性。膜中的蛋白质是以 α 螺旋或球形结构分散镶嵌在脂质双分子层中。细胞膜的功能与镶嵌的蛋白质[主要是整合膜蛋白(integral membrane protein)]功能密切相关。物质的跨膜转运与载体蛋白、通道蛋白、离子泵等相关,信息传递与受体蛋白相关,能量转化与 ATP 酶相关。

细胞可通过被动运输或主动运输的方式与周围环境发生信息、物质和能量交换,以完成特定的细胞功能。被动运输是物质顺浓度差或电位差发生的跨膜转运,无须消耗能量。主动运输是物质在膜蛋白的帮助下,由细胞代谢提供能量而进行的逆浓度梯度和(或)电位梯度发生的跨膜转运,这个过程需要细胞膜上离子泵或离子通道的作用才能完成,而且受到离子泵和离子通道系统的严格调控,需要消耗大量能量。

哺乳动物细胞所消耗的大部分代谢能量是用于维持细胞膜上的离子跨膜交换所需的电化学电位。正常情况下,细胞内外存在着离子浓度差,静息时细胞仅对钾离子通透,形成膜外正、膜内负的电位差(静息电位/跨膜电位)。生物分子和结构是有电极性的,电力一般通过改变分子和细胞器结构而导致细胞损伤。虽然电场可以改变细胞的所有组织成分,但细胞膜的脂质双层结构和蛋白质构象是所有细胞成分中最具脆弱性的成分。当细胞暴露于一定程度的电场时,可诱发超生理跨膜电位,后者可造成细胞膜电穿孔及膜蛋白电构象变化,从而导致细胞损伤。细胞膜损伤达到一定程度时,细胞膜通透性增加,离子跨膜运动就会成倍增加,相应地能量消耗也要成倍增加,为了生存,细胞需要加倍努力来产生能量。当能量消耗与能量产生不匹配时,就将导致能量耗竭,细胞将进入代谢停滞,最终进入死亡。另外,电损伤可激活磷脂酶 A,此酶作用于细胞膜上胆固醇、甘油三酯(三酰甘油)结合的磷脂,引起花生四烯酸产物 PGF_2X 及 TXA2 释放,造成微循环中白细胞黏着及血管痉挛,导致组织继发坏死。

电力用途的不断发展要求更好地了解直接电接触对生物系统的潜在有害影响。高能商用电可以严重改变生物系统的分子结构。损伤机制包括焦耳效应、细胞膜电穿孔、蛋白质构象变性等。高电场强度往往会导致受影响组织的电化学或热损伤,有可能导致蛋白质凝固、凝固性坏死、溶血、血栓形成、肌肉或肌腱撕裂或脱水。除了电损伤本身,高电场强度损伤会导致大量组织水肿(例如,继发血栓形成、血管堵塞、肌肉肿胀继发损伤),可能导致骨筋膜隔室综合征(osteofascial compartment syndrome,OCS)。严重的肌肉损伤可能导致横纹肌溶解、肌红蛋白尿和电解质紊乱,增加急性肾损伤风险。电损伤患者的正确诊断和有效治疗需要充分理解组织与电场相互作用的各种直接和间接模式。

1.2.3 电烧伤创面的现场处理

1.2.3.1 电烧伤的现场急救

电烧伤的现场急救包括:①切断电源、全身状况现场评估、并发症处理及液体复苏。②严重电烧伤在造成烧伤的同时可合并骨折、脑外伤、气胸或腹部脏器损伤,均应按照创伤急救原则做相应的紧急处理。如患者合并开放性气胸,可用急救包包扎;合并大出血需立即止血;合并骨折需固定骨折。③电烧伤引起的呼吸、心搏骤停,应立即进行心脏按压和人工呼吸,待复苏后及时送附近的医疗单位进一步抢救。

1.2.3.2 创面处理

应针对不同损伤程度的创面采取相应的处理。

（1）电弧或电火花所致浅度烧伤创面 处理方法同火焰烧伤。

（2）焦痂和筋膜切开减压术

1）病理生理：高压电烧伤后，深部组织坏死，伤后 6~8 h 体液大量渗出，造成筋膜下水肿明显，压力增加，并在 24 h 内进行性加重，易形成骨筋膜隔室综合征，肿胀肌肉受筋膜腔的限制，血管、神经受压，肢体循环障碍引起进一步的肌肉坏死。

2）适应证：对肢体环状电烧伤，应尽早施行焦痂及深筋膜切开术以减低肌间隙压力，改善循环，或可挽救部分受压而并未坏死的肌肉。严重的肢体高压电烧伤，即使不是环形焦痂，也要切开减压，以免发生骨筋膜隔室综合征。切开减压适应证如下。①手、肢体、颈部、躯干出现环匝状的焦痂。②手、肢体张力逐渐增加，疼痛加剧，感觉迟钝。③手、肢体出现循环障碍，远端出现苍白、发绀、发凉、动脉搏动减弱或消失。④颈胸腹部焦痂导致呼吸费力进而出现呼吸困难。

（3）焦痂切开减张方法 ①肢体焦痂切开减张均应沿肢体长轴内、外侧切开直至深筋膜甚至肌膜，腕部电烧伤需在腕正中线切开，而且要打开腕管，减张必须尽早进行，充分减张。②切开的创面开放，可用碘伏纱条、银离子敷料或生物敷料覆盖并缝合固定。减张术，不仅是治疗措施，也是一个重要可靠的诊断手段，有助于判断截肢的必要性或截肢的平面及手术时机等。

1.2.3.3 预防感染

电烧伤是开放性损伤，且伴有深层组织的广泛坏死。该类伤口的化脓性细菌感染为深部组织的厌氧菌感染提供了必要条件，厌氧菌感染的发生率较高。因此常规注射破伤风抗毒素和类毒素非常必要。为防止其他厌氧菌尤其是梭形芽孢杆菌感染，可常规注射大剂量青霉素，直至坏死组织彻底清除干净。彻底清除坏死组织，尽早修复创面才是预防感染的关键。

1.3 电烧伤创面

1.3.1 电烧伤创面的临床特点

1.3.1.1 低压电烧伤

低压电烧伤范围小、创面较浅,一般为深二度至三度烧伤创面。常局限于触电部位,如手、足、口腔等,个别可深达手或足部的血管、神经、肌腱。口腔低压电烧伤多为3个月到3岁儿童撕咬家用电源线或舔舐电源插座所致,由于接触面积小,局部可形成高达10 000 V/cm^2 的电场,所以烧伤创面可较深,可致局部烧焦炭化。

1.3.1.2 高压电烧伤

(1)电流入口 创面中心炭化、凹陷,周围为蜡黄色或灰白色皮革样坚韧的坏死皮肤,其外层为黑色或鲜红色狭窄环,边缘略高。入口可能不止1个,入口的大小变异较大,但这并不反映其下面组织的损伤范围及情况。

(2)电流出口 可能较小,干燥而呈圆形。出口也可能不止1个。

(3)创面特点 皮肤表面的创面很小,而皮肤下的深部组织的损伤却很广泛,即口小底大。深部组织损伤可累及肌肉、肌腱、神经、血管、骨骼。肌肉损伤的表现从一般性的肿胀直至明显的凝固性坏死,坏死的肌肉呈灰白色或暗红色,水肿、软化。组织坏死的范围和平面很不均匀,损伤的肌肉往往与正常肌肉分界不清,深浅层次不规则,可能浅层肌肉正常,而深层肌肉缺血、坏死,呈夹心坏死现象。肌肉发生肿胀后,不论是否有活力,都受筋膜的限制,因此由于水肿而产生的继发性骨筋膜隔室综合征,可进一步扩大坏死区域,影响肢体的血运,最后导致缺血性挛缩或肢体坏死,临床上必须予以高度重视。组织可呈进行性坏死,因此,在电烧伤的早期难以确定损伤的深度和广度。

（4）其他特性　由于各部位组织结构及导电性、对热损伤耐受的不一致，以及触电时身体各处电场分布的差异等，导致电烧伤可呈多发性、节段性、跳跃性以及肌肉夹馅状坏死、骨周围套袖状坏死等复杂多样化。另外，四肢电烧伤中，由于关节部位横截面变小，电阻较大的组织（如骨骼、肌腱）所占比例较大，而电阻小的组织（如血管、肌肉）所占比例较小，因此，关节部位软组织损伤较重。

1.3.2　电烧伤诊断要点

1.3.2.1　病史采集

经历过电烧伤的患者可能会有各种各样的主诉和问题，可能包括心律失常或心搏骤停、呼吸骤停、昏迷、钝性创伤或各种烧伤。一些患者可能会有不适主诉，却没有任何明显的身体损伤，而另一些患者可能会表现出剧烈的疼痛和明显的组织损伤。无论患者的表现如何，必须对患者或目击者详细询问受伤情况，确定电烧伤的电源（高电压与低电压、交流与直流）、接触时间、接触部位、电流出口等细节都是至关重要的，还应询问可能发生的任何复合创伤、救治经过、既往病史。

1.3.2.2　体征

应对患者进行仔细的全身检查。

（1）电接触伤　强大的电流通过人体，有明显的入口和出口，入口可不止 1 个，出口可有多个，烧伤深度多为三度至四度。

（2）电弧烧伤　电弧放电引起的烧伤，损伤区域位于电场范围，无入口和出口。

（3）电火花烧伤　电接触损伤和电弧损伤，可同时伴有电火花或弧光以及引燃衣服所致的烧伤，但电火花烧伤一般归为火焰烧伤。

（4）电击伤和闪电损伤　触及电源后，触电者神志丧失、心搏骤停，无体表烧伤为电击伤，一般归为内科范畴；闪电损伤是电损伤的一种特殊形式，在雷击现场，闪电击中的患者皮肤表面具有特征性的闪电纹(树枝状或蜘蛛状的红色条纹,也称 Lichtenburg 图像),烧伤创面可为二度至三度,患者常呈昏迷状态,有些患者尚有自主呼吸,以后逐渐失去自主呼吸,进入深昏迷,出现脉搏消失、瞳孔散大。瞳孔散大或无反应不一定是受伤早期脑死亡的可靠标志,格拉斯哥(Glasgow)昏迷评分也不是预后的判断指标。应积极进行心肺复苏。

闪电损伤还可引起耳、眼、神经并发症。耳部损伤较为常见,需仔细进行耳郭检查,损伤表现从最常见的鼓膜破裂到中耳和内耳破坏不等。闪电损伤主要导致单纯的感音神经性耳聋,并可能显著增加患者后期眩晕的风险。眼损伤各不相同,可单侧或双侧,包括热性角膜病变、前葡萄膜炎、囊下白内障、玻璃体积血、视网膜脱离、视网膜中央动静脉闭塞、囊状黄斑水肿、黄斑孔、视神经病变等。神经并发症比较常见,包括昏迷、癫痫、感觉异常和瘫痪,这些症状可能在受伤后几天内出现。闪电性麻痹(或暂时性麻痹)一词常被用来描述后续的复杂症状,与血管运动障碍有关,其特征是四肢瘫痪,躯干和四肢感觉知觉丧失,这些通常是暂时的。创伤后应激障碍较为常见,发生率约30%。

(5)复合伤 触电者与电源接触后从高空坠落及机械作用或肌肉强烈收缩可造成脑外伤、硬脑膜血肿、软组织挫伤、肩胛骨骨折、肩关节脱位等。可根据症状、仔细查体、X 射线、X 射线计算机断层成像(X-ray computed tomography, CT)、磁共振成像(magnetic resonance imaging, MRI)等做出诊断。

(6)内脏损伤

1)心脏:多见于低压交流电损伤患者,电流通过身体的途径为手–足或手–手。患者可有心肌损伤的症状和体征,表现为心悸、胸闷、心律失常、心搏骤停,心电图检查 ST 段下降、T 波倒置、室性心动过速、室性期前收缩、心室颤动,实验室检查显示心肌酶升高。

2)呼吸系统:电流穿过胸腔,就有胸壁肌肉瘫痪和伴随呼吸停止的危险。然而,与心肌细胞不同,肺组织是一种不良的电导体,因此很少发生直接的电损伤。尽管如此,临床上,部分患者可出现呼吸骤停、胸痛、咳痰、咯血、呼吸困难,双肺可闻及干、湿啰音,呼吸音低;胸片可见肺纹理增粗、肺实变、胸腔积液等。必要时行血气分析和支气管镜检查。

3)神经系统:①电流通过头部流经身体时(高空坠落也可致脑损伤),患者有脑损伤的临床表现,查体可发现中枢神经系统损伤的阳性体征。CT、MRI、单光子发射计算机断层成像术(single-photon emission computed tomography,SPECT)可以显示颅骨骨折、颅内血肿、脑水肿、脑缺血。影像学检查阴性者仍以临床表现为准。②脊髓损伤可为迟发性损伤,早期不明显或不易察觉,数天或数月后才逐渐表现出脊髓横贯伤的症状。暂时性脊髓损伤所致瘫痪,一般可完全或部分自行恢复。

4)消化系统:非常罕见,发生率为 0.4% ~ 1.7%,结肠和小肠最常见,但胆囊、肝、胰腺、胃损伤也有报道。腹部有明显的深度电烧伤创面,尤其是腹壁全层烧伤伴焦痂裂开者(部分患者甚至有肠管自腹壁伤口脱出、嵌顿、缺血坏死),容易诊断;部分患者腹部可没有明显出入口,如患者同时伴有腹胀、持续性腹痛进行性加重、肠鸣音减弱或消失,腹腔穿刺可抽出消化道内容物或血性液体,腹部平片发现膈下游离气体,应高度注意是否有空腔脏器穿孔的可能。另外,原因不明的顽固性休克,经过正确处理后无好转甚至进行性加重,应排除有无脏器穿孔;肠内营养不耐受也要高度注意脏器损伤可能。CT 检查可协助做出诊断,必要时需剖腹探查。

5)肾:电烧伤后血管通透性改变导致循环血流量下降,肾灌流量减小。另外,横纹肌溶解及红细胞破坏,可造成大量肌红蛋白及血红蛋白进入肾导致肾损害甚至肾功能衰竭,患者可出现少尿、无尿、血肌酐和尿素氮升高。

6)电烧伤潜在的长期后遗症:可能包括神经系统(如周围神经病变、癫痫、晕厥、耳鸣、感觉异常、虚弱、失去平衡、缺乏协调或步态共济失调)、心理(如恐惧或注意力集中困难,易怒、抑郁和创伤后压力心理障碍)、眼部(如白内障)或物理性改变(如疼痛、疲劳、挛缩、肌肉痉挛、瘙痒、头痛、发热或盗汗,关节活动障碍或关节僵直)等。

1.3.3 电烧伤创面的常规处理方法

1.3.3.1 处理原则

电烧伤创面往往涉及多个部位,烧伤范围广而深,因此,要积极进行早期处理。但创面处理必须在生命体征相对平稳的前提下进行,应注意轻重缓急,优先处理危及生命和肢体循环的创面。全身治疗包括液体复苏、抗休克,注意避免大量血红蛋白及肌红蛋白沉积和堵塞肾小管,防止急性肾功能不全的发生,注意气道的开放和通畅,防止心律失常的发生,等等。

1.3.3.2 肢体焦痂和筋膜切开减张

肢体焦痂和筋膜切开减张见"1.2.3 电烧伤创面的现场处理"。腕部电烧伤处理时,一般在腕正中切开,切开焦痂至深筋膜甚至肌膜,彻底减压。但临床上仍能遇到较多切开减张不到位的病例,特别在腕部仅单纯在腕部焦痂处切开,减张不充分,或在尺桡动脉处行焦痂切开,使重要的血管暴露,应引起重视。

1.3.3.3 创面清创

(1)原则 清创应及早进行,但应强调患者全身情况相对稳定是手术的前提,一般在伤后2~7 d较为适宜,不必拘泥于急诊手术,颜面、会阴部等一些特殊部位清创也可适当延后。由于电烧伤致病的特殊性、多样性和分散性,各部位、各组织、各脏器的清创应区别对待。如面部早期清创应适当保守,尽量保留有活力的组织,避免影响功能。传统腕部高压电烧伤创面清创时,若受损的肌腱无感染液化应尽可能保留;腕部指浅屈肌、指深屈肌腱若均受损,应选择保留一组指屈肌腱,最好保留指深屈肌腱和拇长屈肌腱,以利于术后恢复屈指及屈拇功能;正中神经和尺神经除明显液化坏死外,应保存其解剖连续性。

(2)鉴别肌肉坏死程度 高压电烧伤时常有大量肌肉组织坏死,要彻底清创,就要将包括坏死肌肉在内的组织彻底清除,故早期鉴别肌肉坏死是清创的一个重要步骤,可通过以下方法鉴别肌肉坏死程度。

1)肉眼观察:坏死肌肉外观色泽呈灰白色或暗红色,无光泽,肌肉软化,扩创时不出血,切割和刺激肌肉时无收缩反应。

2)亚甲蓝活组织染色法:可作为一种简单有效的方法用以鉴别坏死组织。在术前48 h经健康组织向焦痂下注射2~4 ml亚甲蓝(用药剂量不超过2 mg/kg),术中发现坏死组织呈蓝色,而有活力的组织不被染色。这是由于亚甲蓝在健康组织中通过血液循环被吸收后从尿中排出。同时亚甲蓝还是一种氧化还原剂,可使活组织还原变成无色,根据组织被染成的不同深浅的蓝色,识别组织损伤的不同程度。

3)术前可用MRI来预判肌肉损伤情况:MRI对肌肉、骨骼和软组织能够提供非常好的组织对比性,并且可以在任意平面成像;还能提供高分辨率组织层次的解剖影像,通过肌肉、皮肤、关节、韧带以及骨骼等高压电击伤后的信号特点反映组织损伤、缺血、水肿、出血及坏死等一系列病理改变。肌肉活性的判断对临床具有重要价值。

4)多层螺旋CT灌注成像技术(multislice spiral computed tomography perfusion imaging, MSCTP)评价骨骼肌缺血肌肉组织灌注改变:正常骨骼肌典型时间-密度曲线(time-density curve, TDC)表现为早期CT密度迅速上升,之后逐渐平稳,进入平台期;肢体缺血坏死后,TDC早期上升缓慢,无明显上升峰;在灌注图像上当肌肉损伤,表现为损伤部位的灌注延迟,当肌肉完全坏死时,表现为无血流灌注。

5)^{99m}Tc焦磷酸盐扫描:^{99m}Tc焦磷酸盐(亚甲基二膦酸酯)(technetium ^{99m}Tc pyrophosphate/technetium ^{99m}Tc methylene diphosphonate, ^{99m}Tc-MDP)扫描可用于判断肌肉是否有活力,扫描显示"冷"或无灌流区,提示肌肉组织已经坏死,没有保留的可能;扫描显示正常灌流区,提示肌肉组织正常;扫描显示"热"或灌流增加,提示有部分肌肉组织坏死。^{75}硒(^{75}Se)扫描可测定肌肉组织中血流量的变化,如血流量减少至每100 g组织1 ml/min,提示肌肉已坏死,该显像技术较准确地反映了组织电损伤程度,并与解剖探查和组织学检查结果基本相符。

有研究者指出,清创时应保留间生态组织,但间生态组织的概念很模糊,临床医师往往难以判定。沈余明等根据多年的临床观察,认为保留的坏死肌腱或神经在皮瓣移植后会有以下几种转归:①皮瓣下肌腱液化坏死、包裹;②皮瓣下肌腱液化坏死、感染、窦道形成;③皮瓣下肌腱广泛瘢痕化、粘连严重,无法行单根肌腱或神经松解,手功能恢复不理想。强调尽可能彻底清创,明确坏死的肌腱、神经,不管其连续与否,均应切除,这样才能有利于创面的一期愈合,早日达到功能康复,但有活力的肌腱、神经残端应尽量保留长度。Ⅲ型腕部高压电烧伤腕背侧烧伤一般相对较浅,该侧清创应适当保守,尽量保留痂下有活力的组织,以利于早期腕手部血液循环特别是静脉回流。

骨坏死情况的判断可根据骨的颜色、同位素骨扫描及磁共振检查等,关键还是术中清创时判断,对于部分骨坏死,可清创至骨表面渗血处。对于全层死骨的清创,在早期没有感染的情况下,可仅去除死骨表面,在血运丰富的组织瓣覆盖下,坏死骨逐渐吸收,其作为支架被新生骨不断爬行替代。当然,对于大段、大块骨坏死,新生骨爬行替代有困难时,需行骨重建和修复。

1.3.3.4 创面修复

(1)头面部电烧伤 头部电烧伤除头皮全层坏死外常伴有骨膜及颅骨受累,因颅骨电阻大,脑实质损伤者较为罕见。判断颅骨是否坏死,一方面要看颅骨颜色,淡黄色者提示颅骨健康未受累及,苍白色或灰色提示外板骨质坏死,灰黑色或焦炭色提示颅骨全层坏死;另一方面可结合放射性核素[99mTc]扫描及MRI检查,手术所见往往能确诊颅骨坏死的范围及深度。手术原则应彻底清创,坏死的头皮应彻底清除,对于部分坏死颅骨,可去除表层死骨至有骨渗血处;对全层坏死的颅骨,可去除死骨表层、保留死骨支架或去除部分坏死变性的颅骨外板,创面再用组织瓣修复。以前的处理方法主要是将坏死颅骨切除或颅骨钻孔,等肉芽长出后再植皮,其缺点是治疗周期长,有颅内感染的危险,尤其不适合较大范围的全层颅骨坏死。20 世纪 80 年代以来,已有较多有关早期清创后应用局部头皮瓣移位、斜方肌肌皮瓣带蒂移植、游离皮瓣、游离大网膜移植加植皮等带方法修复颅骨电烧伤的报道。保留没有感染的烧伤颅骨,用血运良好的组织覆盖后,坏死颅骨逐步吸收,新生骨可逐步爬行替代。头颅电烧伤不仅要关注创面修复,更要关注修复头皮的外形与功能,对小范围的头皮颅骨电烧伤,清创后早期应用扩张器。目前意见不一,许多学者采用早期扩张头皮瓣,在消灭创面的同时避免了植皮和毛发缺损。当然,早期应用局部头皮瓣修复颅骨部位、后期再用扩张后头皮瓣修复脱发区是一种较为稳妥的方法。大范围或整个头皮缺损需要用游离皮瓣特别是游离背阔肌肌皮瓣来修复。对于颅骨全层缺损,主张在皮瓣下或扩张后头皮瓣下应用钛板来修复,小范围的颅骨缺损也可采用带血运的颅骨外板修复。理想的颅骨电烧伤的修复包括头发、头皮、颅骨的修复,应做到外形和功能的统一。

　　面部电烧伤相对较少,但面部器官较多,眼、鼻、口、面神经等,一旦电烧伤导致面部毁损,修复较为困难。电烧伤清创要适当保守,一般待创面坏死界线清楚后再扩创修复创面,尽量不牺牲正常组织。理想的修复方法应是异体面部移植术,一次性修复创面的同时行各器官的再造,形态比较逼真,但主要问题是缺乏供体,有伦理方面的问题、心理方面的问题,需长期应用免疫抑制药,技术要求极高。目前临床上最常用的方法仍是清创后创面采用血运丰富的组织瓣修复。眼睑电烧伤,全层烧毁,应早日用周围组织保护眼球,再用皮瓣覆盖;全鼻缺损需行全鼻再造,可用扩张前额皮瓣或游离皮瓣修复;颊部洞穿性缺损或上下唇全层缺损修复需要考虑衬里和覆盖,可考虑游离皮瓣或扩张后胸三角皮瓣、扩张后锁骨上皮瓣、胸大肌肌皮瓣等。预构皮瓣、预制皮瓣在面部创面修复、器官再造、功能和外形修复中逐渐发挥更大的作用。

　　(2)颈部电烧伤　颈部是人体的重要部位,上连头部、下连躯体,具有复杂的结构,一旦合并高压电烧伤,在颈部会造成皮肤、韧带、棘突、颈椎甚至脊髓损伤,在颈前部会造成皮肤、肌肉甚至气管、食管、大血管等损伤,颈外侧会造成重要的神经损伤,如果不及时修复,往往会造成极大的功能障碍甚至危及生命。严重颈部电烧伤原则上应早期彻底清创,常用的皮瓣有斜方肌肌皮瓣、游离皮瓣、锁骨上皮瓣、背阔肌肌皮瓣、胸大肌肌皮瓣等,术前、术中应精准判定颈部大动脉损伤情况,如有大范围的血管损伤应及时采用自体或人工血管进行血管移植,较局部的血管损伤可采用血管支架植入,防止损伤的大血管破裂出血,危及生命。对于气管、食管损伤也应根据损伤情况,采用多学科合作及时修复。

(3)胸部电烧伤 胸部电烧伤可分为单纯胸壁电烧伤和胸壁洞穿性电烧伤或合并胸腔脏器烧伤。单纯胸壁电烧伤处理较为简单,清创后植皮或皮瓣修复;高压电烧伤所致广泛胸壁缺损、洞穿或合并胸腔脏器烧伤,病情极为复杂,如果不及时处理,病死率极高。胸部高压电烧伤重点在胸壁洞穿性电烧伤或合并胸腔脏器烧伤的处理上,患者院前或来院后立即采取急救措施,及时将开放性创面变为闭合性创面,尽早行胸腔闭式引流;积极复苏、抗休克;及早行创面清创、坏死组织切除、各种组织瓣修复(如腹直肌肌皮瓣、背阔肌肌皮瓣),必要时创面也可采用负压封闭引流以恢复胸膜腔负压、全方位引流、增加创面血流灌注、加速肉芽组织生长。另外,要加强抗感染治疗与营养。

(4)腹部电烧伤 腹部电烧伤可分为单纯腹壁电烧伤和腹壁电烧伤合并腹腔脏器损伤两大类。单纯腹壁电烧伤处理起来相对容易,如果没有全身的并发症,一般清创后植皮或皮瓣修复即可。但要关注的是腹壁全层缺损患者,需要进行腹壁加固,常用的有阔筋膜张肌肌皮瓣、股前外侧皮瓣,在修复创面的同时进行腹壁的加固;在电烧伤早期也可采用彻底清创、皮瓣联合补片修复全层腹壁缺损;对一些没有条件进行皮瓣修复的患者也可采用清创后脱细胞异体真皮移植联合负压封闭引流的方法,待肉眼组织形成后植皮的方法,也能修复创面并加固腹壁。严重腹部高压电烧伤,腹壁击穿、腹腔脏器外露时脏器损伤一般容易确诊。如腹壁完整,腹腔脏器损伤早期症状往往不典型,判断困难,因而需要密切观察。如果出现腹痛、腹胀加重、压痛、反跳痛等腹膜刺激征,则应高度怀疑存在肠坏死或穿孔,必要时通过彩超或磁共振来观察脏器损伤情况。一旦怀疑腹腔脏器损伤,应与普外科合作立即行剖腹探查,空肠、回肠坏死或穿孔可切除坏死肠段后直接吻合,结肠坏死或穿孔需行结肠造瘘,术后应密切关注腹腔情况,并给予胃肠外营养、抗感染,待胃肠功能恢复后逐渐进流食、半流食等。腹壁电烧伤常用的皮瓣有带蒂股前外侧皮瓣、阔筋膜张肌肌皮瓣、腹直肌肌皮瓣、脐旁皮瓣、大网膜瓣和游离皮瓣等,应根据腹部的不同部位和损伤范围选择不同的组织瓣。

(5)阴茎电烧伤　阴茎电烧伤较为少见。一旦发生,往往造成阴茎部分或全部坏死,有的还合并阴囊皮肤及睾丸坏死,治疗较为困难。单纯阴茎皮肤坏死,可采用阴囊皮瓣或腹股沟皮瓣修复,如合并尿道瘘可应用阴囊中隔岛状皮瓣修复;如阴茎缺损则需行阴茎再造,包括阴茎体、尿道和支撑物的重建,较为复杂,常用前臂游离皮瓣、脐旁皮瓣、腹部皮瓣、股前外侧皮瓣等来修复。

(6)肢体电烧伤　上肢通常是电流的出入口,发生电烧伤的概率更大,手腕触电时造成肌肉痉挛导致握拳、屈肘及上臂内收,造成典型的手腕、肘、腋三处常见电烧伤,一般手腕处最重,也是上肢电烧伤治疗的重点。高压电烧伤一旦发生,往往是毁损性的,致残率、截肢率极高,甚至危及生命。文献记载肢体高压电烧伤的截肢率为10%~60%,应引起高度重视。肢体高压电烧伤后,深部组织坏死,液体大量渗出,造成组织水肿,极易引起骨筋膜隔室综合征。因此,若肢体电烧伤肢体肿胀明显,进行性加重,或出现血运障碍,需及时行肢体切开减张术;在全身情况相对稳定下及时行创面清创、运用血运丰富的组织瓣修复。在修复腕部电烧伤时有条件的应更多采用游离皮瓣,对于缩短住院时间、手功能早期康复具有重要意义。对于腕部环状高压电烧伤,更多采用联合轴型皮瓣或分叶皮瓣。在上肢要格外关注上肢大血管损伤,必要时采用血管移植或血流桥接皮瓣修复,尽最大努力降低截肢率。下肢通常是电流的出口,电烧伤机会也较多,应重点关注腹股沟部、膝周等部位的烧伤,重要部位应及早清创、组织瓣修复。对于下肢广泛的毁损伤修复困难、长段骨坏死和坐骨神经及胫神经坏死、下肢血运障碍或坏死,应积极截肢,假肢也是一个较好的选择。

1)肩部电烧伤的治疗:肩部外有三角肌,后有上斜方肌等覆盖,软组织丰厚,通常较小范围的电烧伤扩创后往往都可游离植皮或局部皮瓣覆盖创面。但肩关节前方软组织较薄,严重高压电烧伤往往造成肩关节开放,常用的皮瓣有背阔肌肌皮瓣、斜方肌肌皮瓣,有时也可用胸大肌肌皮瓣。

2)上臂和肘部电烧伤的治疗:上臂的屈侧为肱二头肌,伸侧为肱三头肌,在上肢高压电烧伤中,肌肉常常广泛坏死、肱骨外露,有的甚至合并肱动脉及神经的损伤,导致高位截肢。上肢电烧伤也常累及肘关节,引起肘关节的开放。

ⅰ.上臂和肘部清创:明确的坏死肌肉予以去除,坏死的肱骨表层予以凿除。如果肱动脉通畅良好,周围无明显坏死组织,一般不予探查血管,上臂神经如无明确烧毁一般予以保留,并保持其连续性。如肱动脉损伤破裂,需行肱动脉重建,一般行大隐静脉移植。清创后创面用血运丰富的组织瓣覆盖。

ⅱ.背阔肌肌皮瓣:背阔肌肌皮瓣是一个十分常用的肌皮瓣,对于上臂及肘部广泛的深度电烧伤,首选背阔肌肌皮瓣,其营养血管为胸背动静脉,皮瓣的旋转点位于腋部,皮瓣切取范围大,可为一侧腰背部。必要时转移后在修复创面的同时还可代肱二头肌、肱三头肌行屈肘或伸肘功能重建,这对于电烧伤有屈、伸肘肌肉广泛坏死的患者尤其有用。

ⅲ.逆行上臂外侧皮瓣:肘关节外侧、前侧、后侧较小的深度创面,可采用逆行上臂外侧皮瓣进行修复。以桡侧返动脉为蒂,其旋转点在肱骨外上髁上 2 cm,以三角肌止点至肱骨外上髁的连线为皮瓣的轴线,从深筋膜下层掀起皮瓣。

ⅳ.逆行上臂内侧皮瓣:肘关节内侧、前侧、后侧较小的深度创面,适用于逆行上臂内侧皮瓣。以尺侧返动脉为血管蒂,以肱骨内上髁为皮瓣的旋转点,以上臂内侧肌间沟为轴线,设计并切取皮瓣。

Ⅴ.肱桡肌肌皮瓣:对于面积较小的肘部深度电烧伤创面,有时也可考虑肱桡肌肌皮瓣。以桡动脉体表投影线为肌瓣的轴心线,肱骨外上髁远侧 3 cm 处(相当于桡骨颈平面)为旋转轴点设计肱桡肌肌瓣。找到肱桡肌内侧缘,并确认肌瓣蒂部有来自桡侧返血管的肌支营养后,根据组织缺损情况切断肱桡肌远端,将其逆行分离至蒂部。确认肌瓣蒂部无成角或扭曲后,将其直接或通过皮下隧道转移至受区。

3)腕及前臂电烧伤的治疗:临床上一般把前臂远端及腕管部位的烧伤称为手腕部电烧伤,简称为腕部电烧伤。由于腕部皮肤薄,皮下组织少,并具有重要的神经、血管、肌腱等组织,腕部烧伤特别是电烧伤极易引起手的功能障碍,致残率、截肢率高。

ⅰ.腕部电烧伤的分型:北京积水潭医院根据多年对临床不同腕部电烧伤病例的病程演变过程、手术所见、治疗难易及预后的观察,特别根据腕部电烧伤创面的部位、范围、桡尺动脉的损伤轻重,继而手部发生坏死可能性的大小提出将腕部电烧伤分为Ⅰ、Ⅱ、Ⅲ及Ⅳ型。

Ⅰ型:创面仅局限在腕掌侧,指浅屈肌腱中度损伤,指深屈肌腱正常,正中神经有轻度或中度损伤,尺神经无或轻度损伤,桡尺动脉无或轻度损伤,手血液循环正常。

Ⅱ型:创面包括整个屈侧及部分腕背,指浅屈肌腱重度损伤,指深屈肌腱中度损伤,正中神经重度损伤,尺神经轻度或中损伤,旋前方肌坏死,桡尺动脉不同程度损伤,手血液循环一定程度障碍,经腕部切开减张后改善。

Ⅲ型:腕部环状烧伤,指浅屈肌腱、指深屈肌腱重度损伤,正中神经、尺神经重度损伤,旋前方肌坏死,桡尺动脉损伤重,手血液循环严重障碍,进行性加重。

Ⅳ型:腕部环状烧伤,往往合并手的严重电烧伤,手无血液循环或坏死。

近年又总结报道了比Ⅰ型损伤更轻的案例,腕部屈侧无皮肤损伤但有深部神经和肌腱损伤的另一类型腕部电烧伤,这种皮肤无明显损伤的患者容易被漏诊,应引起注意。所有这些腕部电烧伤患者手腕部均有程度轻重不同的神经、肌腱,甚至骨关节的损伤,会造成手部严重功能障碍。

ⅱ.焦痂和筋膜切开减张术:腕部高压电烧伤后,深部组织坏死,液体大量渗出,造成组织水肿,加上腕部环状烧伤,造成动脉血流受阻,静脉回流障碍。压力的进一步增加又加重了组织和神经的坏死。因此,若肢体肿胀呈现进行性加重或出现血运障碍,需及时切开焦痂和深筋膜甚至肌膜彻底减压,在手腕部将腕管彻底打开,前臂要超过坏死焦痂直到部分正常皮肤。

ⅲ.腕部电烧伤清创:清创应尽可能彻底,明确坏死的肌腱、神经,不管其连续与否,均一并切除。Ⅲ型腕部高压电烧伤腕背侧损伤一般相对较浅,该侧清创应适当保守,尽量保留痂下有活性的组织,以利于早期腕部血液循环特别是静脉回流的恢复。

ⅳ.创面修复:腕部电烧伤清创后,由于烧损的肌腱和神经多暴露而且处于缺血的间生态,游离皮片移植很难成活,所以应立即采用血运丰富的组织瓣覆盖修复。一方面闭合创面,防止腕部重要组织裸露和感染;另一方面,组织瓣本身的血液供应有利于损伤的肌肉神经等恢复和再生。根据腕部电烧伤的分型设计不同的组织瓣。随意型皮瓣由于血运较差,抗感染能力也较差,目前较少使用。腕部电烧伤的修复应选择血运丰富的轴型组织瓣,抗感染及愈合能力强。常用的组织瓣有尺动脉腕上皮支皮瓣、髂腰部轴型皮瓣、胸脐皮瓣、游离皮瓣或肌皮瓣、大网膜组织瓣、髂骨复合瓣等,部分病例也可以选择游离复合组织瓣移植,在修复创面的同时一期重建手的功能,部分病例也可采用血流桥接皮瓣(带胫后动脉主干的小腿内侧皮瓣和股前外侧皮瓣等),在修复腕部创面的同时也保证了手的血液循环。游离皮瓣、肌皮瓣较带蒂皮瓣具有明显的优越性。

对Ⅲ型腕部高压电烧伤,以前常采用腹部皮瓣埋藏术或大网膜移植术,由于存在各种问题,目前较少采用。近年来,对Ⅲ型腕部高压电烧伤,北京积水潭医院采用腹部联合轴型皮瓣修复腕部创面,即用带部分腹直肌的脐旁皮瓣修复腕屈侧创面,其中腹直肌充填腕屈侧腔隙,下腹部皮瓣修复腕背侧创面,取得满意效果。就单个皮瓣来说,带部分腹直肌的脐旁皮瓣和下腹部皮瓣在临床上都是成熟的轴型皮瓣,它们的主要营养血管分别为腹壁下血管及腹壁浅血管和旋髂浅血管,血供丰富,其联合供瓣范围为一侧腹部,能修复较大范围的腕部环状电烧伤创面。2 个皮瓣的蒂部都在下腹部,能严密封闭腕部创面,不留无效腔(死腔),愈合和抗感染能力强。由于是独立皮瓣,因此能修复不同形状和大小的腕屈侧、腕背侧创面。皮瓣切取方便,无须延迟,修复后外形良好。

对腕部电烧伤患者,术前、术中及术后也应关注血管的损伤,可借助现代检测手段如血管造影、彩超、CT 血管造影(CT angiography,CTA)、数字减影血管造影(digital subtraction angiography,DSA)、磁共振血管成像(magnetic resonance angiography,MRA)来预判血管损伤。术中切痂、清创后可直接观察动脉情况:如呈灰白色、无搏动、无血流通过,可以肯定血管坏死;如呈暗红色、淤胀、触之血管壁不收缩,虽血管通畅、有搏动,要高度怀疑血管损伤,目前对这类血管的处理存在着争议。大部分学者认为只要动脉通畅、有搏动,虽然动脉周围有坏死组织,可只做保守清创,不探查血管,以免加重血管损伤,导致血栓形成。而部分学者认为一旦有大动脉损伤应及时处理,可采用大隐静脉移植、血流桥接皮瓣或血管支架植入来重建通路,否则血管破裂大出血、血栓形成会随时发生,导致肢体截肢或危及生命。对于血管损伤患者要早期、及时、全程应用血管活性药物,防止血栓形成。

4)手部电烧伤:电烧伤通常为不慎触及电源所致,手部接触电源机会较多,因此手部电烧伤最常见。其创面多为三度至四度,深达肌腱、骨等重要组织。清创后一般植皮很难成活。用于修复手部电烧伤的各种皮瓣有各自不同的特点和适应证。最常见的是腹部带蒂皮瓣,其修复面积大、适用范围广、手术操作简单、血供安全可靠、供瓣区位置隐蔽且多可直接缝合,在手部电烧伤的修复中有不可替代的作用。手部较小的创面可采用局部转移皮瓣、邻指皮瓣、示指背皮瓣、掌背动脉皮瓣、手皮神经营养血管皮瓣等修复;骨间背侧动脉逆行岛状皮瓣、前臂皮神经营养血管蒂逆行皮瓣、手背逆行翻转筋膜瓣加植皮等用于修复手部电烧伤创面,手术可一次完成,术后无须固定体位,其不足是在外观重要的前臂及手背遗留明显瘢痕,多用于对外观要求不高的中、老年患者,以及不愿或不能采用远位带蒂皮瓣的患者。

5)下肢电烧伤的治疗:下肢电烧伤的修复可分为腹股沟、大腿、膝关节、小腿、踝关节及足6个部分。大腿和小腿后侧肌肉丰厚,这些部位的电烧伤一般不涉及重要组织,大多可以植皮修复。下肢修复的重点在腹股沟、膝关节、踝关节及足等处。下肢电烧伤要综合考虑,往往在保肢和截肢上产生矛盾。下肢主要承担负重及行走功能,如创面修复代价太大,尤其足负重部位皮肤缺如和足负重部位感觉缺损(胫神经完全损伤),将为下肢功能恢复带来极大困难,在相当程度上功能不如假肢。

腹股沟部电烧伤较大创面修复常用的皮瓣有阔筋膜张肌肌皮瓣、股前外侧皮瓣、脐旁皮瓣及腹直肌肌皮瓣,较小创面修复的皮瓣有股薄肌肌皮瓣、缝匠肌肌皮瓣等。

膝关节部位电烧伤可采用的皮瓣更多,对大面积膝周软组织缺损的患者,首选游离皮瓣,游离皮瓣常用的有背阔肌肌皮瓣、股前外侧皮瓣,背阔肌肌皮瓣通常修复膝周巨大电烧伤创面;股前外侧皮瓣通常是修复膝周创面较多的一种皮瓣或用于需行髌韧带重建的创面。股前外侧皮瓣在膝周创面缺损的修复中所占的比重越来越高,其次为腓肠肌肌(皮)瓣,第三为隐动脉皮瓣,综合各方面的特点,对中等大小的膝关节创面来说,股前外侧皮瓣无论在创面修复、功能重建及无效腔(死腔)填充方面均有良好的效果,是膝周创面修复的选择方法之一;踝关节电烧伤创面修复方法较多,各种穿支皮瓣、皮神经营养血管皮瓣、游离皮瓣等都是较好的方法。总之,大关节部位电烧伤创面修复方法,应该具体应用,做到个性化治疗,选择对供瓣区影响小、受区修复效果好、性价比高的皮瓣。

　　小腿下部及踝关节周围电烧伤创面常用的皮瓣有各种皮神经营养血管逆行岛状皮瓣、小腿主要血管的穿支皮瓣、主干血管皮瓣及腓骨短肌肌瓣等。对巨大创面难以用带蒂皮瓣修复的可考虑用游离皮瓣。

　　对于足背近、中部位的皮肤缺损，我们首选小腿皮神经营养血管逆行岛状皮瓣，如腓肠神经营养血管逆行岛状皮瓣、胫后动脉穿支皮瓣（隐神经营养血管逆行岛状皮瓣）、外踝上皮瓣（腓浅神经营养血管逆行岛状皮瓣）。上述 3 种方法在临床应用中有所侧重，为了皮瓣转移方便，减少蒂部的无效距离，保证皮瓣成活，一般腓肠神经营养血管逆行岛状皮瓣修复足背偏外侧部位，胫后动脉穿支皮瓣修复足背偏内侧部位，外踝上皮瓣修复足背中心部位。对于足背较大的中远部位创面，北京积水潭医院烧伤科首选改良的外踝上皮瓣。改良外踝上皮瓣由于以腓动脉前穿支的下行支为血管蒂，旋转点下移至外踝水平，皮瓣设计最远能达到小腿中段，因此转移后能修复足背中远处创面。对于中等大小的足远端创面首选踝前足背动脉逆行岛状皮瓣；对于较小的足远端创面首选以足背动脉–跗外侧动脉为蒂的跗外侧皮瓣，跗外侧皮瓣由于供区在足外侧，克服了踝前皮瓣的缺点，创面能修复足远端。但在足背动脉损伤的情况下，也可利用踝周血管网逆向供血选择性应用胫前动脉逆行岛状皮瓣来修复足中远侧创面；低旋转点的腓肠神经营养血管逆行岛状皮瓣、胫后动脉穿支皮瓣（隐神经营养血管逆行岛状皮瓣）也能修复足远端创面，但皮瓣远端的坏死风险极高。

　　对于足部负重部位的电烧伤创面首选足底内侧岛状皮瓣，它可以形成顺行或逆行岛状皮瓣分别修复足跟部及前足负重区。胫后动脉经内踝后方进入足底后分为跖内、外 2 个分支并在足底远处形成动脉弓，通常跖外侧动脉较粗大，为足底主要动脉，可以切断跖内侧动静脉血管蒂的远端、近端，保留其支配足底内侧皮肤的皮支血管，然后顺行、逆行移位修复足跟或前足负重区创面。此皮瓣质量好，耐磨，可形成带感觉的皮瓣。

1.3.4 电烧伤截肢

1.3.4.1 概述

四肢电烧伤(尤其高压电烧伤)后,若烧伤面积大、深层重要组织损伤严重或肢体坏死,目前技术手段无法修复,往往不得不进行截肢,以促进创面愈合,挽救生命。同时,截肢术对患肢功能保留、假肢安装、生活质量保证至关重要,因此,电烧伤截肢术是电烧伤治疗的一个重要组成部分。从康复角度来说,截肢术也是一种建设性手术,截肢后安装假肢更有利于功能恢复。

(1)适应证 组织损伤严重或肢体完全坏死(包括受伤时即刻坏死、伤后继发性坏死及血管移植后坏死),目前医疗技术条件无法修复;反复出现大血管出血,严重感染(如气性坏疽)、大量坏死组织导致急性肾功能衰竭,为挽救生命;肢体修复后功能丧失,足底无感觉,反复出现神经性溃疡。

(2)截肢应达到的目标 截肢残端应该获得永久性覆盖,尽量以肌肉和皮瓣覆盖残端,呈圆柱形,耐磨抗压,以便早期适应及安装假肢,假肢安装后肢体功能良好。

1.3.4.2 截肢平面

截肢平面根据存活组织的情况决定,在保证伤口愈合的前提下实现最远端的截肢,旨在尽可能保留足够长度以便安装假肢后获得较好的功能和外观。

(1)上臂截肢 以肩峰为基点,以健侧肢体长度百分比表示。

1)短残肢:残肢长度<50%上臂长度。

2)中残肢:残肢长度相当于50%~90%上臂长度。

3)长残肢:残肢长度>90%上臂长度。

(2)前臂截肢 以尺骨鹰嘴为基点,以健侧肢体长度百分比表示。

1)极短残肢:残肢长度<35%前臂长度。

2)短残肢:残肢长度相当于36%~55%前臂长度。

3)中残肢:残肢长度相当于 56%~80% 前臂长度。

4)长残肢:残肢长度>80% 前臂长度。

（3）大腿截肢 以会阴或坐骨结节为基点。

1)短残肢:相当于大腿上 1/3 部位截肢。

2)中残肢:相当于大腿中 1/3 部位截肢。

3)长残肢:相当于大腿下 1/3 部位截肢。

（4）小腿截肢 以胫骨髁横径或髌韧带中点为基点。

1)短残肢:基点下 5 cm 左右。

2)中残肢:残肢长度<50% 小腿长度。

3)长残肢:残肢长度为 50%~90% 小腿长度。

1.3.4.3 各截肢平面处理原则

（1）上肢截肢 下肢需要保证足够负重功能,而上肢则没有此种要求,因此,上肢电烧伤后应该保留足够的长度,这样患者能够很好使用假肢并充分发挥假肢功能。在前臂应尽可能保留足够长的屈伸肌肉,并且使保留的肌肉跨越骨残端,以便获得好的功能。在较长的前臂截肢残端,应该采用无创的方法处理肌腱和肌肉,使前臂获得良好的旋前和旋后功能。上臂截肢应该尽可能保留长度,以便安装假肢后获得足够的动力。上臂截肢后可以采用游离皮瓣移植覆盖残端,以便获得足够长度。如果上臂截肢后残端较短,可以采用 Ilizarov 牵引成骨技术来获得一定的长度。

1)肩部:尽量保留肱骨头,不做肩关节离断。因为保留肱骨头后,肩部丰满,外观好,安装假肢功能较好。

2)上臂:尽量保留残肢长度,越长越好,以便安装假肢后获得更好的功能。

3)肘关节:肘关节离断是可取的部位,适合于安装假肢。

4)前臂:与上臂类似,尽量保留长度,以便安装假肢后获得更好的功能。

5)腕部:腕关节离断是可取的部位,安装假肢后功能比前臂截肢效果好。

6)手部:原则上尽量保留各骨长度,如示指指骨无法保留,可将第2掌骨去除,仅保留掌骨基底部,这样可加深虎口,有利于手功能恢复。

(2)下肢截肢　下肢电烧伤截肢平面可以参照外周血管病变截肢技术,截肢平面应相应高一点,以便截肢残端永久性覆盖,早日安装截肢并进行行走。尽量避免开放性截肢(气性坏疽除外)。截肢残端尽量避免用断层皮肤移植修复,因为在植皮与正常皮肤交界处或骨表面植皮后常常会出现破溃,还需要进一步手术处理。当然,如果采用皮片移植能保留足够的残端长度,还是值得努力一试,因为后期或许可以采用整形手段来改善软组织条件或者安装特殊的假肢。一般的原则是,大腿及小腿截肢平面在相应肢体中1/3位置比较好,这样保留的残肢长度是一个较为理想的长度,首先不影响假肢功能,其次在这个平面有足够量的肌肉组织包裹骨残端,避免残端骨嵴突出于皮下,否则突出于皮下的骨残端在安装假肢行走后,会对皮肤产生一定的剪切力,引起疼痛和皮肤破溃。电烧伤由于组织损伤较重,既要消灭创面,又要尽可能保留足够的残肢长度,因此电烧伤截肢不同于常规截肢,在遵循一般原则的基础上应根据不同的部位进行相应的处理。

1)髋部:尽量不做髋关节离断,在股骨大粗隆部位以下做截肢较好。这样有利于外观、坐姿以及安装假肢以便获得较好的功能。

2)大腿:残肢越长越有利于安装假肢。

3)膝部:膝关节离断是可取的部位,安装假肢能获得较好的功能。

4)小腿:最短应保留髌韧带和胫骨结节,否则应做膝关节离断,因为在髌韧带附着点以上截肢,膝关节将失去屈伸功能。残肢应保留适当长度,以胫骨平台下12~17 cm较为适合,依据患者身高进行调节。因为小腿下段血运较差,保留过长,会造成血运障碍,同时皮肤不耐受摩擦,安装假肢后容易破溃。

5)踝部:不宜做踝关节离断,可做 Syme 截肢或 Body 截肢。

6)足部:足部截肢可根据情况选择经跖骨截肢、截趾术或趾列截肢术。足截趾对行走功能损伤不大。跖骨截肢对行走、负重功能

1

影响较大,尤其是第 1 跖骨头、第 5 跖骨头能否保留对功能影响巨大。跖跗关节近端截肢,由于伸趾肌腱止点破坏,会造成足下垂,因此不宜采用。

1.3.5　电烧伤创面处理的注意要点、适应证、并发症及其防治

电烧伤创面的处理对于患者后期功能恢复至关重要,处理不当会加重原有损伤,增加治疗难度,给患者造成较大痛苦,严重影响生活质量,严重浪费经济及社会资源。临床常常能够见到部分严重腕部电烧伤患者中,特别是相当一部分手部坏死的Ⅳ型病例,在外单位治疗的早期是有血液循环的,显然是由于早期处理不当或观察等待失去时机而由Ⅲ型甚至Ⅱ型病例演化而来。因此,正确、及时、有效的处理对于患者肢体甚至生命救治会产生直接的影响。

1.3.5.1　电烧伤筋膜切开减张术

肢体电烧伤后筋膜切开减张在前面已有详尽叙述,其目的在于预防骨筋膜隔室综合征产生,挽救部分受压而并未坏死的肌肉,避免因肌肉坏死导致患肢功能丧失以及肾功能障碍。OCS 可导致筋膜室压力持续增高,损伤组织灌注,最终造成肌肉、神经缺血坏死。Labber 等发现,缺血 3 h、4 h、5 h,肌肉坏死分别为 2%、30%、90%。病理生理学和解剖学研究表明,不可逆的肌肉细胞损伤始于缺血后3 h,如缺血 6 h 肌肉细胞几乎完全坏死。虽然,OCS 发生后进行切开减张存在异议,存在增加感染及截肢的风险,但 Farber 等对美国国家创伤数据库 2002—2006 年 612 例血管损伤修复术后进行早期筋膜减张(8 h 内)和晚期减张(8 h 后)患者并发症、结局进行分析表明,早期减张组患者截肢率低(8.5% vs 24.6%)、感染率低(6.6% vs 14.5%)、住院时间缩短[(18.5 d±20.7 d) vs (24.2 d±14.7 d)]。说明尽早进行筋膜切开减张非常重要。

肢体电烧伤后临床常见到 OCS 发生,原因在于发现晚、处理不及时或筋膜切开减张不彻底等。有的筋膜减张只是在损伤皮肤表面打孔,有的是仅仅切开全层皮肤而未切开肌膜,部分病例仅仅对

某个筋膜室进行减张而不是全部筋膜室减张。正确的筋膜室减张应该是及时、有效的,应该是伤口表面皮肤及邻近部分正常皮肤、所有的筋膜室、肌膜彻底减张。

（1）适应证　见前述筋膜切开减张术。

（2）并发症　创面感染、组织脱水加深伤口。

（3）并发症防治　适当增加输液,应用抗生素治疗。减张后伤口用碘伏纱布、银离子敷料或生物敷料覆盖,预防感染及脱水,在患者生命体征平稳的基础上,早期创面清创,应用血运丰富的软组织修复创面。

1.3.5.2　电烧伤创面清创

创面坏死组织存在是引起局部感染、加重全身病情恶化的重要根源。因此,在生命体征平稳的前提下早期清创能减轻局部感染,改善患者全身状况,并为后期创面修复重建创造条件。

创面清创方法前面已有叙述,有几点需要注意:①清创需要彻底,应适当延长切口范围,切口应超过创面范围,必要时延长至肢体高度肿胀的正常皮肤。因为肌肉"夹心样坏死",也可能浅层坏死程度轻,深层肌肉坏死损伤重,因此,清创时需逐层检查肌肉损伤程度,特别是骨组织附近肌肉（如旋前方肌）,以免遗漏。②及早应用血运丰富的组织瓣覆盖创面。临床上常常见到创面较为彻底清创后,如不及早应用组织瓣修复,即便应用生物敷料暂时覆盖,再次清创时可见肌肉表层又有坏死。应用负压封闭引流（vacuum sealing drainage,VSD）技术可使基底较为新鲜,但压力值不适当,可加重肢体血运障碍,或者造成血管破裂、大出血。因此,早期应用血运丰富的组织修复是修复电烧伤创面的基本原则,因为皮瓣（肌皮瓣）移植后可将自身血液带到创面,起到增加创面局部血运,增加局部抗感染能力,保护深层重要组织的作用。

（1）适应证　深度电烧伤创面、早期创面处理不当导致创面严重感染或因创面存在导致全身状况恶化。

（2）并发症　创面感染、皮瓣下感染、清创后软组织继发坏死。

（3）并发症防治　彻底清创,早期应用血运丰富的软组织进行创面覆盖,术后全身应用敏感抗生素,加强营养支持等。

1.3.5.3　肢体电烧伤时,应全程关注血管损伤情况

　　血运存在是肢体存活的前提。血管损伤处理不当可引起肢体缺血坏死,导致患肢截肢;如果血管破裂大出血,可危及患者生命。因此,正确的血管处理可为电烧伤创面修复创造先决条件。在术前、术中、术后都不要掉以轻心,应用血管超声、血管造影、CT 血管造影、磁共振血管成像等检查来预判血管损伤情况。另外,应采取下列措施:①彻底减张。②清创时不使用止血带或仅短时间使用。③血管受损但血流仍通畅时,不探查血管,以免加重损伤;对有血管重建技术力量的单位,也可早期行血管探查并根据探查结果行血管重建。④整个病程给予改善循环的药物。⑤皮瓣术后、皮瓣断蒂时注意血管损伤情况,特别是腕部环匝状电烧伤,对手部有循环障碍的患者,建议及时行血管重建。⑥对于Ⅰ、Ⅱ型腕部电烧伤创面,可采用血流桥接皮瓣修复,利用吻合血管的游离肌皮瓣作为血流桥接皮瓣,在修复创面的同时,重建患侧手部血运,一期完成血管重建和创面修复。

1.3.6　电烧伤创面处理的现代进展

　　烧伤临床所有的问题都是根源于创面,也将随着创面愈合而告终。电烧伤创面处理的进展表现为创面处理趋于积极、诊断手段完善、清创及创面床准备(wound bed preparation,WBP)手段发展、修复方法多样、多学科合作日益紧密、数字化技术在电烧伤创面修复重建中的应用成为可能。

1.3.6.1　创面处理趋于积极

　　电烧伤创面其深部组织坏死范围广泛且界限不清楚,在 20 世纪 50—60 年代,多采用保守治疗方法即换药、脱痂,待坏死组织溶解脱落,肉芽组织生长后,再行植皮覆盖。由于坏死组织未及时清除,肢体坏死和感染严重,患者全身状况进一步恶化,截肢(指、趾)率、病死率均高。20 世纪 70 年代,国内外对电烧伤患者伤后即行焦

痂及深筋膜切开术,早期清创并切除损伤的肌肉。但因伤后肌肉组织可能存在进行性坏死,早期坏死组织往往难以一次性彻底清除,主张清创后保持开放,创面湿敷或用生物敷料暂时覆盖,待多次清创,坏死组织彻底去除后再植皮或用皮瓣封闭创面。此治疗方案的实施减少了并发症,降低了截肢(指、趾)率和病死率,但大多遗留严重的伤残,有的功能基本丧失,甚至功能不及义肢。1964 年北京积水潭医院收治 1 例双腕部高压电烧伤患者,早期给予彻底清创后,立即行皮瓣修复术封闭创面。伤后 3 个月又施行双侧异体神经移植代替正中神经。随访 2 年,患者正中神经功能恢复,握力好,拇指对掌功能恢复。该院还创建了早期扩创切除坏死组织,采用各种皮瓣修复电烧伤创面的手术方法,最大限度地保存了患者肢体和功能,自此,全国各地相继开展了相关临床和研究工作。目前临床对电烧伤创面的处理趋于积极。一般主张在全身允许的情况下尽早扩创,切除坏死组织,根据不同部位创面要求选用血运丰富的组织瓣如皮瓣、肌皮瓣及其他复合组织瓣等覆盖创面。不仅创面愈合时间缩短,而且一期愈合率明显提高,缩短了住院时间,提高了疗效,减轻了患者的痛苦,取得了显著的社会和经济效益。虽然有单位提出急诊清创、一期皮瓣移植修复创面的理念,但考虑患者全身状况稳定的重要性,以及电烧伤创面复杂及渐进性坏死等特点,伤后 2~7 d 进行首次清创较为合理,并为大多数烧伤中心接受。

1.3.6.2　诊断手段越来越完善

电烧伤对组织损伤往往呈立体损伤,创面口小底大,深部组织如血管、神经、肌肉、肌腱的损伤远比皮肤损伤严重,甚至无皮肤损伤的腕部电烧伤其深部组织仍有较为严重的损伤。沈祖尧曾报道 9 例无皮肤破损创面的腕部电烧伤,皮肤完整,而深部组织均有一定程度的损伤。既往对损伤范围的判断主要依据皮肤受损范围、深部组织外露情况等专科检查,而电烧伤确切的损伤程度仅能依靠清创术中探查得知,如直接观察肌肉活力、血管内膜情况等,对医师经验要求较高,易漏诊。清创不彻底、对血管损伤范围判断错误,吻合血管部位的血管和周围软组织不健康,后期出现创面感染、血管再栓塞、皮瓣及肢体坏死可能性极大,甚至出现术后血管破裂、大出血,一定程度增加了高压电烧伤治疗的难度,甚至危及患者生命。因此,术前预判组织坏死范围对于精准制订初步的清创及创面修复方案,同时预测患肢可能出现的各种预后,避免医疗纠纷相当重要。

(1)血管损伤的判定 简单的血管检查一般通过物理检查及肉眼观察获知,如动脉搏动情况、肢体末梢颜色、毛细血管充盈、肢体肿胀、皮温等情况,这种检查只是一种静态观察,而不能反映动态变化情况。适用于血管完全没有损伤或完全闭塞的情况;对于血管内膜损伤、血流尚未完全中断的病例就不适合,因为随着病情进展,血管可能继发栓塞,影响肢体血运。随着医疗技术和医疗设备的更新,新的医疗技术和设备应用于电烧伤血管的损伤。便携式多普勒检查虽能检查是否存在血流,但没有屏幕显示,不能显示血管内膜受损情况。1981 年王学威等报道,用动脉血管造影结果指导临床上肢体血管重建的意义和手术时机,为临床医生提供了参考,应用该方法重建了肢体血运,为创面修复创造了条件。数字减影血管造影(DSA)技术应用于肢体电击伤血管损伤诊断中,根据不同的图像判断肢体动脉痉挛、动脉内膜损伤并血管内附壁小血栓形成、动脉内膜损伤并血管内血栓形成。受损血管可表现为血栓形成或栓塞、串珠状改变、管腔狭窄、肌支减少、血流缓慢等。但同时应注意到DSA 对血管损伤的诊断还不够精细,不能显示血管内膜、管壁厚度等微细变化,因此 DSA 检查无异常时尚不能完全排除血管损伤的可能性。高频彩色多普勒显像仪具有高分辨率和清晰的屏幕显示效果,可检测低速血流,直接从屏幕上观察到血管的分布、流向、性质,通过血流声音以及血流波幅来判断动、静脉的特性。刘达恩、卢青军等认为,彩色多普勒检查的优势在于能够显示血管的细微变化,较准确测量出管壁厚度、管径大小及血流、血栓的程度和范围,还能够显示血管的微细变化,如内膜的粗糙不平、水肿、脱落等参数,并且认为瓶颈样改变可作为判断高压电烧伤后血管栓塞的标志。李利根等认为 B 超检查的不足之处在于缺乏整体性和连续性。近年来,CTA、MRA 等技术被应用于诊断血管损伤情况,MRA 可以分开显示动脉和静脉,具有无创、无放射性和无须造影剂的优点,但也存在血流信号下降、血管分支显示不佳等缺点。增强 MRA 是在 MRA 的基础上,经静脉给予造影剂的检查方法,可以明显地提高成像质量,缩短扫描时间。该技术无放射性损伤,但是其准确性低于 CTA,且空间分辨率低,检查费用昂贵。尽管如此,上述方法为判断电烧伤后血管损伤范围和程度、电烧伤手术方案的制订和预后估计提供了客观依据。

(2)坏死肌肉的判定 对于清创手术是否彻底至关重要。可采用肉眼观察、亚甲蓝染色、MRI 检查、多层螺旋 CT 灌注成像技术、^{99m}Tc 焦磷酸盐扫描(^{99m}Tc-MDP)等方法完成,详见"1.3.3 电烧伤创面的常规处理方法"。

(3)骨坏死判定 骨组织是人体组织中电阻最大的组织。因此,接触性高压电烧伤后,尤其是在电烧伤入口,骨组织损伤较为严重,部分病例可表现为炭化样改变。可结合骨的颜色、X 射线表现、放射性核素^{99m}Tc-MDP、MRI 检查共同判定。

1.3.6.3 清创、创面准备手段发展

(1)清创的方法 有外科手术清创、超声清创、水凝胶或水胶体敷料封闭创面自体清创、酶学(外源性胶原酶)清创以及蝇蛆疗法生物清创等。对于电烧伤创面来说,利用敷料、酶学及生物清创方法显然是不适合的,这些保守清创方法基本是回归到新中国成立初期的电烧伤治疗水平,必将引起高截肢率和病死率。目前电烧伤创面清创多采用锐性清创,主要用手术刀、剪刀、刮匙、咬骨钳、磨钻等去除坏死组织。这种锐性清创方法能较快去除坏死组织,减轻坏死组织对全身及局部不利影响,能缩短病程,创造有利于创面修复的微环境,当然,锐性清创方法不可避免地会损伤一些正常组织。水动力清创系统于5~6 年前引进国内,其原理是使用超音速的高压氯化钠溶液水流在创面上切线运动,能快速、精确地选择、切除并回吸创面上的失活组织、细菌、污染物和细菌生物膜,能做到精准清创、微创清创,特别在软组织的清创上具有独特的优势。目前广泛应用于烧创伤创面的软组织清创。

（2）创面准备方法　电烧伤创面经过清创后如未能达到创面修复的条件，一般可以采用创面局部抗感染药物、抗菌敷料或生物敷料暂时保护，也可以应用负压封闭引流技术做创面准备。局部抗感染药物包括莫匹罗星、多黏菌素 B、银离子敷料等，已众所周知。近年来国外开发出医用蜂蜜敷料。高渗透压、释放过氧化氢、低 pH 值是蜂蜜抗菌成分，新近研究表明丙酮醛、抑菌肽-蜂蜜防御素 1 也是蜂蜜重要的抗菌成分。蜂蜜敷料抗菌谱广泛，能抑制多种细菌的生长，包括铜绿假单胞菌、大肠埃希菌、金黄色葡萄球菌等。医用级蜂蜜甚至可以抵抗一些具有多药耐药性的细菌，如耐甲氧西林金黄色葡萄球菌等，且不会激活细菌的耐药机制。生物敷料（异体皮、异种皮、脱细胞真皮基质）能暂时充当创面敷盖物，能防止创面继发感染、创面脱水导致创面加深等。但应该注意的是局部抗感染药物、抗菌敷料或生物敷料的使用不能代替血运丰富的组织瓣对创面的保护及修复作用，因为，即便创面能在这些药物或敷料作用下得到暂时的保护，但临床实际情况是，如果清创后不能以血运丰富的组织瓣覆盖，再次清创时能见到前次清创时仍存活的组织会发生不同程度的坏死，因此，应强调早期皮瓣/肌皮瓣移植修复。负压封闭引流技术目前在烧创伤创面得到广泛应用，能引流坏死组织，促进肉芽组织生长。应该注意的是该技术必须在坏死组织基本清除的基础上应用，否则会加重创面感染。另外，对电烧伤伴血管外露创面的使用应该谨慎，注意压力值，否则会导致肢体缺血坏死或大出血。生长因子的应用及抗感染药物的应用对于创面床准备也有一定作用。上述措施必要时可以多种方法联合使用，具体应根据患者全身状况、创面的形成原因、创面条件、创面类型及局部循环等具体情况灵活采用。

1.3.6.4　修复方法多样

应用血运丰富的组织瓣（皮瓣或肌皮瓣）修复深度电烧伤创面是常规的治疗原则。随着解剖学及显微外科的发展，创面修复手段从局部皮瓣移植发展到岛状皮瓣、游离皮瓣、穿支皮瓣、血流桥接皮瓣移植，从单纯的创面修复发展到功能、外观兼顾，从单纯的受区修复发展到兼顾供区的功能康复和美学外观,对创面修复医师的要求越来越高。

(1)全身电烧伤创面修复　①对头部电烧伤创面修复,从既往的颅骨钻孔、长肉芽、植皮或头部局部皮瓣移植修复,发展到目前的应用钛板修复缺损的颅骨,用扩张后的头皮瓣修复头皮及头发缺损,达到了外形与功能完美修复。②对面部电烧伤创面修复,从传统的分区植皮修复,发展到游离皮瓣或穿支皮瓣修复,甚至异体面部移植术,一次性修复创面的同时行各器官的再造,形态比较逼真。在面部器官再造中,应用耳软骨或人工鼻假体再造鼻软骨缺损,应用雕刻的自体肋软骨作为支架进行耳再造,联合扩张、预构皮瓣、预制皮瓣,在面部创面修复、器官再造、功能和外形修复中逐渐发挥很大的作用。③在颈部电烧伤创面修复中,游离皮瓣、斜方肌肌皮瓣、锁骨上皮瓣、背阔肌肌皮瓣、胸大肌肌皮瓣已得到广泛应用。在颈部血管损伤中可采用自体、异体血管移植修复,在预防颈部血管破裂出血方面可借助血管介入技术进行预处理。④在胸部电烧伤修复中,可采用背阔肌肌皮瓣、腹直肌脐旁穿支皮瓣等修复,应用钛板修复肋骨缺损。⑤腹部电烧伤修复可采用阔筋膜张肌肌皮瓣,在修复创面的同时进行腹壁的加固,或采用皮瓣联合补片修复腹壁缺损。⑥在肢体电烧伤修复时,局部皮瓣、岛状皮瓣、游离皮瓣、穿支皮瓣均得到广泛应用。在修复肢体血管损伤中,可采用自体/异体血管移植,或采用血流桥接皮瓣在修复软组织缺损的同时,重建肢体血液循环。在处理肢体电烧伤节段性骨坏死方面,从既往的死骨去除、肢体短缩发展到骨延长技术修复。在重建肢体关节动力方面,背阔肌肌皮瓣、阔筋膜张肌肌皮瓣已经得到广泛应用。

(2)腕部Ⅲ型电烧伤创面修复　手是人类工作和生活的工具,腕部是前臂与手的连接部位,在所有的电烧伤中,上肢是最容易受伤的部位,腕部由其特殊的解剖位置及结构而成为上肢电烧伤后损伤最重、修复最为困难的部位。Ⅰ、Ⅱ型烧伤经过清创及有效的软组织覆盖多能愈合,Ⅳ型电烧伤因手已坏死,目前医疗技术无法修复,需要截肢,处理相对简单。腕部Ⅲ型电烧伤创面呈环形,创面巨大,修复困难;尺动脉和(或)桡动脉血管栓塞或存在进行性血运障碍,静脉回流困难,影响手部存活;肌肉、肌腱、神经甚至骨组织不同程度损伤影响后期手部功能恢复。20 世纪 60 年代,北京积水潭医院烧伤科创建了早期扩创切除坏死组织,采用各种皮瓣修复电烧伤创面的手术方法,最大限度地保存了患者肢体和功能。即便如此,腕部Ⅲ型电烧伤截肢率仍达到 80% 左右。1988 年北京积水潭医院于国内外率先采用带蒂或游离移植的大网膜修复包括腕部Ⅲ型电烧伤在内的难治性创面。由于大网膜动静脉蒂长、直径大易行吻合,又便于剪裁覆盖包绕不规则创面,甚至可分为两半修复两处创面。大网膜有丰富的血管淋巴网,抗感染能力强,即使移植到有损伤组织遗留的感染创面也常可得到一期愈合。利用大网膜做手部血液循环重建及覆盖腕手前臂创面并分隔开烧伤的肌腱,增强了局部抗感染能力,可减少肌腱粘连。临床试验证实,应用大网膜后,不仅手部全部存活,而且创面一期愈合避免了深部组织感染坏死,手部功能恢复较好,使相当一部分难以避免截肢的重度腕部电烧伤得以保留肢体,腕部Ⅲ型电烧伤截肢率由 80% 下降为 39%。

传统的腹部皮瓣及绝大多数游离皮瓣均难以修复腕部环状电烧伤创面。腕部腹部皮瓣埋藏术常被用来修复腕部环状电烧伤创面,但该手术需分期实施,在Ⅱ期皮瓣转移前还需进行 1 次皮瓣延迟术,治疗周期和肢体固定时间长;皮瓣的蒂部不能良好闭合,断蒂前数周内常愈合不良,易引起感染,已损伤的肌腱、神经、血管、骨组织不易存活,且有发生动脉壁感染、破裂、大出血,致手部血运中断,或腕部严重感染坏死,甚至截肢的风险;腕屈侧、腕背侧创面形状大小不一致时需牺牲正常皮肤。大网膜瓣也常被用于修复腕部环状烧伤,但需要开腹,手术创伤大,有腹腔感染和粘连的风险,大网膜上植皮所形成的皮肤质量也不能行二期的肌腱及神经手术。

针对上述问题,北京积水潭医院烧伤科进行了技术改进,丰富了腕部电烧伤修复手段:带部分腹直肌的脐旁皮瓣和下腹部皮瓣在临床上都是成熟的轴型皮瓣,它们的主要营养血管分别为腹壁下血管及腹壁浅和旋髂浅血管,血供丰富,其联合供瓣范围为一侧腹部,能修复较大范围的软组织缺损创面。2009—2011年间沈余明等利用带部分腹直肌的胸脐和下腹部联合皮瓣修复腕部Ⅲ型电烧伤创面6例获得成功。该术式的优势在于:采用带部分腹直肌的脐旁皮瓣修复腕屈侧创面,其中腹直肌填塞腕屈侧清创后的空腔,同时采用下腹部皮瓣修复腕背侧创面,2个皮瓣的蒂部都在下腹部,能严密封闭腕部创面,不留无效腔(死腔),愈合和抗感染能力强。由于是独立皮瓣,因此能修复不同形状和大小的腕屈侧、腕背侧创面。皮瓣切取方便,无须延迟,修复后外形良好。腕部Ⅲ型电烧伤血管受损明显,腕部联合皮瓣应用可起到在前臂与手之间建立一个沟通循环的桥梁作用,从一定程度上改善了手部循环。该术式的应用为腕部环形深度创面修复提供了新的修复方法。该方法还被应用于修复腕部、前臂热压伤及机器绞伤等创面修复,成功挽救了患者肢体。

1.3.6.5　多学科合作日益紧密

电烧伤创面一般都较为深在,损伤区域可涉及全身各部位,对于一些特殊部位的复杂性创面修复也需要相关科室的合作,如头面颈部深度烧伤有时需要烧伤科、神经外科、颅颌面外科、血管外科、介入科、耳鼻喉科、口腔科等密切合作;胸壁部深度电烧伤创面切除修复需烧伤科、胸外科医师的相互配合;腹壁深度电烧伤并发脏器损伤,需要烧伤科医师与普通外科医师互相合作;如深度电烧伤伴有重要血管损伤,需烧伤科医师与血管外科医师大力合作;深度烧伤伴骨坏死需要烧伤科医师与骨科医师通力合作。各科室大力合作,才能做到创面处理的全面、精准、完善,更加有利于患者的功能康复。

1.3.6.6　数字化技术在电烧伤创面修复重建中的应用成为可能

随着显微外科及解剖学的不断深入发展,皮瓣移植从局部皮瓣发展到游离移植或带蒂移植,从厚皮瓣发展到削薄皮瓣和复合肌皮瓣,而且还发展到穿支皮瓣。但仍存在如下缺点:皮瓣的设计需要确定"点、线、面",临床医师对其确认依靠二维图谱、多普勒血流仪、血管造影或 CTA、MRA 来完成,术前不能对皮瓣轴型血管走行以及其与周围结构的解剖关系有立体、直观的有效观察,因而有其局限性。

皮瓣切取的重点是提供皮瓣血供的轴型血管的解剖,以往其主要依赖于医生对解剖知识的熟练程度及既往的经验教训。即使术者熟练掌握了局部的解剖知识,其术前也很难估计患者血管具体情况,一旦出现与术前设计不符的情况,必将对术者造成很大的被动。另外,由于个体化差异,皮瓣供血的血管的解剖不恒定。在外科皮瓣手术前,医生在制订手术计划时,主要依靠个人经验进行,常缺乏对正常和异常组织的定量描述。术者往往凭借自己的经验在大脑中去想象具体的三维手术场景,其构思和手术经验很难为手术组每一位成员所共享。而对于那些复杂的血管结构,术前、术中仅仅依靠眼、手系统,则往往只能停留在暴露的表面,即使是非常有经验的医生也很难感知其中内在的立体解剖结构关系。

界定穿支血管的解剖区域和预测皮瓣的成活范围是保证手术成功的关键。既往皮瓣切取范围和成活面积的确定由"穿支血管蒂的解剖学供区加紧邻穿支血管的解剖学供区加远邻穿支血管的解剖学供区"的理论来解释。现代观点认为,皮瓣的成活范围是由血管蒂的穿支血管所在的穿支共同区域的范围决定的,而不是由单纯的穿支血管解剖学供区相加而定。如果皮瓣超出该区域的范围,移植后就有可能因供血不足而发生坏死。传统的技术手段均无法实现"界定穿支血管的解剖区域和预测皮瓣的成活范围"这一目标。

随着医学影像设备的不断完善、计算机技术的高速发展,计算机辅助手术应运而生,并且在骨科领域得到广泛应用。数字化核心技术是医学图像的后处理技术,术前、术中的医学图像如果变动不大,是最适宜图像处理的,因此,该技术使解剖学得到巨大发展。利用图像分割与三维重建技术,利用消隐或透明的图像分割技术、三维可视化技术,实现了数字化可视人体(digitized visible human),真实显示了人体器官结构。借助于 3D 打印技术,医生可以将虚拟的影像变为实体模型,产生了一种有别于传统方法的新途径,为医学领域带来了新的理念和工作模式。

在皮瓣外科学方面,已经开展了数字化与虚拟现实技术在显微外科中应用的探索,在血管造影的基础上,运用数字技术,对皮瓣的穿支血管进行了数字化的血管三维重建,经三维可视化处理,皮瓣血管分支的分布一目了然,血管在肌肉、骨骼的分布关系清晰可辨,并应用虚拟技术重建了皮瓣的三维解剖。张元智等利用数字化模型重建了隐动脉皮瓣、股前外侧皮瓣三维动态解剖,为临床教学、术前皮瓣设计提供了直观的数字化解剖依据,同时可为下一步虚拟手术的设计奠定良好的基础。任义军等报道了数字化股前外侧皮瓣的可视技术在临床中的初步应用,罗翔等报道了数字化技术在手指部分缺损修复中的应用。虽然目前报道不多,但相信不久的将来该技术会越来越多应用于包括电烧伤在内的创面修复中。

另外,3D生物打印技术已经成为当前研究的热点,有望实现功能组织与器官体外精准制造与重建。

1.4 电烧伤创面的典型病例与新技术应用

1.4.1 游离皮瓣移植+骨延长技术

【典型病例1.1】 肢体严重电烧伤后大面积软组织缺损伴长段股骨缺损

(1)**简要病史** 患者男性,41岁,电工。因"高压(6 300 V)电烧伤后11 d"于2006年10月由当地医院转至北京积水潭医院烧伤科。受伤部位包括前额、右手腕、左手肘、左肩胛骨、左小腿、右大腿和右膝。入院后检查发现右股骨外露达18 cm,骨膜坏死,骨色变暗。右股骨周围肌肉坏死,髌骨和股四头肌肌腱缺失,膝关节呈开放状态(图1.1A)。坏死肌肉主要包括股内侧肌、股直肌和股外侧肌的远端部分。

(2)**临床诊断** 电烧伤10%总体表面积(total body surface

area,TBSA)三度至四度。

（3）**治疗经过** 伤后第 3~8 天在当地行前额、左肩胛骨、右大腿和右膝焦痂切除术。伤后第 10 天行右手腕筋膜切开减张术。

入院后第 4 天进行清创。术前评估肢体的神经血管状况，发现右小腿、足神经功能正常，右股动脉未受损伤。切除坏死肌肉后，股骨远端外露 18 cm。骨膜坏死，皮质骨呈深灰色。凿除部分骨皮质，其余骨仍呈深灰色（图 1.1B）。伤口清创后，软组织缺损达 20 cm×35 cm，行右背阔肌肌皮瓣（22 cm × 37 cm）游离移植修复（图 1.1C、D）。

2 个月后，在右大腿内侧和外侧皮瓣与正常皮肤交界处形成 2 个窦道，可探及股骨。分泌物细菌培养显示鲍曼不动杆菌、醋酸不动杆菌、阴沟肠杆菌等多重细菌感染。根据药敏试验结果给予美罗培南（2.0 g，8 h 一次）和硫酸依替米星（0.3 g，每天 1 次）12 d，再次清创，切除坏死股骨，股骨缺损为 18 cm，应用抗生素骨水泥临时假体维持肢体长度（图 1.2A），感染未得到控制，行创面换药治疗。

伤后 5 个月再次清创，将临时假体取出，应用 Orthofix 肢体重建系统（Orthofix，Lewisville，TX）进行外固定（图 1.2B）。术后给予美罗培南（1.0 g，8 h 一次）和万古霉素（0.4 g，12 h 一次）1 周，感染完全控制。

伤后 8 个月，用电钻经皮切口行股骨近端截骨术（图 1.2C）。术后 2 周开始骨牵引，速度 1 mm/d，每 6 h 一次，每次 1/4 圈（0.25 mm）。伤后 14 个月两股骨断端有软组织嵌入，再次手术切除嵌入软组织并行皮瓣修整。伤后 16 个月达到预计长度停止牵引（图 1.2D），以自体髂骨移植并行膝关节融合术。3 年后，临床和影像学检查新生骨钙化良好，骨缺损修复后，将外固定架去除。

随访了 10 年，除关节固定术后膝关节僵直外，患者保肢成功，功能恢复良好（图 1.3A~C）。双侧下肢等长（图 1.3D）。患者能够在无任何帮助的情况下于平坦的地面上行走数千米路，并能安全地上下楼梯。治疗过程中，未发生骨髓炎、针道感染或针松动。

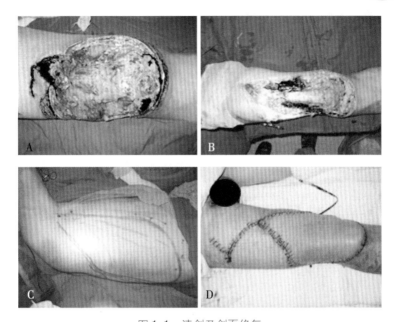

图 1.1 清创及创面修复

A. 右大腿、膝部创面 B. 创面彻底清创 C. 设计背阔肌肌皮瓣 D. 背阔肌肌皮瓣修复创面

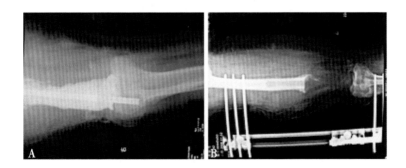

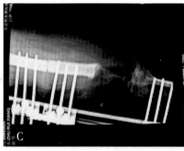
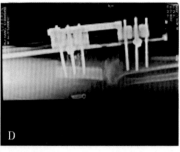

图 1.2 骨组织处理

A.坏死股骨摘除,临时假体插入骨断端以维持肢体长度 B.临时假体取出,应用 Orthofix 下肢重建系统进行外固定 C.经皮骨皮质截骨术毕 X 射线检查 D.骨牵引达预计长度 X 射线检查

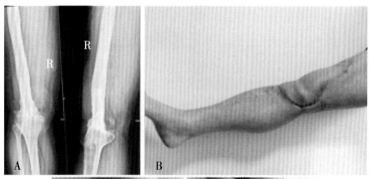

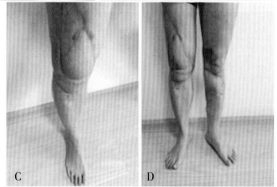

图 1.3 患者随访 10 年结果

A.股骨完全愈合 B.右下肢电烧伤后 10 年(内侧观) C.右下肢电烧伤后 10 年(前面观) D.双侧肢体等长,负重良好

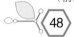

1.4.2　血流桥接皮瓣修复技术

【典型病例】 腕部电烧伤后软组织缺损伴血管损伤

（1）**简要病史**　患者男性，27 岁。因"右腕部、双足 10 kV 高压电烧伤后 10 d"入院。该患者伤后在当地医院行早期切开减张、简单清创、外用湿润烧伤膏异种脱细胞真皮基质等治疗。

入院检查示右腕屈侧皮肤广泛坏死，尺动脉无搏动，桡动脉搏动弱，右手稍肿胀（图 1.4A）。转入当天行右腕血管造影，结果显示尺动脉在腕部未显影，桡动脉稍扩张。

（2）**临床诊断**　高压电烧伤 5% TBSA 三度至四度，其中右腕烧伤面积 1% TBSA。

（3）**治疗经过**　入院第 3 天在全身情况相对稳定下，行右腕部清创、左旋股外侧动脉降支血流桥接皮瓣移植术。术中可见腕部屈侧皮肤软组织广泛缺损，指浅屈肌腱、指深屈肌腱及拇长屈肌腱缺损，正中神经缺损 13 cm，尺神经坏死 12 cm，尺动脉坏死 12 cm。探查桡动脉血管仍通畅，有一段长 7 cm 淤胀，呈暗红色，搏动弱，触之不收缩，考虑桡动脉损伤。切除坏死的尺神经、坏死的尺动脉和损伤的桡动脉，桡动脉管壁切开后有微小附壁血栓。切取对侧大隐静脉 15 cm，大隐静脉近端、远端分别与桡动脉远端、近端吻合重建桡动脉。清创后创面面积 21 cm×12 cm，切取对侧旋股外侧动脉降支血流桥接皮瓣 23 cm×13 cm 修复。旋股外侧动脉降支长度为 18 cm，旋股外侧动脉降支近端、远端分别与尺动脉近端、远端吻合，其伴行静脉与尺动脉伴行静脉及贵要静脉吻合。血管吻合后皮瓣和手血运好，手温正常（图 1.4B～D、图 1.5A～C）。供瓣区取同侧大腿薄中厚皮片移植修复。术后皮瓣存活好，切口修复，多普勒超声血流探测仪显示桥接血管搏动正常，供瓣区植皮愈合良好，双足经切痂植皮后愈合。随访 6 个月，皮瓣外形好，手部血运好（图 1.5D），手指屈曲功能障碍，手指远端感觉无，需要择期进行肌腱和神经移植修复术。

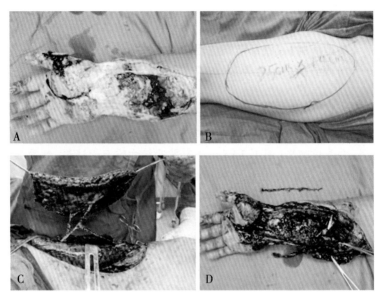

图 1.4 右腕部电烧伤创面、皮瓣设计、切取

A.右腕掌侧创面 B.左侧股前外侧皮瓣设计 C.皮瓣切取术中 D.大隐静脉切取拟行桡动脉重建

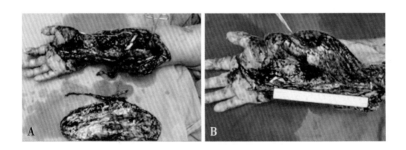

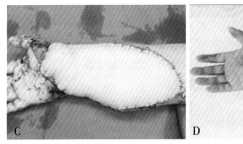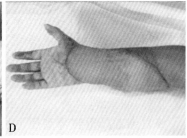

图1.5 血管重建及创面修复

A.桡动脉重建及皮瓣切取完毕 B.以旋股外侧动脉降支重建尺动脉 C.右腕部创面修复术毕 D.右腕部创面修复术后6个月外观

（胡骁骅　程　琳　张慧君　沈余明）

参考文献

［1］沈余明,胡骁骅.北京积水潭医院难治性创面修复与整形［M］.北京:人民卫生出版社,2016.

［2］孙永华,盛志勇.临床治疗指南:烧伤外科学分册［M］.北京:人民卫生出版社,2007.

［3］朱志祥,李伟萍,张力勇,等.电场在电损伤中的作用机制［J］.中华烧伤杂志,2004,20（4）:235-238.

［4］赵秋生.从人体电流效应解读人体触电的安全阈值［J］.安全,2012（5）:10-13.

［5］孙永华.我国电烧伤治疗的成就与挑战［J］.中华烧伤杂志,2008,24（5）:381-383.

［6］王学威,桑惠华.作为肢体电烧伤早期治疗的急救措施中的焦痂切开术和筋膜切开术［J］.创伤骨科学报,1985（4）:292-294.

［7］沈余明.复杂性创面的修复与功能重建［J］.中国损伤与修复杂志（电子版）,2015,10（1）:9-12.

[8] 沈余明,田彭,宁方刚,等.腹部联合轴型皮瓣修复腕部环状高压电烧伤创面[J].中华烧伤杂志,2012,28(6):408-410.

[9] 覃凤均,陈旭,陈忠,等.头部电烧伤合并颅骨全层坏死、缺损八例的治疗总结[J].中华损伤与修复杂志(电子版),2013,8(6):42-44.

[10] 张琮,胡骁骅,陈辉,等.皮瓣或肌皮瓣联合阔筋膜或复合补片修复患者严重腹部高压电烧伤创面的效果[J].中华烧伤杂志,2017,33(10):602-606.

[11] 黄晓元,张丕红,雷少榕,等.阴茎高压电烧伤的修复[J].中华烧伤杂志,2004,20(4):223-225.

[12] 刘毅,肖斌,刘萍,等.阴茎毁损性电烧伤的治疗时机与方法[J].中华烧伤杂志,2014,30(5):394-399.

[13] 沈余明,胡骁骅,宓惠茹,等.四肢高压电烧伤创面的早期处理[J].中华烧伤杂志,2011,27(3):173-177.

[14] 孙永华.应不断提高电损伤的治疗水平[J].中华损伤与修复杂志(电子版),2007,2(4):199-201.

[15] 沈祖尧,常致德,王乃佐,等.腕部电烧伤90例临床分析[J].中华整形烧伤外科杂志,1991,7(3):171-173.

[16] 沈祖尧.九例无皮肤破损创面的腕部电烧伤[J].中华烧伤杂志,2005,21(2):144-145.

[17] 沈余明,陈旭,张琮,等.旋股外侧动脉降支血流桥接皮瓣修复患者腕部高压电烧伤创面的效果[J].中华烧伤杂志,2017,33(7):422-425.

[18] 沈余明,马春旭,覃凤均,等.腕部高压电烧伤创面修复与功能重建[J].中华烧伤杂志,2017,33(12):738-743.

[19] 沈余明,马春旭.尺动脉腕上皮支皮瓣修复腕部深度电烧伤[J].中华烧伤杂志,1997,13(5):392.

[20] 王乃佐,沈祖尧,宓惠茹,等.带蒂髂腹部骨皮瓣移植修复腕手部特深度烧伤皮肤及骨缺损[J].中国修复重建外科杂志,1996,10(4):234-236.

[21]常致德,王肇普,王学威,等.早期切除一期皮瓣修复治疗腕部严重电烧伤[J].中华外科杂志,1983,21(3):140-142.

[22]沈祖尧,桑惠华,王乃佐.大网膜带蒂移植胃网膜动脉供血及静脉重建挽救手腕部严重电烧伤一例报告[J].创伤骨科学报,1990(1):31-32.

[23]沈祖尧,向东,王乃佐,等.特重度腕部高压电烧伤治疗的改进[J].中华整形烧伤外科杂志,1999,15(2):115-116.

[24]沈余明.高压电烧伤创面修复与功能重建[J].中华烧伤杂志,2018,34(5):257-262.

[25]沈余明,马春旭,胡骁骅,等.膝关节周围严重皮肤软组织缺损的组织瓣修复策略[J].中华烧伤杂志,2015,31(5):331-336.

[26]常致德,孙永华,王学威,等.电烧伤的早期皮瓣修复治疗 147例报告[J].中华外科杂志,1988,24(10):582-585.

[27]朱志祥,许晓光,李伟萍,等.急诊综合修复电损伤临床回顾分析[J].中华烧伤杂志,2001,17(1):18-21.

[28]王学威,韦加宁,刘佳琪,等.上肢电烧伤的动脉损伤及早期重建腕部血循环的意义:附 12 例临床及病理观察[J].中华医学杂志,1981,61(1):6-9.

[29]刘达恩,张莉,农庆文,等.彩色多普勒超声显像仪在高压电烧伤后动脉损伤诊断中的应用[J].中华烧伤杂志,2007,23(2):142-143.

[30]卢青军.电烧伤研究进展[J].实用医学杂志,2007,23(12):1942-1943.

[31]卢青军,胡安军,张桂玲,等.彩色多普勒判断肢体高压电击伤血管损伤程度[J].中华烧伤杂志,2001,17(6):372.

[32]李利根,柴家科,郭振荣,等.应用数字减影血管造影与 B 超判断上肢高压电烧伤患者的血管损伤情况[J].中华烧伤杂志,2004,20(3):164-167.

[33]颜莘,张明谏,李小兵,等.封闭负压吸引技术对电烧伤创面间生态组织保护作用临床研究[J].天津医药,2012,40(6):618-

620.

[34]李宗瑜,牟斌,李宜姝,等.负压封闭引流技术应用不当二例[J].中华烧伤杂志,2011,27(4):286.

[35]钟世镇.创伤骨科基础研究有关新进展[J].中华创伤骨科杂志,2002,4(2):81-83.

[36]中华医学会医学工程学分会数字骨科学组.3D打印骨科模型技术标准专家共识[J].中华创伤骨科杂志,2017,19(1):61-64.

[37]张元智,李严兵,唐茂林,等.数字化与虚拟现实技术在皮瓣移植中的应用[J].中华创伤骨科杂志,2006,8(6):501-504.

[38]张元智,李严兵,金丹,等.数字化三维重建技术在股前外侧皮瓣血供及其可视化中的应用[J].中华创伤骨科杂志,2007,9(7):650-653.

[39]张元智,陆声,温树正,等.数字化技术在隐动脉皮瓣血供的可视化及其临床初步应用[J].中华创伤骨科杂志,2013,15(1):32-35.

[40]任义军,任高宏,金丹,等.数字化股前外侧皮瓣的可视技术在临床中的初步应用[J].中华创伤骨科杂志,2008,10(5):432-435.

[41]罗翔,谭海涛,杨克勤,等.数字化技术在手指部分缺损修复中的应用[J].中华显微外科杂志,2012,35(6):495-497.

[42]张绍祥,刘正津,谭立文,等.首例中国数字化可视人体完成[J].第三军医大学学报,2002,24(10):1231-1232.

[43]SHEN Y M,SHEN Z Y. Greater omentun in reconstruction of refractory wounds[J]. Chin J Traumat(Engl Edit),2003,6(2):81-85.

[44]LEE R C,AARSVOLD J N,CHEN W,et al. Biophysical mechanisms of cell membrane damage in electrical shock[J]. Seminars In Neurology,1993,15(4):367-374.

[45]LEE R C. Cell injury by electric forces[J]. Ann N Y Acad Sci,

2005(1066):85-91.

[46]NICHTER L S,BRYANT C A,KENNEY J G,et al. Injuries due to commercial electric current[J]. Journal of Burn Care and Research,1984,5(2):124-137.

[47]MUEHLBERGER T,KRETTEK C,VOGT P M. Electrical injuries. New aspects in pathophysiology and therapy[J]. Unfallchirurg, 2001,104(12):122-128.

[48]AUDRA T C,STEVEN W. Electrical injuries[J]. JAMA,2017, 318(12):1198.

[49]KOUWENHOVEN W B. The effects of electricity on the human body[J]. Bull Johns Hopkins Hosp,1964(115):425-446.

[50]WANG X W,SANG H H,DAVIES J W L,et al. Role of escharotomy and fasciotomy as a first aid measure in the early treatment of an electrically burned arm and wrist[J]. Burns,1985,11(6): 419-422.

[51]HERNDON D N. Total Burn Care[M]. 5rd ed. London:Saunders Elsevier,2018.

[52]BLOCK T A,ANRSVOLD J N,MATTHEWS K L,et al. The 1995 Lindberg Award. Nonthermally mediated muscle injury and necrosis in electrical trauma[J]. J Burn Care Rehabil,1995,16(6): 581-588.

[53]LEE R C,KOLODNEY M S. Electrical injury mechanisms:dynamics of the thermal response[J]. Plast Reconstr Surg,1987,80(5): 663-671.

[54]LEE R C,KOLODNEY M S. Electrical injury mechanisms:electrical breakdown of cell membranes[J]. Plast Reconstr Surg,1987, 80(5):672-679.

[55]LEE R C,ZHANG D,HANNIG J. Biophysical injury mechanisms in electrical shock trauma[J]. Annu Rev Biomed Eng,2000(2): 477-509.

[56]TROPEA B I,LEE R C. Thermal injury kinetics in electrical trauma[J]. J Biomech Eng,1992,114(2):241-250.

[57]HUNT J L,MASON A D,MASTERSON T S,et al. The pathophysiology of acute electric injuries[J]. J Trauma,1976,16(5):335-340.

[58]SANCES A,MYKLEBUST J B,LARSON S J,et al. Experimental electrical injury studies[J]. J Trauma,1981,21(8):589-597.

[59]DANIEL R K,BALLARD P A,HEROUX P,et al. High-voltage electrical injury:acute pathophysiology[J]. J Hand Surg,1988,13(1):44-49.

[60]SANCES A,MYKLEBUST J B,LARSON S J,et al. Current pathways in high-voltage injuries[J]. IEEE Trans Biomed Eng,1983,30(2):118-124.

[61]BAXTER C R. Present concepts in the management of major electrical injury[J]. Surg Clin North Am,1970,50(6):1401-1418.

[62]TSONG T Y,SU Z D. Biological effects of electric shock and heat denaturation and oxidation of molecules,membranes,and cellular functions[J]. Ann N Y Acad Sci,1999(888):211-232.

[63]CHEN H,CHEN Z,WANG J,et al. A Successful limb salvage of an electrical burned patient with extensive soft tissue and femoral bone necrosis[J]. J Burn Care Res,2019,40(1):128-132.

[64]HU X H,QIN F J,CHEN Z,et al. Combined rectus abdominis muscle/paraumbilical flap and lower abdominal flap for the treatment of type Ⅲ circumferential electrical burns of the wrist[J]. Burns,2013,39(8):1631-1638.

[65]WANG X W,LU C S,WANG N Z,et al. High tension electrical burns of upper arms treated by segmental excision of necrosedhumerus:an introduction of a new surgical method[J]. Burns Incl ThermInj,1984(10):271-281.

[66]COOPER R A,MOLAN PC,HARDING K G. Antibacterial activity

of honey against strains of Staphylococcus aureus from infected wounds[J]. J Royal Society Medicine,1999(92):283-285.

[67]KWAKMAN P H S,ZAAT S A J. Critical review. antibacterial components of honey[J]. IUBMB Life,2012,64(1):48-55.

[68]LABBER R,LINDSAY T,WALKER P M. The extent and distribution of skeletal necrosis after graded periods of complete ischemia[J]. J Vasc Surg,1987(6):152-157.

[69]FARBER A,TAN T Z,HAMBURG N M,et al. Early fasciotomy in patients with extremity vascular injury is associated with decreased risk of adverse limb outcomes:a review of the national trauma date bank. injury,int[J]. J Care Injured,2012(43):1486-1491.

2 化学烧伤创面的管理与新技术应用

2.1 概述

随着社会现代化发展,尤其是化学工业的发展,各种不同的化学制剂存在于工业生产、家庭生活和军事领域中,且有新的制剂不断产生。目前世界上新发现及新合成的化学物质每年增加3 000种以上,化学烧伤(chemical burn/chemical burns)也呈现上升趋势。在日常生活中,各种清洁剂、去污剂、烫发药水等化学制剂与人接触密切,而工业生产、研究和现代战争中的化学制剂危害性更大。大多数化学烧伤是由事故造成的,不过使用化学制剂进行犯罪的也不少见。由于化学烧伤是由各种作用机制不同的化学制剂所致,所以治疗措施和创面处理方法也各不相同,因此临床医学工作者需要不断地学习和认识。

2.1.1 特点

人体缺乏对化学烧伤的特殊防御和修复机制。化学烧伤与热力烧伤有一定的相似性,两者都涉及蛋白质的变性,同时所造成的创面表面相似。但是两者之间存在着明显的差异:热力烧伤一般造成损伤的时间很短并且较快停止进一步损伤;化学烧伤一般造成损伤的时间较长,化学致伤因子滞留于创面造成进行性损害,甚至通过创面、黏膜等途径吸收,导致中毒,损害全身各脏器并危及生命。

2.1.2 局部损伤

化学烧伤的局部损伤程度与化学制剂的种类、浓度、剂量、接触时间等有着密切的关系。化学制剂性质不同,造成的局部损伤的机制也不同。化学致伤因子对局部组织的作用机制包括氧化作用、还原作用、腐蚀作用、原生质毒、脱水作用与起疱作用。氧化作用是指铬酸、次氯酸钠及高锰酸钾等化学物质与皮肤组织接触时,使皮肤组织分解而产生损伤,同时还能释放出热能对皮肤组织造成损伤。还原作用是指盐酸、硝酸等化学物质与皮肤组织接触后,能结合组织蛋白的游离电子而导致蛋白变性。腐蚀作用是指酚、黄磷、重铬酸盐、金属钠及各种碱性液体接触皮肤后,使皮肤组织蛋白广泛变性。原生质毒是指氢氟酸、蚁酸、草酸、三氯醋酸等代谢抑制剂,结合或抑制组织功能及组织存活所必需的钙质或其他无机离子,从而造成皮肤组织损伤。脱水作用是指硫酸、盐酸能使皮肤组织脱水,同时能产生大量的热量共同对皮肤组织造成损伤。起疱作用是指芥子气、路易士气及二甲基亚砜等作用于皮肤局部,使之释放组胺及 5-羟色胺,通过引起皮肤局部缺血、缺氧、坏死等一系列病理性改变产生水肿及水疱。

化学烧伤的损伤程度不仅与化学制剂的浓度、剂量、接触时间有关,更重要的是与化学制剂的性质有关。酸烧伤时,酸能凝固组织蛋白而在局部形成痂壳,可以防止其继续损伤;碱和磷烧伤时,形成可溶性碱性蛋白和磷酸,可继续损害组织,造成创面进一步加深。

2.1.3　全身损伤

化学烧伤的严重性在于有些化学药物可以从正常皮肤、创面、呼吸道、消化道等吸收,引起全身性的中毒反应及造成内脏器官的破坏。同等面积化学烧伤的病死率明显高于一般的烧伤患者,就是由于化学毒物引起的中毒及其并发症所致。

虽然化学致伤物质的性能各不相同,全身各内脏器官都有被损害的可能,但由于多数化学物质经肝、肾排泄,故肝、肾损害较多见,常见的有中毒性肝病、急性肝衰竭、急性肾衰竭及肾小管肾炎等。某些化学蒸气可直接刺激呼吸道而致肺部损伤,同时不少挥发性物质由呼吸道排出,也刺激肺泡及呼吸道,可引起肺水肿及吸入性损

2

伤。有些化学物质,如苯可抑制骨髓增生,破坏红细胞,引起大量溶血,不仅使患者贫血,而且加重肝、肾的负担与功能损害。有的化学物质还可引起中毒性脑病、脑水肿、神经损伤、消化道溃疡及出血等。

2.2 化学烧伤的紧急处理

2.2.1 紧急处理原则

化学烧伤的紧急处理原则是迅速脱离现场,迅速采取措施清除化学源和冲洗创面,终止化学物质对机体的损害;采取有效解毒措施,防止全身中毒。

2.2.2 脱离致伤源

首先要终止化学物质对机体的继续损害,脱离致伤源。化学烧伤后,要尽快逃离现场,脱去化学污染的衣物,有化学烟雾产生时,应用湿毛巾、湿布捂住口鼻,防止烟雾吸入造成吸入性损伤及中毒。

2.2.3 现场冲洗

脱离致伤源后立即用流动清水冲洗 1 h 以上,然后再送医院,不可因急送医院而忽略现场冲洗,其目的:一是稀释,二是机械冲洗,将化学物质从创面黏膜上冲洗干净。冲洗水要多,时间要长,病情稳定者冲洗时间还可延长。尤其是碱烧伤时,短时间的冲洗很难奏效。有时应该先拭去创面上的化学物质,比如生石灰,再用清水冲洗,以避免与水产生大量的热量,造成创面进一步损伤。有头面部烧伤时要特别注意眼、耳、鼻和口腔内的冲洗,尤其是眼,应首先冲洗,动作要轻柔,以防止角膜损伤。对于大面积化学烧伤患者,也不能因为冲洗时间过长而影响患者的抗休克治疗,条件允许的情况下,可以抗休克及冲洗同时进行。

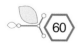

2.2.4 应用中和剂

清水冲洗后,根据化学烧伤的原因不同,以往的经验会选用不同的中和剂,但目前并不强调应用中和剂。理论上讲中和剂可以起到中和作用,但是,大量中和剂应用可因化学反应而产生热量,加重损害。另外,酸碱中和形成的盐类,可被机体吸收甚至引起中毒,如大面积磷酸烧伤大量用硫酸铜冲洗或湿敷创面可能引起铜中毒。另外,即使应用中和剂后,还要用冷水冲洗,所以持续性流动清水冲洗是最好的清洗方法。但对特殊的化学烧伤,中和剂的应用还是必需的,如氢氟酸烧伤用葡萄糖酸钙局部湿敷或创面注射,能达到止痛和防止创面继续加深的效果,同时防止低钙血症的发生。

2.2.5 防治并发症

有些酸或碱性物质经创面或呼吸道吸收可引起全身中毒或脏器功能损害。磷烧伤形成的磷酸和磷经创面或呼吸道吸收入血,可引起肾、肝、肺、心脏损害,其中肾损伤最严重,可造成急性肾功能衰竭。苯酚(石炭酸)烧伤也可引发肾损害,出现肾功能衰竭。氢氟酸烧伤氟离子结合钙离子,可造成致命性低钙血症。对肾损伤的防治原则是:静脉补液,维持尿量 50 ml/h 以上,应用碳酸氢钠碱化尿液,应用呋塞米利尿。对氢氟酸引起的重度低钙血症应静脉输入10% 葡萄糖酸钙,动态监测血钙的变化,防治低钙血症的发生。

2.3 常见化学烧伤创面的治疗与管理

化学制剂一般可分为酸类、碱类、有机化合物和无机因子几大类。酸是离子提供者,它提供 H^+ 使 pH 值降低,使蛋白质变性、凝固,同时又有产热和脱水反应,可造成混合性的损伤。而碱是离子接受者,它使得蛋白质结构破坏,使之广泛变性,形成皂性脂肪,作用于组织蛋白使之继续坏死。有机化合物包括苯酚和石油化工产品,是一类广泛的化学制剂。它可通过自身的化学反应和产热作用而导致组织损伤。它能溶解和破坏组织蛋白的结构。无机因子如钠、磷、锂和氯等高度活性成分直接与皮肤结合形成各类盐,产生直接损伤,同时它们还产生热量,造成热力烧伤。

2.3.1　酸烧伤

引起化学烧伤的酸主要是硫酸、硝酸和盐酸等强酸,此外还有氢氟酸、磷酸、铬酸、高氯酸、氯磺酸等。酸性化学物质与皮肤接触后引起细胞脱水、蛋白质凝固,故酸烧伤后创面干燥、边缘分界清楚、肿胀较轻。由于使皮肤角质层蛋白质凝固坏死,各种不同的酸烧伤产生的颜色变化也不同。根据痂皮的柔软度、凹陷与否及疼痛程度,可以判断酸烧伤的深度。酸烧伤后因皮肤组织脱水,创面干燥,早期较少感染,溶痂时间长。酸烧伤创面肿胀较轻,创面渗出液少,极少有水疱。酸烧伤后在创面上形成薄膜,末梢神经得以保护,故疼痛一般较轻,这与酸的性质及早期清洗是否彻底也有关。如果疼痛较明显,则多表示酸在继续侵袭,创面将进一步加深。除了氢氟酸外,其他酸烧伤常不侵犯深层。

2.3.1.1　强酸烧伤

硫酸为无色油状液体,沸点为 360 ℃,熔点为 10.49 ℃,与水混合后可释放出大量的热。在所有酸烧伤中,硫酸烧伤发生率占首位。其气态时吸入可造成吸入性损伤,误服硫酸亦可引起上消化道烧伤、喉部水肿及呼吸困难。硫酸烧伤创面呈现黄色,后转为棕褐色或黑色。痂皮的外观、色泽、硬度均类似三度烧伤焦痂,因而手术之前,应注意判断创面深度。痂皮柔软者烧伤创面较浅,硬如皮革样烧伤创面较深;色浅者烧伤创面较浅,色深者烧伤创面较深(图 2.1)。浓硫酸有吸水的特性,含有三氧化硫,在空气中形成烟雾,吸入后刺激上呼吸道,最小致死量为 4 ml。

硝酸为无色液体,沸点为 340 ℃,硝酸蒸气密度为空气的 2.2 倍,与水混合放热,稀释性强,氧化性强。浓硝酸与空气接触后产生刺激性的二氧化氮,吸入肺内与水接触而形成硝酸和亚硝酸,易致肺水肿。硝酸烧伤创面呈现黄色或橙黄色,后转为黄褐色或暗褐色。

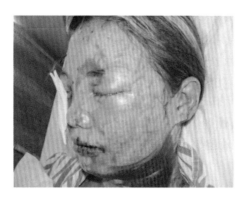

图 2.1 硫酸烧伤

盐酸为氯化氢的水溶液,沸点为 83.1 ℃,–111 ℃ 呈固体,能溶解多种金属同时放热。盐酸烧伤创面表现为淡白色或黄蓝色,后转为灰棕色。

强酸烧伤后立即用大量流动水持续冲洗是最为重要的急救措施。冲洗要尽早、彻底,持续 1 h 以上。一般不用中和剂,以避免中和产热和中和后产物的继续损伤。

对大面积酸烧伤,不可因持续冲洗而延误休克的复苏,可复苏、冲洗同时进行。总之,要权衡利弊,全面考虑,综合兼顾。

消化道酸烧伤时应立即服用蛋清、牛奶、豆浆及氢氧化铝凝胶等中和剂,不要用碳酸氢钠,以免产气过多。有吸入性损伤者,应给予吸氧、雾化吸入、控制液体入量、应用糖皮质激素,防止肺水肿的发生。对呼吸困难、明显低氧血症者,单纯吸氧难以纠正时,应用呼吸机辅助呼吸。

强酸烧伤的创面处理同一般烧伤创面处理。保持创面干燥,浅二度创面经换药可治愈。深二度和三度烧伤痂皮较厚,很难自行溶解。对痂皮较厚的三度烧伤创面处理根据烧伤的部位可早期切削痂植皮或等待溶痂后剥痂植皮。面部硫酸烧伤可等待溶痂后植皮,避免削痂时出血过多。

2.3.1.2 氢氟酸烧伤

氟化物遇水生成氢氟酸。氢氟酸是一种无机酸,腐蚀性极强,无色透明,沸点为19.5℃,熔点为-83℃,40%~48%的氢氟酸溶液可产生烟雾。有报道表明,2.5%体表面积的氢氟酸烧伤可导致死亡,7 ml无水氟化氢可结合人体内的所有游离钙离子。

氢氟酸的损伤机制主要有2个方面:首先是和其他无机酸一样,作为一种腐蚀剂作用于表面组织,引起脱水和损伤;其次是氟离子具有强大的穿透力,穿透皮肤,引起深部组织的液化、坏死。如处理不及时、不得当,可深达骨骼,导致伤部骨组织的脱钙。同时,由于神经去极化作用,可引起剧烈疼痛。由于指(趾)甲部没有角化层存在,氢氟酸可迅速穿透甲床、基质和指(趾)骨,引起甲下侵蚀。氟离子透过皮肤,或由呼吸道、胃肠道吸收后,分布在组织、器官和体液内,抑制多种酶的活力。氟离子与钙离子结合形成不溶性的氟化钙,使血钙降低,可引起致命的低钙血症。总之,由于氟离子的穿透特性,其损伤是进行性的,如果处理不及时,将引发严重后果。

氢氟酸皮肤烧伤的程度与氢氟酸的浓度和作用时间有关。浓度小于20%的氢氟酸造成的皮肤损伤轻,仍有活性,外表正常或仅呈红色;浓度大于20%时,则出现红、肿、热、痛的表现,创面逐步转变为白色质硬的水疱,如不及时处理,白色创面变为紫色,烧伤面积和深度不断发展,最后变成顽固性坏死性溃疡创面。疼痛出现的时间亦与浓度有关,一般在伤后1~8 h出现迟发性疼痛。但浓度大于50%时,可立即引起剧痛。其疼痛除有迟发性的特点外,还有顽固而剧烈的特点。这种疼痛,有时用局部麻醉药也难以缓解。

严重的氢氟酸烧伤,可引起致命的低钙血症,应引起足够重视。一般认为下列情况可引起低钙血症:烧伤创面的氢氟酸浓度大于50%时;任何浓度的氢氟酸烧伤,面积大于5%时。吸入浓度在60%以上的氢氟酸烟雾时,低钙血症可在伤后很快就发生。主要临床表现有手足搐搦、心律失常、嗜睡、呕吐、腹泻、流涎、出汗及多种酶活力下降所引起的低氧血症。心电图表现主要为Q-T间期延长。低钙血症是氢氟酸烧伤的主要死亡原因。

由于氢氟酸烧伤的特点,治疗应争分夺秒,伤情要充分估计并严密监测。早期处理首先脱离污染源,应用大量清水彻底冲洗烧伤创面,并彻底清除水疱。若指(趾)甲下有浸润,必须拔除指(趾)甲,一般不予麻醉,以免因麻醉掩盖病情。由于氟离子穿透组织,冲洗效果往往不满意,近年来主要是依据用一些阳离子来结合氟离子,形成稳定的、不溶性的氟化盐的原理,将这些阳离子外用或深部组织注射。一般多使用钙盐和镁盐,其中以钙的作用效果最明显。1990 年 Chick 推荐局部外用碳酸钙凝胶,即将碳酸钙片 10 g 研成细末,加 20 ml 水溶液润滑剂混合制成凝胶(K-Y 凝胶)。将该凝胶直接涂于创面,4~8 h 更换 1 次。国内也有单位推荐将氯化钙 60 g、硫酸镁 35 g、5% 碳酸氢钠 250 ml、0.9% 生理盐水 250 ml、庆大霉素 8 万 U、1% 利多卡因 10 ml、地塞米松 5 mg 配制成液体,进行创面湿敷,每日 1~2 次,效果满意。北京积水潭医院研制了一种治疗氢氟酸烧伤霜剂,配方为氯化钙 3 g、倍他米松 0.5 g、利多卡因 2 g、二甲基亚砜 10 ml(基质)加至 100 g,涂抹于创面,2~4 h 换药 1 次,效果良好。如处理得不够及时或氢氟酸浓度很高且已经向创面深层浸入者,可使用 10% 葡糖糖酸钙局部区域注射,因疼痛解除是治疗的有效标志,所以注射时禁用局部麻醉药物。也可选用直接供应烧伤部位的血流较大的动脉血管进行药物注射。其缺点可能增加局部感染和组织坏死机会,用量过大还有导致高钙血症的危险。目前国内有单位用生理盐水稀释的质量浓度为 25 g/L 的葡萄糖酸钙溶液,按照深二度及以上深度创面(50×氢氟酸质量分数)mg/cm² 、浅二度创面(25×氢氟酸质量分数)mg/cm² 、一度创面 2.5 mg/cm² 计算剂量个体化给药,以减少并发症,提高治疗的安全性。

也有研究表明,应用糖皮质激素可抑制蛋白水解酶及其辅酶的活性,同时糖皮质激素具有抗组胺作用,从而减轻氢氟酸的进行性破坏作用。另外,糖皮质激素还可以通过稳定钾与钙、胆固醇与磷脂的复杂关系,从而促进被氢氟酸破坏的细胞和组织成分的再生。

氢氟酸浓度大于 40% 时,即可产生烟雾,有可能导致患者出现吸入性损伤。对于氢氟酸吸入性损伤患者,应立即面罩或鼻导管给纯氧,同时尽快吸入2.5%~3.0%的葡萄糖酸钙雾化溶液。密切观察呼吸道情况,以防因水肿引起的上呼吸道梗阻窒息。必要时气管切开或气管插管,呼吸机机械通气维持呼吸。其他治疗原则同一般吸入性损伤。

对于深度氢氟酸烧伤创面,手术清除坏死组织、封闭创面是最根本的治疗方法。氢氟酸烧伤的手术不同于一般的酸烧伤,手术要早,多需要急诊手术,这样可尽早终止氢氟酸的进行性损害,将损伤降到最低限度。清创要彻底,要尽量清除所有坏死组织,侵及骨质的要将坏死骨骼一并清除,一期封闭创面(图2.2、图2.3)。由于氢氟酸烧伤创面较深,如有骨骼、肌腱等暴露,不能单纯植皮修复者需用皮瓣覆盖。

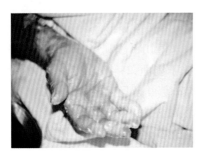 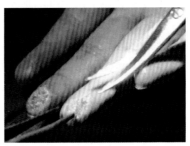

图2.2 氢氟酸烧伤　　　　图2.3 氢氟酸烧伤清创后

2.3.1.3 氯磺酸烧伤

氯磺酸遇水后可离解为硫酸及盐酸,故可致比单个强酸更重的烧伤,成为混合性酸烧伤。对强酸烧伤的治疗,应十分强调急救时大量流动水的冲洗。如水量太少,遇到水产生的热量反而产生热力烧伤,加重烧伤的程度。烧伤创面如能及时采用削痂植皮手术,则能显著缩短疗程。

2.3.1.4 铬酸烧伤

铬酸及铬酸盐的腐蚀性和毒性极大,烧伤后往往合并铬中毒。中等面积以上烧伤其病死率极高。金属铬本身无毒,其化合物毒性极强。化合物中有 2 价、3 价、6 价铬 3 种,其中以 6 价铬毒性最大。铬酸及铬酸盐 1~2 g 即可引起深部腐蚀而达骨骼,6 g 即可致死。其中 Cr^{3+} 可与蛋白结合产生蛋白复合物,性质稳定,腐蚀性极强。Cr^{6+} 易通过细胞膜,导致细胞破坏,造成溶血、胃肠道及肝、肾功能损伤。

由于铬酸烧伤往往同时合并火焰或热烧伤,不注意易被忽略。烧伤后皮肤表面为黄色。由于铬酸的腐蚀性,边缘明显凸起,周围无红晕、灰黑色,焦痂干燥,早期症状是疼痛难忍。当发现有溃疡时,则已很深。溃疡口小,内腔大,呈漏斗状,可深达骨骼或肌肉,愈合很慢。铬离子可从创面吸收引起全身中毒,常表现有头昏、烦躁不安等精神症状。严重者出现神志不清和昏迷,同时伴有呼吸困难、发绀。肾受损时可出现各种管型、蛋白和血红蛋白尿,最后发生尿闭和急性肾功能衰竭而死。同时对胃黏膜的强刺激作用可致恶心、呕吐或胃溃疡、出血。

铬酸烧伤创面应立即局部大量清水冲洗,创面水疱应剪破,用 5% 硫代硫酸钠冲洗或湿敷,亦可用 1% 磷酸钠或硫酸钠溶液湿敷。因铬深入组织不易排出,有人主张用 5%~10% 枸橼酸钠、乳酸钠或酒石酸钠(钾)湿敷,以辅助硫代硫酸钠的不足;亦有人主张用维生素 C 及焦亚硫酸钠各 2 份、酒石酸 1 份、葡萄糖 1 份和氯化铵 1 份制成合剂,作为表面还原剂,以还原 6 价铬,比清水冲洗更有效;亦可用 10% 依地酸钙钠溶液冲洗创面,最好选在流动的液体中持续冲洗,效果尤佳。

对于铬酸烧伤,最确切而直接的治疗是尽早将烧伤区域创面连同皮下组织切除的植皮,同时适当全身应用解毒剂。这些对中小面积铬酸烧伤治疗效果比较明显,但对大面积铬酸烧伤,患者仍可能因中毒而死亡。

2.3.1.5 氢氰酸及氰化物烧伤

氢氰酸为微带黄色、性质活泼的流动液体,具有苦杏仁味,易挥发。氰化物包括氰化钠、氰化钾、氰化镁、氰化钙、亚铁氰化钾、乙腈、丙烯腈等。其毒性是在空气和组织中放出氰根(CN—),遇水生

2

成氢氰酸,经人体吸收而中毒。其机制是氰根能迅速与氧化型细胞色素氧化酶中的 Fe^{3+} 结合,并阻止其被细胞色素还原成 Fe^{2+} 的还原型细胞色素氧化酶,从而失去递氧的作用,引起组织缺氧。此时患者血液氧的饱和度不受影响,血仍可呈鲜红色,但可能因呼吸中枢麻痹而死亡。金属氰化物可释放大量热量而造成皮肤烧伤。

氰化物毒性大,作用快,重者 2~3 min 死亡,轻者也需 2~3 d 症状才逐渐缓解。因而对可疑中毒者必须争分夺秒,进行急救,以后再进行检查。急救处理采用亚硝酸盐、硫代硫酸钠联合疗法。其原理是亚硝酸戊酯和亚硝酸钠使血红蛋白迅速转变为较多的高铁血红蛋白,高铁血红蛋白与氰根(CN—)结合成较稳定的氰高铁血红蛋白,氰高铁血红蛋白数分钟后又逐渐离解,放出 CN—,CN—与硫结合成毒性极小的硫氰化合物,从而增强机体的解毒功能。这一处理是氢氰酸烧伤抢救成败的关键。创面可用 1∶1 000 高锰酸钾液冲洗,再用 5% 硫化铵湿敷,其余处理同一般热力烧伤。

2.3.2 碱烧伤

碱类物质包括钾、钠、钙、铵、镁的氢氧化物以及碳酸钠、氟化钠等,在工业中应用极为广泛,具腐蚀力、穿透力及弥散力。临床上碱烧伤较为常见。

碱离子具有吸水作用,使局部细胞脱水。碱离子与组织蛋白形成可溶性的碱-变性蛋白复合物,未被去除或中和的碱离子能继续向深层侵袭;碱可皂化脂肪组织,使脂肪被消化破坏,皂化时产生的热可使深部组织继续损伤。碱具有渗透破坏作用,使组织损伤呈进行性加重。碱烧伤创面呈黏滑或肥皂样改变。

碱烧伤创面的形态特点因致伤碱的性质、浓度、接触时间的长短而有所不同。碱烧伤后大多数组织创面呈黏滑或肥皂状的痂皮,周围组织因烧伤较浅而呈潮红色,可见小水疱。焦痂或坏死组织脱落后,形成较深的溃疡,溃疡多呈潜行状,且不易愈合。石灰烧伤创面较干燥,呈褐色,有痛感,创面上往往残存有生石灰。氨水烧伤时,创面呈现为黑色痂皮。

2.3.2.1　苛性碱烧伤

氢氧化钠和氢氧化钾是碱性物质中对皮肤损害最大的碱类,称为苛性碱。苛性碱具强烈刺激性和腐蚀性,作用远较氧化钙、碳酸钠为强。低浓度的苛性碱可使皮肤干燥、皲裂、蜕皮。高浓度的苛性碱烧伤深度通常都在二度以上,刺痛剧烈,溶解性坏死使创面继续加深,焦痂软,呈"烂豆腐"状(图2.4),感染后易并发创面脓毒症。指甲接触苛性碱后会变薄、失去光泽,使指甲扁平,甚至成匙甲。苛性碱的蒸气对眼和上呼吸道刺激强烈,可引起眼和上呼吸道烧伤。

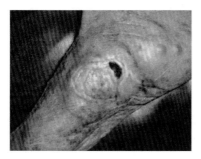

图2.4　苛性碱烧伤

苛性碱烧伤后应立即以大量流动水冲洗,要求冲洗至创面无滑腻感,石蕊试纸接触冲洗后的皮肤转为紫色才可认为冲洗满意。冲洗时间一般要求长达1 h以上。有研究表明,50%的氢氧化钠引起的皮肤烧伤,要使皮肤pH值恢复正常,至少需要冲洗12 h。中和治疗苛性碱烧伤在学术界有不同的看法,不做首选的治疗方案。

苛性碱烧伤不同于其他烧伤,它渗透迅速,皂化脂肪,临床上创面观察为二度烧伤,实际已经深达脂肪层次。宜早期切痂,延迟植皮。具体手术时间需根据患者烧伤时间及具体病情而定,如小面积烧伤应立即切痂,二度创面应一并切除,小面积点片状碱烧伤患者,中国人民解放军陆军军医大学西南医院烧伤研究所早期使用点阵铒激光行痂皮剥脱治疗,治疗效果显著,大面积碱烧伤患者在患者病情平稳的情况下应尽早安排切痂。以往的治疗措施是切痂后立即植皮,但现有研究表明,碱烧伤立即切痂植皮,皮片成活率低,考虑与局部pH值偏高有关。若情况允许,创面可延期植皮,暂使用生物敷料覆盖保护。

2.3.2.2　石灰烧伤

生石灰即氧化钙,有强烈的吸水性,与水化合生成氢氧化钙(熟石灰),并放出大量的热。石灰属碱性,可刺激及腐蚀皮肤。石灰烧伤多见于农村建造房屋时不慎跌入石灰池所致。石灰烧伤多为深二度以上烧伤(图2.5)。急诊处理时应先将石灰粉末拭干净,再用大量流动水冲洗,以免石灰遇水生热加重烧伤。余处理同碱烧伤。

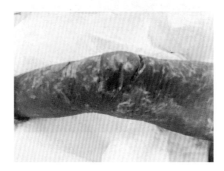

图2.5　石灰烧伤

2.3.2.3　氨水烧伤

氨(NH_3)为无色具有刺激味的气体,熔点$-77.7\ ℃$,沸点$-33.5\ ℃$,易液化成无色液体。氨溶于水生成氢氧化铵,称为氨水。氨在常温下加压即可液化,称为液氨。常用于制冷、化肥等工农业。氨烧伤多见于意外事故,如管道破裂、阀门损坏、液氨钢瓶泄漏和爆炸等,往往是群体性,病情复杂,有皮肤烧伤、眼烧伤、吸入性损伤、骨折、颅脑损伤等。

液氨溅于皮肤上,一瞬间液氨气化带走了皮肤表面的温度,先是皮肤苍白、坚韧为冻伤,然后氨与组织中的水分形成氢氧化铵,具有碱烧伤的特点:局部细胞脱水,皂化脂肪组织,向深层组织侵犯。所以液氨烧伤创面较氨水烧伤深。氨水烧伤一般是二度烧伤。皮肤烧伤后立即用大量清水冲洗,然后用2%~3%硼酸、0.5%~5%弱醋酸、柠檬汁湿敷4~8 h,创面处理同碱烧伤。

2.3.3 磷烧伤

在化学烧伤中,磷烧伤仅次于酸、碱烧伤,居第3位。磷在工业上用途很多,由磷酸钙制取黄磷,再经过加热制取红磷、氯化磷、五氧化二磷(P_2O_5)和磷酸。磷有黄磷(又称白磷)、红磷(又称赤磷)、紫磷和黑磷4种异构体,其中黄磷有剧毒。黄磷为淡黄色或白色蜡状固体,熔点为44.9 ℃,沸点为250 ℃,34 ℃时可自燃,有大蒜味,不溶于水,溶于油脂,接触空气容易氧化生成五氧化二磷(P_2O_5)和三氧化二磷(P_2O_3),遇到水生成磷酸。

磷烧伤实际是化学与热力的复合烧伤。因此损伤一般较深,有时可达骨骼,同时磷可经过呼吸道及皮肤吸收中毒。磷颗粒接触皮肤后可不停地燃烧,直至燃烧完毕或被清除掉为止。磷溶于油脂,因此接触皮肤的磷颗粒可沿皮脂深入到皮肤深部,使脂肪液化。磷烧伤的患者皮下液化脂肪中的含磷量可超出血中数倍。磷氧化生成的P_2O_5可被吸入引起呼吸道烧伤,造成急性喉头水肿、急性支气管炎和间质性肺炎、肺水肿等。磷具有原生质毒性,能抑制细胞的氧化过程,引起肝、心、肾等实质性脏器广泛的脂肪变性。黄磷进入红细胞,破坏其酶的功能,引起溶血,造成黄疸及血红蛋白尿,加之磷本身对肾的毒性,磷中毒早期即可导致尿少、血尿、蛋白尿、管型尿、尿中氨基酸及乳酸增加等。磷中毒还可引起肝大、肝区压痛、肝细胞性黄疸、肝功能异常、凝血酶原时间延长,严重者可死于肝坏死、急性黄色肝萎缩。血磷、ALT、血肌酐值越高,表明肝、肾中毒越严重。

由于磷及其化合物可以从创面或黏膜吸收,引起全身中毒,故不论磷烧伤创面的大小都应十分重视。

2

2.3.3.1　现场救护

迅速扑灭火焰,灭火后立即把患者的衣服脱光,迅速离开现场。若现场有磷烧伤的烟雾,伤员和救护人员应用浸湿冷水的毛巾或口罩掩护口鼻,使磷的化学反应在湿口罩内进行,以防损伤呼吸道。用大量流动的冷水冲洗患者身上的黄磷颗粒,冲洗水量应充足,能将磷及其化合物冲掉;眼部受累应优先彻底冲洗。不要使用温水,因磷的熔点低,温水可使磷液化,而增加人体的吸收。冷水可使磷变得坚实,使创面血液循环减慢,并使疼痛减轻。水不仅能阻止磷燃烧,还能使创面上的磷酸稀释,从而将组织损伤降低到最低程度。采用稀释的碳酸氢钠溶液冲洗当然更好,但在紧急状况下很难得到大量的这种溶液。在转送患者过程中,要将伤处浸于水内,或用浸透冷水的敷料、棉被或毛毯严密包裹创面,以隔绝磷与空气的接触,防止其继续燃烧。创面禁用油脂类药物或敷料。在转送患者途中,应随时向包裹物上洒水,以防包裹物变干磷又重新燃烧。不要用敞篷车转送患者,以免风吹助燃。

2.3.3.2　创面处理

清创前,将伤部浸于冷水中持续浸浴,最好是流动的水。进一步清创可使用1%～2%的硫酸铜溶液清洗创面。若创面不再冒白烟,表明硫酸铜的用量及时间已够,应停止使用。磷颗粒清除后,再用大量0.9%氯化钠溶液或清水冲洗创面,清除残留的硫酸铜溶液和磷烧伤的化合物,再用5%的碳酸氢钠湿敷,中和磷酸,以减少其继续对深部组织的损害。创面清洗干净后,一般采用包扎疗法,以免暴露时残余磷与空气接触燃烧。包扎的内层禁用任何油性纱布,避免磷溶液在油脂中被吸收。如果必须采用暴露疗法,可先用5%碳酸氢钠的纱布湿敷24 h再暴露。

目前,对无机磷中毒尚没有有效的全身解毒药物,所以,黄磷烧伤引起的磷中毒可危及患者生命。如何减少磷吸收、防止磷中毒,是治疗磷烧伤的关键。为减少磷及其化合物的吸收及防止其向深层破坏,对深度磷烧伤应争取早期切痂。只要情况允许就应争取立即进行手术,彻底切除焦痂。手术中应尽量把黄磷沾染的烧伤组织和能溶解黄磷的脂肪组织去除,这是防止致命性磷中毒的最有效方法。尤其对较大面积的黄磷烧伤患者,切痂时间要尽量早,切痂面积要足够大,痂下变性组织要清除彻底,切痂后的创面要充分冲洗。整个肢体的磷烧伤,在切除焦痂时应做深层组织检查,若皮下组织或肌肉已呈黑色,应广泛切除。为了避免磷吸收中毒,必要时可行截肢。

2.3.4　镁烧伤

镁(Mg)是一种软金属,在空气中能自燃,熔点是651 ℃,燃烧时温度高达1 982 ℃,同时产生氧化镁白烟。镁与水接触时可产生具有爆炸性的氢和其他气体混合物。氢本身也可以燃烧,从而给灭火带来了困难。

镁与皮肤接触后,镁可在皮肤上燃烧,同时与组织内水分起反应,在局部形成氢气,引起进一步组织坏死。镁烧伤后,可使皮肤形成创面,开始较小,以后逐渐扩大。而创面的底部往往呈不规则形状,可向四周缓慢发展,亦有可能向深部发展。镁烧伤发展的快慢和镁的颗粒大小有关。镁被吸收后患者除有呼吸道刺激症状外,可能有恶心、呕吐、寒战、高热和高镁血症。为了减少创面对镁的吸收,浅度烧伤可在局部麻醉下用刮匙搔刮,除去烧伤创面的镁,深度烧伤则切除坏死组织植皮或延期缝合。如有全身中毒症状,可用10%葡萄糖酸钙20~40 ml 静脉注射,每日3~4次,以缓解全身症状。

2.3.5　沥青烧伤

沥青俗称柏油,是煤焦油或石油分馏后的残渣,有煤焦油沥青、石油沥青、页岩沥青和天然沥青4种。天然沥青都不含挥发性物质,基本无毒。沥青有高度的黏着性,广泛地应用于建筑、工程防腐防潮、铺路、耐火材料等工业中。液状沥青黏着皮肤引起的烧伤,无化学致伤作用,纯属热力烧伤。其特点是黏着皮肤后不容易去除、热量高、散热慢,故烧伤往往较深。黏着于皮肤的沥青厚薄不一,烧伤深度因此也不均匀。外观上不太深的烧伤,手术时可发现散在性的皮下脂肪坏死。除去沥青后多见表皮脱落,基底苍白,中央深而边缘部位较浅,疼痛不显著。沥青烧伤多见于皮肤暴露部位,如手、面、足等处。

沥青粉尘、烟雾可对皮肤及黏膜造成损害。接触几小时至 1～2 d,可出现一度至二度烧伤,遇到光或汗水、肥皂水浸渍后烧伤创面可加深。受烟尘刺激,可引起视力模糊、干燥、眼痛、结膜炎等,也可发生鼻炎、喉炎、支气管炎等。

大面积沥青烧伤切忌用大量汽油擦洗,因汽油中含铅,可引起急性铅中毒。应先以冷水或冰敷于黏着于皮肤上的沥青,使之降温,待沥青冷却后,将沥青连同烧伤腐皮一同清除。如烧伤面积大,应待休克稳定后再开始清创。应用橄榄油或麻油清洗沥青较为安全。用沾松节油的纱布去除沥青最大的优点是不需要用力擦拭,沥青遇到松节油溶解,轻轻擦拭,即可去除全部沥青,如动作轻柔甚至可保存完整的水疱。由于松节油具有刺激性,因此只适用于中、小面积的沥青烧伤或用于残余沥青的处理。

沥青蒸发产生少量的蒽、菲、咔唑、苯酚等。蒽、菲等为感光物质,故热的沥青烧伤,除热力损伤外,创面还有光感,光照射后疼痛增加。患者应避免日光照射,避免应用有光感的药物,如磺胺、氯丙嗪、异丙嗪等药物,创面上禁止使用汞溴红、亚甲蓝(甲紫)。

2.3.6　水泥烧伤

水泥成分主要为氧化钙、氧化硅等,遇水后形成氢氧化钙等碱性物,pH 值为 12,与它接触可致轻度的碱烧伤。水泥烧伤多见于建筑工人及操作工人,水泥烧伤以下肢多见,多为二度烧伤创面,有水疱,若不及时处理易发生侵蚀性溃疡。由于水泥中含有铬酸盐,易引起过敏性皮炎。治疗上应早期用水冲洗,治疗原则同碱烧伤。若创面较深可切痂植皮,闭合创面。

2.3.7 典型病例

【典型病例2.1】

(1) **简要病史** 患者男性,51 岁。因"碱烧伤左手后 14 h"入院。

(2) **临床诊断** 碱烧伤左手1%(深二度至三度)(图 2.6)。

(3) **治疗经过** 患者入院后完善相关检查,行创面换药及抗感染等治疗。入院第 2 天行左手创面清创+创面负压封闭引流(图 2.7)。入院第 9 天术中拆除负压装置,见左手创基新鲜红润(图 2.8),行左手清创移植大张皮+创面负压封闭引流术。入院第 16 天拆除负压装置换药治疗,第 23 天患者左手创面基本愈合出院(图 2.9)。

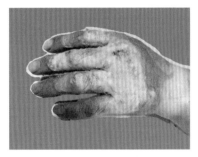

图 2.6 碱烧伤左手 1%(深二度至三度)

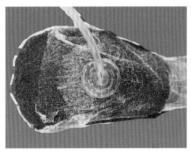

图 2.7 创面清创后行负压封闭引流

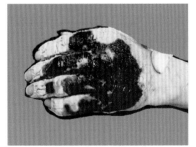

图 2.8 拆除负压封闭引流装置见左手创基新鲜红润

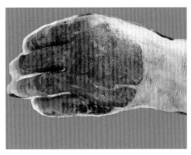

图 2.9 第 23 天患者左手创面基本愈合

(张红艳 邓鸿敖 闵定宏 郭光华)

2

参考文献

[1] 杨宗城. 烧伤外科学[M]. 3 版. 北京:人民卫生出版社,2006.

[2] 樊华,刘凤彬,田宝祥,等. 东北地区 605 例化学烧伤患者流行病学调查[J]. 中华烧伤杂志,2012,28(6):419-422.

[3] 余雪丰,彭曦,陈志勇. 2 940 nm 点阵铒激光在小面积碱烧伤治疗中的应用观察[J]. 重庆医学,2016(1):99-100.

[4] 张元海,王新刚,田鹏飞,等. 改良葡萄糖酸钙给药剂量对非手足部的氢氟酸烧伤患者的治疗效果分析[J]. 中华烧伤杂志,2018,34(5):277-282.

[5] BURGHER F,MATHIEU L,BLOMET J,et al. Chemical skin injury[M]. New York:Springre,2014.

[6] DINIS-OLIVEIRA R J,CARVALHO F,MOREIRA R,et al. Clinical and forensic signs related to chemical burns:a mechanistic approach[J]. Burns,2015,41(4):658-679.

[7] ROCHLIN D H,RAJASINGH C M,KARANAS Y L,et al. Full-thickness chemical burn from trifluoroacetic acid:a case report and review of the literature[J]. Ann Plast Surg,2018,81(5):528-530.

[8] BARILLO D J,CROUTCH C R,REID F,et al. Blood and tissue silver levels following application of silver-based dressings to sulfur mustard chemical burns[J]. Journal of Burn Care and Research,2017,38(5):e818-e823.

3 癌性溃疡创面的管理与新技术应用

3.1 概述

目前我国恶性肿瘤发病总体位居世界中等偏上水平,约占全球恶性肿瘤发病的21.8%。国家统计局数据显示,我国居民恶性肿瘤在各类疾病病死率中位列第一,已成为严重威胁我国居民健康和社会发展的重大疾病。5%~10%有肿瘤转移的患者可出现癌性创面,故在我国存在大量癌性溃疡患者。随着癌性溃疡的发生,一系列的症状包括大量渗出、感染、恶臭、出血和疼痛等接踵而至,严重影响患者的生活质量。一方面需要积极治疗原发病,同时通过创面的管理减轻临床症状,提高患者的舒适度和生活质量;另一方面,患者因各种临床症状而出现焦虑、窘迫、孤独,最终导致社会性逃避和自我封闭,医护人员在治疗和护理过程中往往只关注创面的治疗而缺乏对患者心理方面的支持和倾听,所以对患者要多鼓励、理解和包容,以减少患者孤立感。加强心理疏导和心理治疗亦是癌性溃疡患者治疗不可或缺的部分。

癌性溃疡伴随其出现的一系列生理、心理和社会方面的问题,对患者、家属是一个不小的挑战,而医护人员对于癌性溃疡的治疗和护理仍然任重道远。

3.1.1 癌性溃疡创面的定义

癌性溃疡(cancerous/malignant ulcer)是由于原发性或转移性恶性肿瘤细胞浸润导致表皮完整性受损,或者由慢性溃疡恶变而产生的创面。5%~10%肿瘤转移的患者可出现癌性创面,常发生在其

3

生命的最后 6~12 个月。癌性创面大约 62% 来源于乳腺癌,也可来自身体的任何部位,包括胃肠道、卵巢、头颈部、泌尿生殖系统等,也有部分还不清楚来源。

3.1.2 癌性溃疡创面形成的原因

癌性溃疡形成的原因有很多,主要有以下几种情况:①癌细胞通过淋巴和血液进行皮肤转移;②原发肿瘤向上侵入及穿透皮肤;③未经治疗的原发皮肤癌;④肿瘤复发;⑤诊断或手术过程中发生的机械性种植;⑥与某些肿瘤的治疗措施有关形成的,如化学药物治疗渗出和放射治疗造成的急性或迁延性创面等;⑦某些慢性创面或瘢痕癌变。

3.1.3 癌性溃疡创面的病理生理

随着肿瘤细胞的定植并逐渐增长,一开始表现为孤立、无压痛的小结节或者包块,可伴随皮肤颜色改变,呈粉色、红色、紫色、蓝色、黑色,甚至棕色。随着肿瘤细胞增殖,结节变大,影响皮肤的毛细血管和淋巴管,肿瘤不断生长,皮肤血供减少,出现皮肤水肿和坏死,从而形成创面,随着肿瘤细胞进一步侵犯深部组织可形成窦道。癌性创面多呈蕈状或菜花状,也可表现溃疡型,部分可发展为窦道或瘘管、空腔等。

3.2 癌性溃疡创面的临床表现

由于癌细胞存在局部侵犯和转移,癌性创面的静脉和淋巴回流发生变化导致水肿、渗出和组织坏死(图 3.1),可出现一系列的症状,包括渗出、感染、异味、出血和疼痛。这些表现往往和创面的大小无关。

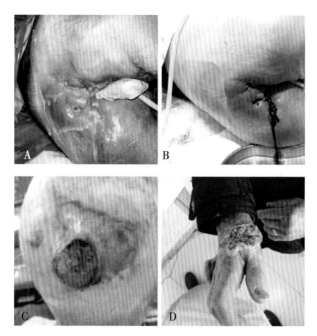

图3.1 癌性溃疡创面

A.直肠癌肛周形成窦道伴大量渗出液,感染,恶臭 B.癌性溃疡出血 C.头部鳞状细胞癌 D.手部鳞状细胞癌

3.2.1 渗出

肿瘤组织血管通透性的增加和肿瘤细胞血管通透性因子的分泌是大量渗出液产生的原因,感染也会增加渗出量。癌性创面产生的大量渗出液常难以管理,大量的渗出液从敷料中渗出,污染患者的衣物,增加患者及其护理者的心理负担。通过有效的创面渗出液管理可提高患者自信心和舒适度。

3.2.2 恶臭

大多数时候创面和渗出液隐藏在敷料下面,不易被其他人察觉,而创面臭味通常很难隐藏和掩盖。对患者来说,这可能是有关癌性创面较难处理的问题之一,也是导致他们生理和心理压力产生的主要原因。持续散发的让人恶心欲呕的恶臭使家属和护理人员感到难受,使患者产生尴尬、抑郁,觉得受人厌恶而逐渐自我封闭,与社会隔离。癌性创面的臭味与坏死组织的存在和感染有关。①组织坏死会产生臭味:组织缺少氧和营养后就失去了活性,导致创面中出现坏死组织,坏死组织中的蛋白质最终产物是产生臭味的缘由。②细菌感染尤其是厌氧菌感染:排放腐臭气味是厌氧菌感染的症状之一,在坏死组织中积聚的厌氧菌会使创面产生气味。③浸透渗出液的脏敷料,其中含有感染后产物或坏死的渗出液。④也可能与肿瘤本身有关。

3.2.3 出血

癌性创面有丰富的血供,由于肿瘤细胞侵袭到血管,并降低了肿瘤内血小板功能,使出血成为癌性创面常见的症状。在创面换药时,脆弱组织与敷料粘连,有可能会加剧出血。肿瘤对微血管的侵蚀可能发生自发性出血,当侵蚀到大血管时,可能出现大出血,这使患者及其照顾者常痛苦不堪。长期反复出血可能导致患者贫血。

3.2.4 疼痛

肿瘤压迫神经会使癌性创面产生疼痛。患者常出现疼痛面容。创面的疼痛程度取决于创面的部位,侵犯组织的深度和破坏程度,有无神经侵犯,暴露的活性组织中神经末梢的比例,以及患者对疼痛的忍耐度和镇痛剂的使用。疼痛的种类包括与病程有关的深部疼痛、神经性疼痛和表面疼痛等。不恰当的创面清洗、去除粘连在创面上的敷料等换药操作都会使患者产生疼痛感或加剧疼痛。

3.3 癌性溃疡创面的治疗与管理

与其他创面不同,癌性创面护理更注重的是症状管理而不是创

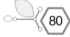

面治愈。癌性创面患者管理的总目标是提高患者的舒适度、自信心和身心健康,减少孤独感,维持或改善患者的生活质量。

3.3.1 评估

评估是对患者现存健康问题进行定义的一个交互式过程。在处理创面时,我们首先要做的是对癌性创面进行评估。同时完整全面的评估对建立以患者为中心的治疗方案是非常有必要的。

3.3.1.1 创面的评估

创面的评估主要有以下几个方面:①创面出现的部位、表现形式,创面的大小及外观;②渗出液量的多少、颜色和气味;③评估是否感染可取创面分泌物做培养;④周围皮肤情况和其他有关的症状。通过评估来指导局部治疗和护理。如在评估创面位置时应评估患者活动性是否受到限制、创面是否容易掩盖而不被人发现、创面周围的皮肤是否平坦或是有皱褶。通过评估可以为治疗和护理提供依据,以选择合适的敷料和护理。

3.3.1.2 全身情况的评估

患者全身情况的评估同样重要。肿瘤患者大多消瘦衰竭,需要评估其各脏器功能、营养状况和饮食情况,治疗过程中需要加强营养,如白蛋白低时需要补充白蛋白。癌性溃疡长期出血可能产生贫血,重度贫血必要时需输血治疗。评估肿瘤是否远处转移,需要认真体格检查,检查是否有淋巴结肿大等情况,同时肺部、颅脑及腹腔脏器的影像学检查必不可少。

3.3.1.3 患者心理的评估

评估患者的整体情况时,不仅要收集客观资料,更要收集患者的主观资料,尤其是心理社会方面的资料。如可通过询问患者创面的什么问题对他们困扰最大来评估创面对其日常生活和自我形象是否有影响及其程度。同时应评估患者对整个疾病的过程和预后的期望,尤其是对创面护理方面的要求,以便实施相应的符合患者要求的治疗和护理。

3

3.3.2 治疗原发病

恶性肿瘤是癌性创面产生的主要原因。对原发肿瘤的治疗可缩小创面、控制及改善症状。治疗方法取决于肿瘤的类型、分期以及患者的身体状况等。常见的治疗手段有手术治疗、激光疗法、放射治疗、免疫疗法、靶向治疗、化学药物治疗和激素阻断剂的疗法,治疗后可以使肿瘤缩小并减轻相关症状。局部应用抗癌剂,如米替福新、咪喹莫特、5-氟尿嘧啶亦可以延缓肿瘤进展。

3.3.3 癌性溃疡创面的治疗

对于皮肤原发性肿瘤破溃,或者由慢性溃疡恶变形成的较表浅的癌性创面,外科手术是最有效的治疗方法。切除肿瘤组织后,可行皮瓣手术或植皮手术封闭创面。创面愈合后可根据肿瘤类型、分期和范围选择放射治疗、化学药物治疗或者免疫治疗来辅助治疗,以减少复发和转移,提高生存率。而对于恶性肿瘤转移,或者深部肿瘤破溃形成的创面,通过对原发肿瘤的治疗,虽然可以缩小创面的大小,但大多不能达到完全治愈,这使得提高患者的舒适度和生活质量而进行的创面管理显得尤为重要。

3.3.4 临床表现的管理

3.3.4.1 渗出液的管理

敷料在癌性创面渗出液管理中是必不可少的,各种敷料对创面渗出液有不同的效果。当渗出液量少时,可使用吸收功能较小的敷料,防止创面过干,如亲水性、半透膜和低吸水性敷料,要注意防止敷料太干时粘连于创面基底部。中等或大量的渗出液需要使用高渗出液量吸收强的敷料来吸收渗出液并保持湿润的创面环境,如藻酸盐敷料、泡沫敷料、非黏性创面敷料等。对于高渗出性的瘘管可采用造口袋或创面引流袋放置进行渗出液收集。敷料可根据创面渗出液量和臭味情况进行更换,一般每天 1~2 次。由于非黏性敷料能减少更换敷料引起的创面创伤,是创面接触层的最佳选择。建议使用非黏性接触层,如凡士林纱布,作为创面床的第 1 层敷料,再覆盖柔软的吸收性敷料,如纱布或吸收垫。

保护创面周围皮肤是创面渗出液管理的另一个目的。及时更换敷料和使用密闭性敷料可防止创面渗出液接触周围皮肤,皮肤保护膜和隔离剂可防止或减少渗出液对周围皮肤的浸渍和感染,保持皮肤完整舒适。

3.3.4.2　恶臭的管理

清除坏死组织、控制感染是去除癌性创面臭味的重要措施。创面的清洗、清创、使用局部外用药以及抗菌敷料的应用,是对局部感染控制和臭味管理的主要手段。创面清洗可减少残留坏死组织和细菌数目以减轻臭味。如果创面组织不脆弱,患者身体可以承受的话可通过沐浴来清洗创面。指导患者直接冲洗创面皮肤使其清洁,这不仅可以达到局部清洁也可以增加患者心理上的舒适感。如果创面组织比较脆弱或患者身体不能耐受,医务人员可用温盐水或创面清洗液轻轻灌洗创面。有些清洗液,如含银离子杀菌剂可用来清除臭味。含炭敷料中的活性炭吸收异味,所以含炭敷料的外用能在一定程度上减轻异味。创面中的坏死组织产生的臭味,可考虑进行创面清创,一般简单的创面清洗可清除或去除部分松散的坏死组织,余下的部分需采用相应的清创方法。首选自溶性清创和生物酶清创。水凝胶敷料是一种轻柔的清创技术,可加快坏死组织从创面上分离脱落。酶制剂通过消化和溶解坏死组织及腐肉而产生作用,且对正常组织没有影响。外科医生对坏死组织可采用外科手段简单清创,但需要注意出血情况。

3.3.4.3　出血的控制

癌性创面的组织非常脆弱,很小的损伤都会引起出血,控制出血最佳的措施就是预防。使用非黏性敷料,保持湿性创面环境,清洗创面时选择冲洗而不是擦洗可减少创面损伤和出血的风险。一旦出现出血,可采用以下方法止血:①直接压迫和冰敷是常用的止血方法;②止血海绵的外用也能达到迅速止血的效果;③藻酸盐敷料可用于少量出血的创面;④口服止血药或外用肾上腺素或氨甲环酸,但应注意肾上腺素对血管的收缩作用可能会引起局部缺血性坏死。为了减少出血,在渗出液不多、臭味或感染控制的情况下,可减少敷料更换的次数,敷料可在创面一直保留48 h。同时在更换敷料过程中可用生理盐水湿润创面后再揭开敷料。

3.3.4.4　疼痛的管理

选择合适的药物镇痛方法。与肿瘤相关的疼痛可采用世界卫生组织(World Health Organization,WTO)推荐的三阶梯疗法来控制,其原则是:按药效的强弱按照阶梯方式顺序使用;使用口服药;按时服药;用药剂量个体化。在换药治疗时可采用非黏性敷料,因黏附性敷料和胶布会加重创面疼痛;注意保持创面处于一个湿性的环境可以减少敷料的粘连并保护裸露的神经末梢,减少疼痛的产生;在条件允许的情况下减少更换敷料频率,如果不能避免由更换敷料产生的疼痛,可以选用更换次数少的敷料。用温盐水冲洗而不是用纱布拭子擦洗,在一定程度下可以减轻疼痛。根据情况在换药前或换药时选用适当的镇痛方法,尽可能减轻换药时产生疼痛,避免患者因疼痛而对换药产生恐惧。

3.3.5　癌性创面美学

癌性创面的外观通常比较恐怖,创面的位置常常是患者尴尬或痛苦的主要原因之一,如在乳房、生殖器,或比较明显的头面部等位置,因此适当的敷料包扎遮盖会使外观得到改善,维护患者的自尊,使患者不良情绪得到缓解。在能够控制创面伴随症状的情况下,尽可能减少敷料的使用量,选择合适的外固定物,粘贴整齐,控制渗出液、异味及保持身体的对称完整。

3.3.6　心理治疗

心理治疗对提高患者生活质量很重要。尽管症状被控制,组织损伤对患者及家属的心理造成强烈刺激,加之进行性疾病表现,会导致焦虑、羞愧、窘迫、孤独。医护人员的态度在很大程度上影响患者的心态和对疾病的态度。鼓励患者表达自我看法和感受,医护人员要认真地倾听,适时地给予支持和帮助。要采取积极方式鼓励患者,避免表现对患者的嫌弃;尽可能地理解和包容,以减少患者孤立感;换药时发现患者情绪悲观,需要转移注意力;尊重患者人格,保护其隐私和尊严;患者心理焦虑、悲观,甚至产生轻生的想法,需加强心理疏导和心理治疗。

3.4 新型敷料在癌性溃疡创面的应用

癌性溃疡创面可表现为皮肤缺损、空洞、瘘管、赘生物或者窦道,可为单一表现,也可以多种形式存在,症状可为渗出液、出血、恶臭、感染,错综复杂。现在各种敷料层出不穷,功能各异。在创面管理中,需要根据不同的创面选择不同的敷料,争取将临床表现控制在最佳状态,以最大程度提高患者的生活质量。

3.4.1 控制渗出液的敷料

3.4.1.1 泡沫敷料

泡沫敷料(polymeric foam)主要成分多为亲水性聚亚安酯聚合物,其具有强大的吸收大量渗出液、减少浸渍的能力;顺应性好,可任意裁剪,可根据创面大小裁剪不同的形状;保持创面湿润的环境,换药时可减轻因换药时撕扯产生的疼痛;其表面有半透明膜,可预防外界细菌入侵。泡沫敷料不适合感染性创面,故需在感染控制后使用。

3.4.1.2 藻酸盐敷料

藻酸盐敷料(alginates)是由海藻中萃取出来,主要成分是藻酸,经过转换处理成为钙及钠盐的结合,加无纱纤维织成的。渗出液中的钠离子与敷料中的钙离子相互交换达成平衡状态,便会在创面表面形成胶状。由于藻酸盐中不吸收的钙离子交换到创面中,激活了凝血因子Ⅳ,促进了凝血作用产生。同时它能吸收自身重量 14~20

倍的渗出液。藻酸盐敷料具有较多优点：①无毒，无过敏，具有完全的兼容性；②能吸收大量的渗出液；③溶解坏死组织，促进自溶性清创；④有较好的止血作用；⑤能随意裁剪，填充无效腔（死腔）和窦道。藻酸盐料能吸收大量渗出液，促进坏死组织脱落，对于渗出液的管理效果较好，同时能减少换药时出血。在用于无效腔或窦道的情况下，换药时需要使用针管冲洗，避免敷料残留。对于渗出液偏少的创面，少许生理盐水湿润后再使用。

3.4.2 控制感染的敷料

3.4.2.1 银离子敷料

银离子敷料（silver dressing）类产品是在某些敷料中加入银离子，在促进创面愈合的同时起到杀菌作用。

（1）银离子的抗菌机制　通过破坏细菌的细胞壁和破坏细菌的物质传递，致使细菌不能产生能量最终死亡，从而达到抗菌作用；同时银离子还能破坏细菌的脱氧核糖核酸（deoxyribonucleic acid，DNA），而进一步阻止细菌菌落的形成。

（2）优点　①释放银离子：控制局部感染，促进创面愈合。②杀菌谱广，且无耐药性。③大量吸收渗出液，减少创面周围浸渍。④不粘连创面，减少换药损伤和疼痛。⑤提供创面湿润环境，促进创面愈合。

银离子敷料对感染控制和渗出液、气味的管理都有较好效果，但是银离子敷料不能用于银过敏患者；由于其无自黏性，需第2层敷料；使用时间不宜过久，尤其是婴幼儿。

3.4.2.2 交互式创面清洁敷料

交互式创面清洁敷料为双层结构，内芯含聚丙烯酸酯（polyacrylate）合成的超级吸水聚合物（super absorbent polymer，SAP），被林格液激活以后，可以吸附细菌、毒素等坏死物质；同时将林格液释放出来，创面被清洗，并快速主动清创24 h。交互式创面清洁敷料主要用于感染的创面，能对创面持续12～24 h起清洁作用,将深度的细菌吸收并紧锁在敷料中,减少细菌量和减少再次污染;为创面提供湿润环境,不粘连创面,故换药时可减少损伤和疼痛。但是该敷料不能随意修剪,只能根据创面大小,选择不同尺寸的敷料,同时需要根据敷料的大小预注林格液激活,也无法将敷料置入空间狭小的窦道或瘘管创面中。最后,外层需要覆盖敷料。

3.4.3 减轻异味的敷料

3.4.3.1 含炭敷料

这类敷料内层是活性炭,外层为无纺布或其他吸收性材料,内外层交合而成。这种敷料无毒、无残留,可直接用于创面;使用过程中吸收渗出液的同时也吸收部分细菌;最重要的是活性炭吸收异味,对于恶臭的创面可外用减轻气味。

3.4.3.2 含碘敷料

该敷料是由加碘的纱布制成的,当敷料接触到创面床时,就会自动释放出碘离子,而起到杀菌的作用。适用于有臭味的创面,其优点在于:①可以控制异味;②能杀菌;③可以裁剪,直接放入创面床以及窦道、瘘管。

这种敷料一般不用在孕妇、哺乳期妇女、婴幼儿及甲状腺功能紊乱患者。碘过敏者禁用。

3.4.4 无黏性敷料

该敷料由不同的材质分层制成,其中无粘连、无纺表层高吸收性核心结构,能将创面渗出液充分吸收,而不会粘连创面造成损伤。其优点在于:①无粘连创面,减少损伤;②有一定的透气性能;③吸收少量到中等的渗出液。

缺点:①不能用于严重感染的创面;②不能用于渗出液量大或渗出液稠厚的创面。

3.5 典型病例

【典型病例3.1】

(1)**简要病史**　患者男性,74岁,因"发现头部肿物3年,破溃流血1个月余"入院。患者于3年前无明显诱因下发现头部出现1个肿物,未予以重视及处理,肿物逐渐增大,伴随时间推移,头部出现另外两处肿物,肿物逐渐长大。1个月前肿物生长加快伴破溃流血,反复破溃出血,头部有胀痛感,破溃口流血后胀痛缓解,有轻微头晕,无发热、头痛、乏力等不适,自行使用云南白药涂于破溃口。患者发病以来,偶感头部胀痛,头晕,无发热、乏力,睡眠差,食欲减退1个月余,体重减轻约3 kg,二便正常。专科情况:头部额顶部可见3处肿物,呈三角形分布。最大处肿物大小约4 cm×3 cm,高于皮肤约3 cm,可见出血痕迹,少量渗出液。其余2处约3 cm×2 cm,高于皮肤约2 cm,未见明显出血,但可见少量渗出液(图3.2A)。给予完善相关检查,头颅CT提示左侧额顶部占位并破溃,颅内未见异常,颅骨未见骨质破坏。肺部CT和肝胆胰脾彩超未见异常。

(2)**临床诊断**　额顶部高分化血管肉瘤。

(3)**治疗经过**　各项检查无明显手术禁忌证,在全身麻醉插管下行肿瘤扩大切除术,切除标本(图3.2B)送冰冻切片病理检查,检查结果及术后标本病理学检查提示高分化血管肉瘤(图3.2C),基底和切缘(-)。术中切除肿瘤后额顶部、枕顶部可见颅骨外露,术后给予换药治疗,后在全身麻醉插管下行额部皮瓣、颞部皮瓣转移(图3.2D)+额顶部刃厚皮片移植+右大腿取皮术。术后第5天,皮瓣和皮片成活良好(图3.3A),给予加强换药,创面基本愈合(图3.3B)。

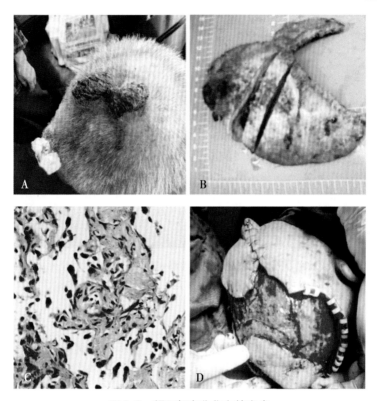

图3.2　额顶部高分化血管肉瘤

A.头部额顶部可见3处肿物,明显高于皮肤,可见出血　B.肿瘤切除后标本,颜色褐色　C.病理学检查:组织呈不规则,分支状或圆形血管腔样结构,内见散在异型细胞,核呈圆形或椭圆形,核仁明显。提示高分化血管肉瘤(HE染色,×400)　D.额部皮瓣、颞部皮瓣转移覆盖骨缺损部位,其余部分创面行植皮手术

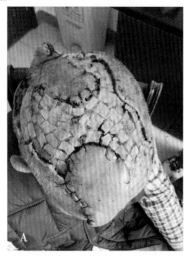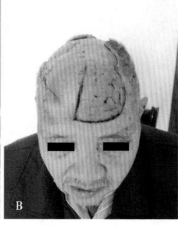

图3.3 额部皮瓣、颞部皮瓣转移+额顶部刃厚皮片移植术

A.术后第5天,皮瓣和皮片成活,颜色红润 B.创面基本愈合

【典型病例3.2】

(1)**简要病史** 患者女性,68岁,因"发现右足底包块,伴破溃渗液半年"入院。患者半年前右足出现小包块,"鸡眼膏"外用后出现溃疡,无明显不适,遂自行换药处理。1个月前患者发现溃疡面逐步增大,前往当地医院治疗,溃疡未能愈合,逐渐增大。为求进一步诊治转院。患者起病以来无头晕、头痛,无恶心、呕吐,右足底偶有疼痛和瘙痒。查体:生命体征平稳,心、肺未发现明显异常,右足底可见一4 cm×2 cm大小的肿物(图3.4A)。肿物呈黑色,包块中央可见皮肤破溃,少许渗出液,无异味,按压时有压痛,双下肢无水肿。给予完善相关检查。

(2)**临床诊断** 右足底恶性黑色素瘤。

(3)**治疗经过** 在腰麻下行肿物切除(图3.4B),切下肿物(图3.4C)送冰冻切片病理检查,检查提示恶性黑色素瘤(图3.4D),基底及切缘、切缘周围无恶性癌性细胞残留。行创面植皮手术(图3.5A)。术后皮片成活良好(图3.5B)。术后1个月(图3.5C)随访,愈合良好,随访1年无复发(图3.5D)。

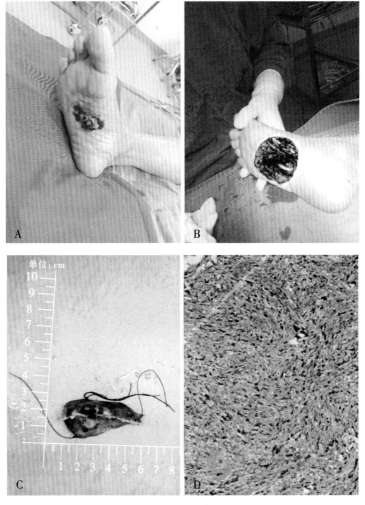

图3.4 右足底恶性黑色素瘤

A. 右足底可见一4 cm×2 cm 大小的肿物,颜色呈黑色 B. 肿物切除术后创面大小约6 cm×5 cm,创面可见肌肉组织 C. 切下肿物标本,大小约6 cm×2.5 cm D. 组织病理检查:组织细胞呈弥漫性分布,细胞呈梭形,核仁明显,细胞质可见大量色素,提示恶性黑色素瘤(HE 染色,×200)

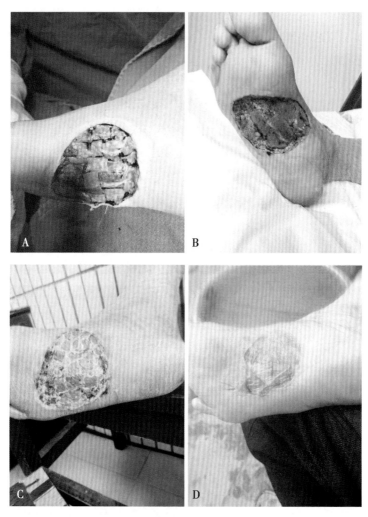

图 3.5 创面植皮手术

A.肿物切除后创面移植刃厚邮票状皮片 B.术后1周皮片成活良好,颜色红润

C.术后1个月随访,愈合良好 D.随访1年无复发

（周 华 余昌龙 闵定宏 郭光华）

参考文献

[1]张嘉辉,毕良佳.光动力疗法治疗非黑色素瘤皮肤癌的研究进展[J].实用肿瘤学志,2016,30(1):71-74.

[2]李利根,柴家科,郭振荣,等.碳纤维敷料在烧伤创面中的临床应用[J].中华外科杂志,2006,44(15):1047-1049.

[3]刘希文.大力推行三阶梯疗法提高癌症患者的生活质量[J].基层医学论坛,2014,18(26):3581-3582.

[4]兰蓝,赵飞,蔡玥.中国居民2015年恶性肿瘤死亡率流行病学特征分析[J].中华流行病学杂志,2018,39(1):32-34.

[5]GOLDBERG M T,MCGINN-BYER P. Oncology-Related Skin Damage[M].//R A Bryant. Acute and chronic wounds:Nursing management. 2nd ed. St. Louis,MO:Mosby,2000.

[6]LEE S T. Introduction:Polymeric Foams,Mechanisms,and Materials[M]. Polymeric Foams:CRC Press,2004.

[7]SCHWARTZ R A. Cutaneous metastatic disease[J]. Journal of the American Academy of Dermatology,1995,33(2):161-185.

[8]BA O I,LYNE P A. Fungating and ulcerating malignant lesions:a review of the literature[J]. Journal of Advanced Nursing,1990,15(1):83-88.

[9]BIRD C. Managing malignant fungating wounds[J]. Professional nurse,2000,15(4):253-256.

[10]Wilson V. Assessment and management of fungating wounds:a review[J]. British Journal of Community Nursing,2005,10(Sup1):28-34.

[11]Haisfield-Wolfe M E,Rund C. Malignant cutaneous wounds:a management protocol[J]. Ostomy Wound Manage,1997,43(1):56-66.

[12]NAYLOR W. Malignant wounds:a etiology and principles of management[J]. Nursing Standard,2002,16(52):45-56.

[13] SAEED S, KEEHN C A, MORGAN M B. Cutaneous metastasis: a clinical, pathological, and immunohisto chemical appraisal[J]. J Cutan Pathol, 2004, 31(6): 419-430.

[14] CORMIO G, CAPOTORTO M, DI VAGNO G, et al. Skin metastases in ovarian carcinoma: a report of nine cases and a review of the literature[J]. Gynecologic Oncology, 2003, 90(3): 682-685.

[15] PITMAN K T, JOHNSON J T. Skin metastases from head and neck squamous cell carcinoma: incidence and impact[J]. Head and Neck, 1999, 21(6): 560-565.

[16] MUELLER T J, WU H, GREENBERG R E, et al. Cutaneous metastases from genitourinary malignancies[J]. Urology, 2004, 63(6): 1021-1026.

[17] EUVRARD S, KANITAKIS J, CLAUDY A. Skin cancers after organ transplantation[J]. New England Journal of Medicine, 2003, 348(17): 1681-1691.

[18] MOORE S. Cutaneous metastatic breast cancer[J]. Clin J Oncol Nurs, 2002, 6(5): 255-260.

[19] SEAMAN S. Malignant fungating wounds in advanced cancer[J]. Seminars in Oncology Nursing, 2006, 22(3): 185-193.

[20] LO S F, HU W Y, HAYTER M, et al. Experiences of living with a malignant fungating wound: a qualitative study[J]. J Clin Nurs, 2008, 17(20): 2699-2708.

[21] PIGGIN C. Malodorous fungating wounds: uncertain concepts underlying the management of social isolation[J]. Int J Palliat Nurs, 2003, 9(5): 216-221.

[22] Schiech L. Malignant cutaneous wounds[J]. Clin J Oncol Nurs, 2002, 6(5): 305-309.

[23] WOODWARD L, HAISFIELD-WOLFE M E. Management of a patient with a malignant cutaneous tumor[J]. Journal of Wound Ostomy and Continence Nursing, 2003, 30(4): 231-236.

[24] NAYLOR W. Assessment and management of pain in fungating wounds[J]. Br J Nurs,2001,10(5):33-36.

[25] YOUNG C V. The effects of malodorous fungating malignant wounds on body image and quality of life[J]. J Wound Care,2005,14(8): 359-362.

[26] BENZEIN E G,BERG A C. The level of and relation between hope, hopelessness and fatigue in patients and family members in palliative care[J]. Palliative Medicine,2005,19(3):234-240.

[27] SCANLON C. Creating a vision of hope:The challenge of palliative care[J]. Oncology Nursing Forum. Oncology Nursing Society, 2006,33(4):491.

[28] HERTH K A,CUTCLIFFE J R. The concept of hope in nursing 3: Hope and palliative care nursing[J]. British Journal of Nursing, 2002,11(14):977-982.

[29] BRADLEY M. When healing is not an option:Palliative care as the primary treatment goal[J]. Adv Nurse Pract,2004,12(7):50.

[30] SEAMAN S. Dressing selection in chronic wound management[J]. J Am Podiatr Med Assoc,2002,92(1):24-33.

[31] PUDNER R. The management of patients with a fungating or malignant wound[J]. Journal of Community Nursing,1998,12(9):30-35.

[32] RAWLINGS D A,BLOTT P L. Adhesive polymeric foam dressings:U. S. Patent 5 409 472[P/OL]. 1995-4-25[2019-07-01].

[33] MOONEY E K,LIPPITT C,FRIEDMAN J,et al. Silver dressings[J]. Plastic and Reconstructive Surgery,2006,117(2):666-669.

[34] HANSSON C. Interactive wound dressings[J]. Drugs and Aging, 1997,11(4):271-284.

[35] PAUSTIAN C,STEGMAN M R. Preparing the wound for healing: the effect of activated polyacrylate dressing on debridement[J]. Ostomy/Wound Management,2003,49(9):34-42.

4 放射复合伤难愈创面管理与新技术应用

4.1 概述

复合伤(combined injuries)是指机体同时或先后受到 2 种或 2 种以上不同性质致伤因素作用而发生的复合性损伤。不同性质致伤因素能引起独立的、特定的损伤,如放射线引致放射性损伤,火焰引致烧伤,暴力及机械力引致创伤,其他致伤因素(如激光、微波、次声波、粒子束、粉尘、纤维、激素、病毒等)引致的特殊损伤等。同一致伤因素作用于机体不同部位而发生多处损伤,称为多发伤(multiple injuries),与复合伤的概念不同。

放射复合伤常见于核爆炸、核事故等事件中,对人员的生命威胁极大,受到国内外高度重视。放射复合伤在发病早期即表现出复杂的病理改变,最主要的特征是造血功能障碍、免疫调节紊乱、脏器功能受损、创面愈合延迟等。在核辐射突发事件对人员造成的伤害中,放创(烧)复合伤是重要的伤类,其中一个突出的问题是放射性损伤导致创面或伤口愈合显著延缓,成为难愈性创面,同时这也是导致外源性感染和影响整体救治的重要因素。因此,研究放射复合伤创面难愈机制以及针对性的促愈措施是创伤医学和放射医学领域中的重要问题。尽管对急性放射性损伤和放射复合伤的发病过程与致伤机制已经有了较深刻的认识,但是其救治的难题一直没有得到有效解决,尚缺乏操作性强的综合救治方案,且相关研究保密性强,少有公开文献发表。美国国立卫生研究院所属的变态反应性和感染性疾病研究所(National Institute of Allergy and Infectious Diseases,NIAID)于 2007 年底启动了放射复合伤的研究计划,包括皮肤放射性损伤以及放射性损伤合并皮肤损伤的复合伤。美国国防部也于 2008 年启动了应用间充质干细胞促进大剂量放射性损伤和放射复合伤的救治研究。

放射复合伤伤情特殊而又复杂,平时临床患者极少,极大限制了相关治疗策略的临床研究和转化。虽然对于单一伤的治疗方案已趋于成熟,但放射复合伤的救治手段仍十分有限,迫切需要寻找新的有效的治疗方法,进一步提高放射性损伤及放射复合伤的救治水平,降低伤死和伤残率。

4.2 放射复合伤创面难愈机制

创伤愈合过程大致可分为 3 个阶段:①炎症反应期,创伤后发生的炎症反应可以促进细菌和异体碎屑的清除,抵抗外源性病原体入侵;②增殖和纤维组织形成期,白细胞被巨噬细胞和成纤维细胞取代,巨噬细胞介导细胞移动和增殖使伤口愈合基质、血管内皮和上皮生成;③组织改建重塑期,包括多种细胞外基质(extracellular matrix,ECM)沉积、降解和重塑等过程。因此,创伤愈合是由多种细胞、细胞因子和细胞外基质协同作用的网络调控过程。电离辐射可以影响该过程中的多个环节,造成放射复合伤的创面难愈。

电离辐射对创伤愈合的影响与射线的种类、照射剂量、照射方式和照射时间等因素密切相关。通常,照射剂量越大,照射时间越长,其延缓愈合的程度也越重(图 4.1)。对于局部照射,相同剂量的软 X 射线对愈合的延缓作用强于 γ 射线和硬 X 射线。这与软 X 射线波长较长、电离密度相对较大、穿透能力较弱有关,大部分射线被浅层皮肤吸收,加重皮肤损伤。对于全身放射性损伤,局部创伤的愈合情况与机体的整体情况相互影响。已有文献表明,2 Gy 以下全身照射对创面愈合基本上没有影响;2~4 Gy 可延缓创面愈合;超过 4 Gy,创面愈合则显著延缓;而 7 Gy 以上全身照射后由于造血功能明显受损,如不给予治疗,受照动物通常未待创面愈合即死亡。

机体不同组织细胞对电离辐射的敏感性并不一致,根据

4

Bergonie 和 Tribondeau 提出的细胞辐射敏感性与细胞的增殖能力成正比,而与细胞的分化程度成反比的理论,造血细胞对放射性损伤敏感,皮肤细胞次之。创伤愈合是一个复杂有序的过程,涉及造血细胞反应、修复细胞反应和细胞外基质与生长因子反应等过程,其中细胞反应是整个修复过程中的关键环节。大剂量电离辐射作用明显延缓创伤愈合的病理过程主要表现为:造血功能受抑,炎症反应削弱,特别是创伤局部浸润的巨噬细胞和中性粒细胞等炎症细胞显著减少,创伤启动过程延迟;血管损伤,内皮细胞变性、坏死,出血较明显;成纤维细胞数量减少和功能受损,肉芽组织形成和成熟均明显减缓;再上皮化过程延迟,愈合时间延长。

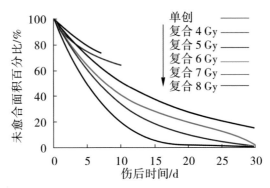

图 4.1 全身不同剂量照射后伤口愈合变化曲线

近年研究表明,造血细胞来源减少和射线引起的凋亡增加是导致创伤局部炎症细胞数量减少的重要原因,而射线作用致细胞增殖受抑和凋亡增加是成纤维细胞数量减少的重要原因。创伤愈合中的细胞凋亡现象是近 10 年来在伤口愈合机制研究中发现并逐渐引起人们关注的一个热点。有学者较早将细胞凋亡引入创伤合并放射性损伤(简称放创复合伤)创面难愈合机制的研究中,发现细胞凋亡参与了放创复合伤创面愈合的整个过程,显示出现较早、频度较高、消失推迟是放创复合伤时细胞凋亡发生的 3 个显著特点,可能是导致辐射延迟伤口愈合的重要原因。与细胞增殖密切相关的增殖性细胞核抗原、细胞周期素 E、细胞周期素依赖性激酶 4 等分子表达降低,抑制细胞周期 G_1 期向 S 期的过渡是造成细胞增殖受抑的重要机制;而 *bax* 等促凋亡基因的表达增加和 *bcl-2* 等抗凋亡基因的表达下降是造成细胞凋亡增加的重要机制。

除此之外,电离辐射对免疫细胞数量和功能的影响也是放射复合伤创面难愈的重要因素。电离辐射加重了创伤应激反应,导致机体持续处于过度应激状态,进而导致促炎与抗炎、免疫抑制与过度炎症反应之间平衡的失调,免疫平衡失调引发的免疫功能紊乱无疑是造成全身炎症反应综合征(systemic inflammatory response syndrome,SIRS)、创伤难愈及使患者病死率升高的重要原因。急性辐射后淋巴细胞大量凋亡,免疫组织严重受损,导致免疫功能持续抑制,引起免疫平衡紊乱,严重影响损伤机体功能的恢复。近期研究发现,无论是单纯 γ 射线照射,还是 γ 射线合并创伤均可导致辅助性 T 细胞 1(helper T cell 1,Th1)/辅助性 T 细胞 2(helper T cell 2,Th2)平衡模式表现为向 Th2 免疫反应明显偏移。Th1 和 Th2 型细胞及其分泌的细胞因子不仅在机体细胞免疫和体液免疫中发挥重要调节作用,而且 Th1/Th2 平衡模式在维持机体免疫内稳态方面也起重要作用。因此,放创复合伤后出现的 Th1/Th2 平衡向 Th2 免疫反应偏移的现象,明确显示机体出现了免疫平衡紊乱,致使机体内稳态失衡。严重创伤可引起过度应激,随之造成的免疫平衡紊乱是引发细菌易感性增加的重要原因,可能是放射合并创伤时伤口愈合延迟的重要原因。

进一步研究还发现,除细胞数量减少外,细胞外基质、细胞功能和细胞因子等也受到了明显影响。细胞外基质不仅对细胞起连接、支持的作用,而且还可控制细胞的生长、分化,调节细胞受体和基因表达,影响细胞的代谢和运动。合并 6 Gy 全身照射的大鼠皮肤伤口内几种 ECM 的受抑程度,由重到轻依次是纤维粘连蛋白(fibronectin,Fn)>Ⅰ型胶原>弹性纤维>Ⅲ型胶原,受抑持续时间由长到短依次是Ⅰ型胶原>Ⅲ型胶原>弹性纤维>Fn。即伤后 Fn 抑制重,但持续短;Ⅲ型胶原受抑较轻,但持续均较长。Fn 的降低主要与巨噬细胞和成纤维细胞数量减少和分泌 Fn 功能减弱有关,其他 ECM 受抑,主要与成纤维细胞数量减少与功能受抑有关。细胞因子在创伤愈合中有重要作用,特别是转化生长因子(transforming growth factor,TGF)、成纤维细胞生长因子(fibroblast growth factor,FGF)、血小板衍生生长因子(platelet derived growth factor,PDGF)、表皮生长因子(epidermal growth factor,EGF)、血管内皮生长因子(vascular endothelial growth factor,VEGF)、肿瘤坏死因子(tumor necrosis factor,TNF)和神经生长因子(nerve growth factor,NGF)等对创面愈合非常关键。研究发现伤口组织和伤口液中的 TGF-β_1 和 PDGF 的表达在合并全身照射与合并局部照射之间有显著差别。合并 6 Gy 全身照射后,两者显著低于单纯创伤组,显然与受照后炎症细胞及组织修复细胞受抑有关;而合并 20 Gy 局部照射后,2 种因子明显高于单纯创伤组,这可能与局部照射所致的损伤吸引炎症细胞等更多地进入创伤部位有关。

综合上述研究,电离辐射延缓创面愈合的机制是"以细胞损害为关键环节的愈合诸因素调控失调"(图4.2),其中"细胞"同时包括造血细胞和修复细胞,而"损害"则同时包括数量减少和功能损害。这与由于感染等因素引起的以局部修复细胞损害为主的慢性溃疡和难愈创面明显有别。

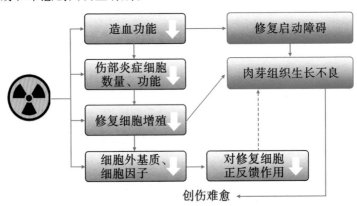

图4.2 "以细胞损害为关键环节的愈合诸因素调控失调"示意

4.3 放射复合伤难愈创面治疗研究进展

创伤合并放射性损伤后,在创伤和放射性损伤两方面均互相加重,使得创伤愈合过程变得更为复杂,也给临床救治带来困难。随着组织工程、干细胞及免疫调节等方面研究的不断深入,对于放创复合伤的治疗除使用一些药物外,有关干细胞移植、基因治疗和免疫治疗等新的治疗方法也颇受关注。

4.3.1 放射复合伤难愈创面处理

放射复合伤创面或伤口的组织修复十分困难,其难以愈合的原因主要有炎症反应减弱,细胞增殖抑制,胶原合成受抑,细胞生长因子合成减少、表达降低,细胞外基质反应减弱,局部组织缺血、缺氧,创伤部位并发感染、出血、水肿等。此外,创面和开放性伤口还可能受到放射性物质的沾染,从而造成愈合延缓。辐射对创伤愈合的影响主要发生在极期,故应在加强全身治疗的基础上,力争在极期到来之前,尽量治愈或最大限度地缩小创面或伤口,并在极期严密防治局部感染和出血。这不仅有利于局部创伤愈合,也能为放射复合伤的整体治疗创造良好条件。

对于单纯创伤的治疗目前已有多种成熟的方法和措施,但由于合并放射性损伤的创伤与其他难愈创伤在愈合延缓机制上的不同,在单纯创伤中应用有效的方法和措施在放创复合伤中的效果需要重新评价。临床上对单纯烧伤的创面处理有很多成熟经验,但在合并放射性损伤的情况下,创面处理要困难得多。对复合伤的深度创面处理,可以如下考虑:①创面不是很大,整体伤情允许,行切痂植自体皮;②复合的放射性损伤达一定剂量使免疫功能显著下降时,可行切痂植异体皮;③切痂和植皮(自体或异体)时间应在创面细菌侵入性感染发生以前;④植异体皮时,伍用经处理的异体血(低淋巴细胞血)可提高疗效;⑤同时加强其他全身治疗。

对 6 Gy 复合 15% 三度烧伤的创面处理方案动物实验研究表

明:①伤后 24 h 采用大张中厚自体植皮有明显的疗效,皮片存活率高,动物 30 d 存活率达 95%;②伤后极期(7 d)切痂植自体皮时病情恶化,疗效差,皮片和动物几乎无存活,感染率为 100%;③伤后 24 h 植异体皮有明显疗效;④创面用药和全身一般综合治疗难以避免内脏感染;⑤恢复期植皮是可行的;⑥伤后 48 h 和 72 h 植异体皮,因出血和痂下感染而使皮片无法存活;⑦输储存血或照射血可抑制免疫细胞活性,促进异体皮片存活和造血细胞植入;⑧8 Gy 合并 5%~15% 三度烧伤,植皮后 3~4 d 皮片与受体间血管开始接通,5 d 左右开始再生,10 d 左右受体皮片愈合。

我国学者通过多批次 5~6 Gy 复合 15% 三度烧伤动物实验研究,提出烧伤合并放射性损伤(简称放烧复合伤)时三度烧伤创面处理应注意以下几个问题:①对深度烧伤可行早期切痂植自体、异体皮或二者混植,头面、眼、耳及手部深度烧伤不宜进行早期切痂植皮。②切痂植皮时间以伤后 24~48 h 为宜,因 72 h 后细菌已侵入痂下,烧伤痂皮与痂下正常组织已有粘连,切痂时不易分离。③手术中应避免损伤较大的血管、神经及肌腱等。④伤后第 1~3 天应给予静脉补液防止休克,术后 2 周内给予胃肠道外补充营养。⑤皮片消毒可用 0.1% 氯己定(洗必泰)溶液(4 ℃)浸泡。⑥条件不具备时,可采用早期保痂至恢复期再行切痂自体植皮的措施;伤后 1 周可用碘伏或磺胺嘧啶银保痂;恢复期自体植皮时间可在伤后 22~30 d 进行,术前应湿敷清洁创面。⑦切痂创面湿敷碱性成纤维细胞生长因子(basic fibroblast growth factor,bFGF)可直接刺激局部组织细胞再生,促进创面愈合,并可改善全身免疫功能。

除了复合性损伤,大剂量电离辐射还可直接导致皮肤溃疡,并具有进行性发展、长期不愈合、顽固性反复发作等特点,治疗非常困难。我们在国际上率先报道电离辐射导致 DNA 损伤和细胞衰老在皮肤、口腔黏膜和肠道等组织放射性溃疡的发生发展过程中发挥了重要作用,并发现 3-脱氧腺苷(又称虫草素)可有效延缓细胞衰老,减轻辐射诱导的溃疡,进一步还揭示了虫草素是通过与腺苷酸活化蛋白激酶(adenosine monophosphate-activated protein kinase,AMPK)结合来激活核因子红系 2 相关因子 2（nuclear factor erythroid 2-related factor 2，NRF2），从而防治放射性溃疡的机制。此外，针对已经发生衰老的细胞，采用 sanolytics 衰老合剂，即达沙替尼和槲皮素联合治疗，通过有效清除衰老细胞，同样可以显著减轻放射溃疡的程度。这一研究提出，细胞衰老可能是放射性溃疡发生的重要机制，抑制细胞衰老和清除衰老细胞可望成为新的治疗策略。

4.3.2　促愈药物

（1）苯妥英钠　苯妥英钠本为抗癫痫、抗心律失常药物，后发现其有促进创伤愈合作用。将此药用于合并全身放射性损伤的皮肤软组织创伤，显示有促愈作用。局部使用后可使创伤部位巨噬细胞的数量增多，功能增强（吞噬细菌和分泌 TNF-α、IL-1），并刺激伤口组织和伤口液中的巨噬细胞，增加 TGF-β_1、PDGF mRNA 的表达，促进成纤维细胞增殖。

（2）W11-a12　W11-a12 是美洲大蠊体内提取的一种多元醇类化合物，商品名为"康复新"。局部使用可使软组织创伤平均愈合时间缩短（单纯创伤缩短 22%，合并 6 Gy 照射的创伤缩短 29%），愈合牵张强度增强（两种创伤均增加 80%）。W11-a12 的促愈机制包括：增加中性粒细胞数量，增强其运动、吞噬功能，这与其改善中性粒细胞的肌动蛋白功能有关；显著提高巨噬细胞吞噬活性，提高 C3b 受体表达和分泌 Fn、TGF-β_1 功能，并调控其胞膜离子通道的活性；增加修复组织 DNA、蛋白和羟脯氨酸的含量，显示其促进细胞增殖和合成功能。

（3）维生素 C　维生素 C 可以显著促进合并 γ 射线全身照射后皮肤创面的愈合，提高肉芽组织中的胶原含量，并增加成纤维细胞和毛细血管数量。

（4）姜黄素　姜黄素也可显著促进合并放射性损伤创面的愈合，提高局部组织中胶原合成，DNA、一氧化氮、成纤维细胞与毛细血管的含量。在小鼠的放射复合创面模型中用姜黄素预处理显著提高了小鼠的创面愈合速率，增加了胶原合成，并增加了成纤维细

4

胞数量和血管密度。

(5)饥饿素 饥饿素(ghrelin)于 1999 年首次被日本科学家 Kojima 从大鼠胃组织中提取出来,由于可改善食欲,故被命名为饥饿素。饥饿素是一种脑肠肽,广泛为人体多个组织器官所合成、分泌和释放,最常见于胃肠道。饥饿素参与多种生物效应的启动和调节,如刺激生长激素分泌,调节细胞增殖与凋亡,介导免疫反应等。国内外相关研究提示饥饿素可改善放创复合伤伤情,提高存活率,促进创面愈合,其机制可能是多方面的,如调节自主神经系统兴奋性,控制急性炎症反应,促进新生血管形成和胶原沉积,改善造血功能等。

(6)丹参 有研究显示,放创复合伤大鼠创面局部使用丹参注射液可以有效地提高创面愈合速度,缩短愈合时间。丹参促进创面修复与以下因素有关:①活血化瘀,改善微循环,增加创面血供与营养;②直接对细胞膜的稳定和加固作用,减轻炎症和水肿;③抗菌消炎作用;④增加创面血管生长因子和成纤维细胞生长因子含量或直接促进新生毛细血管和成纤维细胞、上皮细胞的生长代谢等。

4.3.3 生长因子

生长因子(growth factor)已成为促进创伤愈合的重要手段,不同的生长因子在创面修复各个阶段参与组织修复,加速创面愈合。生长因子相关的治疗方案也开始应用于放射复合难愈创面的修复。

(1)碱性成纤维细胞生长因子(bFGF) 已被证实 bFGF 对重度放烧复合伤皮肤创面的修复起到了促进作用。其可能的机制是:参与调节细胞脱氧核糖核酸(DNA)合成,加速细胞分裂、增殖;参与调节胶原蛋白的合成和胶原基质的形成;刺激内皮细胞增殖及迁移,诱导血管内皮生成,并最终在胶原基质中形成毛细管腔等作用,促进放烧复合伤烧伤创面的愈合。bFGF 不仅直接刺激局部组织细胞再生,促进创面愈合,同时还能增强局部炎症反应,改善全身免疫功能。也有研究发现,局部 bFGF 和锌联合作用,可以显著加速皮肤伤口的愈合、组织重塑和新血管形成。

（2）表皮生长因子（EGF）　外用重组人表皮生长因子（recombinant human epidermal growth factor，rhEGF）可明显地促进多种组织如皮肤、角膜和胃肠道的创伤愈合。研究发现，rhEGF 对放射复合伤口有明显的促愈作用，其可能机制如下：①rhEGF 作为趋化因子能直接促进组织修复细胞在损伤部位聚集。②rhEGF 作为有丝分裂原能直接促进肉芽组织中成纤维细胞、血管内皮细胞、平滑肌细胞等的增殖与分化，从而加快肉芽组织的生长速度。肉芽组织的快速生长也为表皮细胞的及早覆盖提供了可能。③rhEGF 间接促进肉芽组织中胶原纤维与其他基质成分的合成与分泌。胶原含量增加能促进肉芽组织的成熟速度，提高愈合质量。④rhEGF 促进肉芽组织中毛细血管网的增生，为肉芽组织的生长提供较为良好的营养环境。⑤rhEGF 可直接促进表皮细胞的增殖，加速创面覆盖过程。

（3）血小板衍生生长因子（PDGF）　血小板衍生生长因子是由多种细胞产生的能刺激间质来源的细胞增殖的多肽，具有广泛的生理活性，在创伤愈合的各个阶段都发挥作用，对病理性创口有良好的修复作用，特别是对放射性损伤性溃疡、糖尿病性皮肤溃疡等难愈合创伤的修复有明显的促进作用。研究表明，从猪、牛等血小板中提取的 PDGF，应用于临床深度烧烫伤或枪击伤等创伤愈合，取得了很好的疗效。有报道显示，血小板衍生生长因子对合并放射性损伤的创面愈合有促进作用。重组人血小板衍生生长因子-BB（recombinant human novel platelet-derived growth factor-BB，rhPDGF-BB）治疗放创复合伤大鼠后，动物创面愈合速度明显加快。rhPDGF-BB 能抑制 *bcl*-2 的表达，促进 PDGF-A 和 VEGF 的表达，提示 rhPDGF-BB 对创面愈合可能通过抑制细胞凋亡，促进细胞增殖、移行及肉芽组织增生等促进创面愈合。1997 年美国食品和药品监督管理局（Food and Drug Administration，FDA）批准 Regranex 上市，用于糖尿病足部溃疡的治疗，其活性成分是酿酒酵母表达的 0.01% 的重组人血小板衍生生长因子，具有较好的促愈效果。

（4）神经生长因子（NGF）　NGF 是一类广泛存在的具有多种

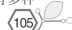

生物活性的因子,与多种组织损伤修复过程密切相关。有研究表明,NGF 可以趋化炎症细胞的浸润,促进成纤维细胞和血管内皮细胞的增殖。在合并全身放射性损伤后,皮肤创面局部组织 NGF 的表达明显降低。因此推测,NGF 的降低可能与机体受照后创伤愈合延迟有关。新近研究还揭示,NGF 是造血和免疫系统发育的重要调控因子,具有促进造血和免疫系统功能的作用。研究发现,NGF 对合并放射性损伤的难愈创伤同时具有促进创面愈合和保护造血的双重作用。

(5)粒细胞集落刺激因子 粒细胞集落刺激因子(granulocyte colony stimulating factor,G-CSF)可以促进成纤维细胞增殖,加速创面愈合;辐照后 G-CSF 的增加则被认为是机体的自我防御反应。研究发现,饥饿素能有效地减少造血细胞死亡和脾细胞减少,加速伤口愈合,也是由于持续循环的 G-CSF 和角质细胞诱导因子升高所致。目前,聚乙二醇化粒细胞集落刺激因子(pegylated G-CSF)也被用于治疗放射性损伤,提高了放创复合伤小鼠的存活率,减轻了造血障碍。

4.3.4 抗凋亡和抗氧化

细胞凋亡是辐射所致细胞损伤的主要类型之一,有研究表明,前列腺素 E_1 在辐射损伤后可防止细胞凋亡。大鼠局部应用前列腺素 E_1 减少角质细胞的凋亡,改善急性放射性皮炎和辐射所致的愈合延迟。氧化应激在辐射诱导皮肤损伤的进展中起关键作用,通过调控机体氧化应激水平治疗放射性皮肤损伤的研究受到国内外学者的关注。国外学者应用超氧化物歧化酶(superoxide dismutase,SOD)/过氧化氢酶模拟物 EUK-207 治疗放射复合伤大鼠,发现 EUK-207 能够有效减轻放射性皮炎,降低组织氧化应激反应水平,并加快伤口愈合。国内学者成功合成制备了一系列新型七甲川花菁荧光小分子化合物,发现此类化合物能够靶向蓄积于细胞线粒体,通过启动细胞内 NRF2 和磷酸肌醇 3-激酶/蛋白激酶 B(phosphoinositide 3-kinase/protein kinase B,PI3K/Akt)信号通路,激活细胞内源性抗氧化还原反应通路,促进细胞高表达一系列内源性抗氧化蛋白,从而增强细胞对氧化应激损伤的抵抗能力,促进移植细胞在机体损伤部位及周边组织内的定植和存活,加速放射性难愈创面愈合。

4.3.5 神经-免疫-内分泌调控

创伤后机体内最早发生的全身反应是神经内分泌反应,主要表现为伤后即刻,体内下丘脑-垂体-肾上腺皮质轴(hypothalamic-pituitary-adrenal axis,HPA)和交感肾上腺髓质轴兴奋,释放糖皮质激素和儿茶酚胺等激素。伤情愈重,神经内分泌反应愈强。神经内分泌反应又可对免疫系统产生影响。在创伤早期,适度的神经内分泌反应可增强机体免疫功能,防止或减轻继发性的损害作用,从而共同构成神经-免疫-内分泌调控系统,对创面愈合发挥调节作用。神经-免疫-内分泌调控系统的障碍可导致机体代谢活动紊乱,使整个修复过程进入病理性阶段,影响愈合时间。目前通过整体神经-免疫-内分泌调控方面治疗放射复合伤的研究报道较少。有研究发现,在大鼠放创复合伤实验动物模型中,机体免疫系统和神经系统同时且相互作用,大大降低了急性损伤的程度,表现出明显的调节作用。颈交感神经阻滞(cervical sympathetic block,CSB)可通过神经-内分泌调节网络抑制急性炎症反应,减弱急性应激反应,促进造血功能恢复,减轻胃肠功能损伤等,促进创面愈合,提高放射复合伤动物的存活率。

4.3.6 红光

红光是波长 600~700 nm 的光线,近年来有关红光照射促进创面愈合的研究日益增多。人体细胞线粒体吸收红光后,线粒体过氧化氢酶活性提高,蛋白合成、腺苷三磷酸(adenosine triphosphate,ATP)分解分别增加。过氧化氢酶、超氧化物歧化酶等多种酶活性得到提高后,细胞新陈代谢增强,糖原含量增加,蛋白质合成加强,促进肉芽组织生长,从而加快伤口愈合。红光照射在普通难愈伤口的治疗上取得了较好的效果,且无明显毒副作用。有学者将红光用于放创复合伤小鼠的治疗,结果发现红光照射后,放创复合伤肉芽组织生长优于对照组,创面愈合速度加快,但其机制还需要进一步研究。

4.3.7　干细胞及干细胞产品

细胞衰竭是辐射后组织受损伤口难愈的关键因素。对于组织毁损严重的创伤,单纯药物和生长因子治疗难以达到理想效果,从根本上考虑必须补充健康的外源细胞以促进修复。单纯细胞移植、细胞转染外源基因后移植或细胞联合生物材料制备组织工程皮肤在促进严重损伤创面的修复中显示出良好前景。对受照后的皮肤深度创面直接注射自体成纤维细胞和骨髓基质细胞可明显促进愈合,提高愈合组织的牵张强度。对于细胞成分的选择,以往多集中于成纤维细胞和表皮细胞,但考虑到细胞培养周期和移植后的免疫排斥反应,近来干细胞的研究受到了广泛的重视,特别是存在于多种成体组织中的多能干细胞具有很强的增殖潜能和向多种组织细胞分化的能力,是组织修复细胞的理想来源。

采用骨髓间充质干细胞(bone marrow mesenchymal stem cell,BMMSC)移植可促进放创复合伤创面愈合以及造血功能恢复。将表达人血小板衍生生长因子 A(human platelet-derived growth factor A,hPDGF-A)和人 β 防御素 2(human beta-defensin 2,hBD2)的骨髓间充质干细胞给予放创复合伤大鼠后,伤口的愈合速度明显加快,肉芽组织生长成熟和皮肤附件重建明显加快。另有文献报道,将表达 hPDGF-A 的皮肤移植物(cultured cutaneous substitute,CCS)移植到放创复合伤小型猪背部局部创面后,创面愈合速度明显加快,创面肉芽组织生长及重上皮化过程加快,毛细血管数量增多,胶原蛋白的含量增加,表明表达 hPDGF-A 的 CCS 对放创复合伤的愈合具有促进作用。还有实验表明,携带人肝细胞生长因子(hepatocyte growth factor,HGF)基因的重组质粒通过促进伤口区肉芽组织的生长、成纤维细胞增生和毛细血管的生成及促进表皮角质层的形成和重上皮化过程,促进伤口愈合。

除此之外,我国学者首次采用 5-溴脱氧尿苷(5-bromodeoxyuridine, BrdU)长时标记滞留细胞(label-retaining cell, LRC)和辐射抗性筛选技术,发现皮肤真皮和创面组织中存在具有干细胞特性的细胞亚群。通过连续 BrdU 标记并检测 LRC 的方法,发现在创面愈合后肉芽组织中仍能够检测到 BrdU 阳性的 LRC,然而在正常的小鼠真皮组织中未检测到 LRC(图 4.3),提示创伤激活了局部真皮干细胞并参与肉芽组织的形成。此外,全身移植真皮干细胞实验表明,静脉输注的真皮干细胞可偏向性分布于损伤较重的皮肤创面和骨髓,并可明显促进创面愈合,对放射复合伤具有整体救治作用,显著提高存活率。进一步比较放射复合伤小鼠皮肤创面肉芽组织来源细胞(granulation tissue-derived cell, GTC)与骨髓间充质干细胞(bone marrow mesenchymal stem cell, BMMSC)发现,辐射后的肉芽组织细胞增殖能力、集落形成能力明显强于 BMMSC,说明放创复合伤 GTC 较 BMMSC 有更强的辐射抗性(图 4.4)。此外,GTC 较 BMMSC 容易收集,且具有干细胞自我更新和多向分化潜能等特征。GTC 有可能作为放射复合伤治疗的潜在干细胞来源,值得进一步研究。

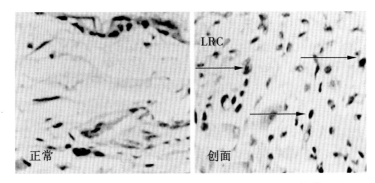

图 4.3　伤后 15 d 正常皮肤、创面肉芽组织 BrdU 阳性的 LRC

(BrdU 免疫组化染色,×40)

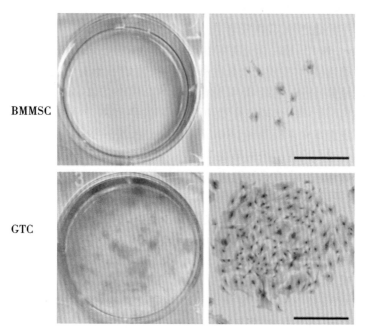

图 4.4　放射复合伤 GTC 集落形成能力优于 BMMSC

（瑞氏–吉姆染色，×200）

　　干细胞疗法在放射性难愈创面的治疗中已经显示出了良好前景。2005 年,在智利发生的一起放射性事故中,一名工人在不知情的情况下携带了一个放射源。据估计,这名工人最直接暴露部位——左侧臀部受到 1 600 Gy 的累计辐射,导致大量皮肤溃疡和严重的皮下组织损伤,被转移到巴黎 Armees Percy 医院接受治疗。通过向患者受照局部注射自体骨髓来源的 MSC 显著减轻其疼痛,控制病情恶化,并最终促使患者的最大病变部位在 90 d 内完全愈合。2007 年,另一起发生在塞内加尔的事故中,受害者遭受到严重的骨髓辐射损伤,并合并皮肤放射性损伤。通过向患者皮肤损伤局部注射骨髓 MSC,使疼痛反应减轻、皮肤溃疡完全愈合,并且受损皮肤、肌肉和骨骼的功能也得到明显改善。在我国[192]Ir 源放射事故患者救治中,使用人脐带间充质干细胞(human umbilical cord mesenchymal stem cell,hUC-MSC)和脂肪干细胞进行局部伤口修复,在一定程度上促进急性放射性皮肤损伤创面的修复。

4.3.8 脂肪干细胞移植在放射性难愈创面治疗中的应用病例

【典型病例4.1】

(1)**简要病史** 患者男性,43岁,工业探伤操作员。2016年10月25日晚20:30至26日凌晨3:30在操作间工作时,因自身误操作,辐射报警装置关闭,反复多次在探伤机工作状态下进入曝光室,且未佩戴个人剂量计。操作过程中用右手拇指、示指、中指持曝光头,曝光头内装有^{192}Ir放射源(放射源活度为$8.14×10^{11}$ Bq),每次操作时间为2~3 min,共进入曝光室数十次,总时间约为2 h。受照后3 d右手拇指、示指、中指皮肤发红,轻度压痛,后红斑范围逐渐扩大;受照射12 d右手示指出现水疱,右手拇指及中指出现红肿,伴有烧灼样疼痛及麻木感,手指活动度差,后水疱范围不断扩大,无渗出液,无破溃。患者自行涂用"风油精",用餐巾纸包裹创面,直至受照射21 d后才来院就诊,此时可见右手示指远端指节及第2指节掌面、桡侧面及背面均被一直径约5 cm大小水疱覆盖,周边见红肿,无破溃及渗出液,右手拇指及中指可见红肿,部分皮肤可见色素沉着(图4.5A、B)。

(2)**临床诊断** 右手示指三度急性放射性皮肤损伤;右手大拇指及中指二度急性放射性皮肤损伤。

(3)**治疗经过** 患者入院时全身情况良好,局部可见右手示指远端指节及第2指节掌面、桡侧面及背面均被水疱覆盖,张力较大,压痛明显,伴周围皮肤红肿、色素沉着。治疗上,全身治疗包括止痛、抗感染、补充维生素、增强免疫功能、改善微循环等对症支持治疗,并给予适当的心理疏导。局部治疗予以维生素B_{12}湿敷、穿刺引流减压、清创以及自身大腿脂肪干细胞移植治疗,以减轻炎症反应及促进组织的再生和修复。脂肪干细胞移植为主要治疗措施,具体操作如下:受照射后 22 d 抽取患者自体大腿脂肪,共收集 12 ml;收集的脂肪组织颗粒经过胶原酶或者胰酶消化、过滤、振荡离心后获得血管基质组分(stromal vascular fraction,SVF);SVF 通过直接离心法纯化后获得脂肪干细胞(adipose-derived stem cell, ASC);在右手示指清创部位注射分离后的 SVF 及 ASC,共 2 ml,皮下注射;敷以无菌敷料,加压包扎。上述操作之后,常规予以创面换药、抗感染、营养神经、改善末梢循环等治疗。经过 2 个月治疗后患者右手示指伤口愈合出院,局部创面恢复良好,末梢血运可,感觉正常(图 4.5C、D)。

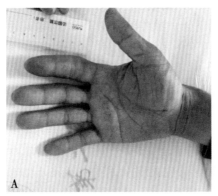

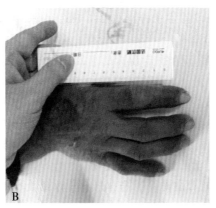

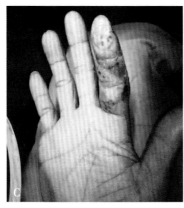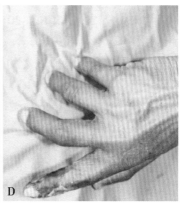

图 4.5　患者受照及治疗后手部情况

A、B. 受照射后半个月手指情况　C. 脂肪干细胞移植后 1 周右手示指情况

D. 出院时右手示指伤口愈合,出现色素沉着

（王　钰　谭　旭　刘玉龙　王优优　余道江　史春梦）

参考文献

[1] 程天民,冉新泽. 合并放射损伤的创伤难愈与促愈研究的进展与思考[J]. 中华放射医学与防护杂志,2002,22(3):145-148.

[2] 刘聪,李宏,李蓉,等. Ghrelin 对放烧复合伤大鼠的救治作用[J]. 第三军医大学学报,2014,36(3):213-216.

[3] 冉永红,高继宁,卢丙慧,等. 放创复合伤创面难愈机制及治疗的研究进展[J],2018,38(11):874-880.

[4] 史春梦,程天民. 放射损伤对创面愈合的影响[J]. 国际放射医学核医学杂志,2005,29(1):30-32.

[5] 冉新泽,程天民,林远,等. 全身放射损伤影响皮肤创伤愈合的剂量效应研究[J]. 中华放射医学与防护杂志,2002,22(3):149-152.

[6]冉新泽,赵新吉.全身辐射对创伤后皮肤愈合的时间效应研究[J].中国临床康复,2002,6(14):2070-2071.

[7]史春梦,程天民,屈纪富,等.神经生长因子同时促进放创复合伤小鼠创面愈合和造血恢复的实验研究[J].中华放射医学与防护杂志,2002,22(3):160-162.

[8]唐爱玲,叶楠,赵清,等.新型血小板源生长因子对放创复合伤大鼠创面的促愈作用[J].第三军医大学学报,2015,37(5):392-397.

[9]WANG Z B,ZHANG Y,LIU Y Q,et al. Bcl-xL overexpression restricts gamma-radiation-induced apoptosis[J]. Cell Biol lnt,2006,30(1):15-20.

[10]MAXSON S,LOPEZ E A,YOO D,et al. Concise review:role of mesenchymal stem cells in wound repair[J]. Stem Cells Translational Medicine,2012,1(2):142-149.

[11]CUN Y F,XIA G W,FU X B,et al. Relationship between expression of Bax and Bcl-2 proteins and apoptosis in radiation compound wound healing of rats[J]. Chin J Traumatol,2003,6(3):135-138.

[12]KIANG J G,ANDERSON M N,SMITH J T. Ghreelin therapy mitigates bone marrow injury and splenocytopenia by sustaining circulating G-CSF and KC increases agter irradiation combined with wound[J]. Cell Biosci,2018,8(1):27.

[13]KIANG J G,ZHAI M,BOLDUC D L,et al. Combined therapy of pegylated G-CSF and alxn 4100 TPO improves survival and mitigates acute radiation syndrome agter whole-bodyionizing irradiation alone and followed by wound trauma[J]. Radiat Res,2017,188(5):476-490.

[14]MA Q,CAI J L,PAN X J,et al. Effects of neuro-immuno-modulation on healing of wound conbined with local radiation injury in rats[J]. Chin J Traumatol,2017,20(5):270-274.

［15］WANG Z W, CHEN Z L, JIANG Z Y, et al. Cordycepin prevents radiation ulcer by inhibiting cell senescence via NRF2 and AMPK in rodents［J］. Nat Commun, 2019, 10(1):2538.

5　痛风创面管理与新技术应用

5.1　概述

痛风(gout)是一组慢性嘌呤代谢障碍所导致的异质性疾病。其特点是尿酸生成增多或排除减少致血尿酸水平持续升高,进而发展成尿酸盐沉积于关节、滑膜、骨、软骨以及其他软组织引起痛风性关节炎、痛风性肾病、痛风石(tophus)等疾病。

5.1.1　痛风及痛风石形成的机制

5.1.1.1　痛风形成的机制

痛风是由持续性的高尿酸血症所导致的。原发性的高尿酸血症其发病机制有两方面:①黄嘌呤氧化酶活性增高,磷酸核糖焦磷酸合成酶功能亢进,二者都使得体内尿酸生成增多超出了肾小管分泌尿酸的阈值,血尿酸升高。而次黄嘌呤-鸟嘌呤磷酸核糖转移酶缺陷,腺嘌呤磷酸核糖转移酶缺陷引起嘌呤转移受限亦使得嘌呤代谢异常,血尿酸升高。②多种原因引起的肾小管分泌尿酸功能障碍,使尿酸排出减少导致高尿酸血症。继发性高尿酸血症则是由某些血液病、肿瘤放化疗等引起的尿生成过多以及慢性肾病引起的肾小管分泌尿酸减少而导致的。随着高尿酸血症的持续、慢性的发展,尿酸盐结晶沉积于关节、滑膜、骨、软骨以及其他软组织,发生了关节炎等疾病时则称之为痛风(图5.1)。

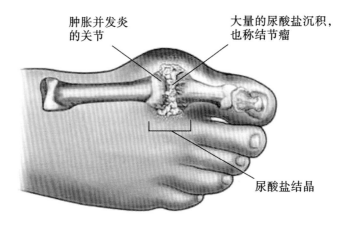

肿胀并发炎
的关节

大量的尿酸盐沉积，
也称结节瘤

尿酸盐结晶

图 5.1　尿酸盐结晶沉积于关节、滑膜、骨、软骨示意

5.1.1.2　痛风石形成的机制

　　目前没有准确而清晰的定义,多数学者描述为:痛风石是单钠尿酸盐结晶沉积引起周围组织反复发作的慢性肉芽肿样反应,在沉积的组织中呈结节样或结石样改变。其镜下结构为:中心成分为尿酸盐晶体,最外层是纤维血管层,中间层是细胞成分。痛风石的形成机制目前尚不十分清楚,可能与以下因素有关:①中性粒细胞外网状陷阱(neutrophil extracellular traps, NETs)可能促进了痛风石的形成,因为痛风石中含有多种促炎因子和蛋白质,如 IL-1β、TNF-α、IL-6、炎症反应蛋白等,这些因子可能诱导中性粒细胞形成 NETs。在 NETosis(NETs 形成过程)受损的患者中,单钠尿酸盐结晶可以诱导炎症介质的不断产生,导致持续的炎症反应。②巨噬细胞参与吞噬单钠尿酸盐结晶,导致炎症反应慢性化,可能有助于痛风石的形成。③痛风石的形成可能与遗传因素有关,多位学者的研究报道显示,次黄嘌呤磷酸核糖转移酶,TGF-β_1、SLC_2Ag 基因与痛风石的形成有关。④还有学者研究发现女性及老年患者易患痛风石,这可能是因为痛风石的形成与性激素有关。这一关系有待于进一步研究(图 5.2)。

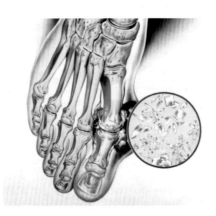

图5.2 痛风石示意

5.1.2 痛风石的流行病学及好发部位

痛风创面是由痛风石所导致的,而痛风石是痛风患者经历慢性、长期的或反复发作的高尿酸血症典型的、特异性的临床表现。资料显示,我国普通人群中高尿酸血症患病率约为 10% ,痛风患病率约为 0.84% ,而美国的成人痛风患病率为 3.9% 。在痛风患者中有 12% ~15% 的患者会罹患痛风石。随着痛风的病程延长,痛风石的发病率也逐步增高:5 年为 30% ,10 年为 50% ,20 年可以达到 75% 。最终表面皮肤破溃,形成溃疡或窦道,从而导致痛风创面经久不愈。

痛风石是痛风创面的病理生理学基础,痛风石好发部位亦即痛风创面的好发部位。根据目前的临床及研究资料,痛风石(尿酸盐结晶)在下肢易发生于足、踝、膝部关节,在上肢易发生于手、腕、肘部关节部位,其中以第 1 跖趾关节最常受累;其他如耳部、皮下等全身多处都可以见到,但相对发病率较低。因此临床上所见到的痛风创面大部分发生在四肢,尤其以下肢为多见(图 5.3)。

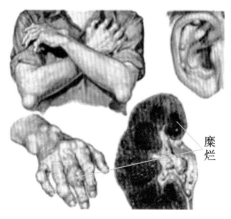

糜烂

图5.3　痛风石好发部位

5.1.3　痛风创面的形成机制

痛风创面是痛风石的晚期临床表现,亦可以理解为痛风或痛风石的并发症。对于砂粒样的痛风石或较小体积的痛风石,没有并发症的存在且血尿酸水平接近正常的患者可以通过内科规范化治疗使痛风石进一步缩小。如果早期未能对症治疗或未能进行规范化内科治疗,甚至未能采取相应的预防措施,如合理饮食、控制相关疾病及相关药物应用等,尿酸盐结晶持续不断地沉积,造成沉积部位及周围长期的尿酸盐化学刺激和侵蚀,以及痛风石的机械压迫和磨损,使皮肤的完整结构受到破坏,皮肤的弹性和牵拉耐受性下降,从而使结节表面的皮肤越来越菲薄,最终导致破溃,形成痛风创面。若合并有外源性的感染,进而形成化脓性慢性病灶。另一方面,虽然没有大的痛风石存在,广泛而密集的砂粒样的痛风石使得受累关节反复出现发作性关节炎,若因多种原因的细菌侵入,如表皮受损、一过性菌血症等,随之发展成化脓性关节炎等亦可出现痛风创面(图5.4)。

119

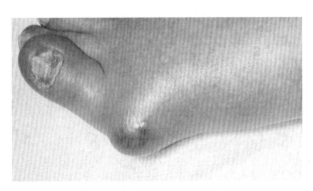

图5.4 痛风石导致化脓性关节炎发生痛风创面

5.2 痛风创面的临床表现及诊断

5.2.1 临床表现

5.2.1.1 症状和体征

痛风创面与其他急、慢性创面在肉眼上没有明显区别。早期由于痛风石的机械压迫、磨损等出现的痛风创面会有白色颗粒状物溢出,这是不同于其他创面的特征性表现;创面周围有明显红肿、疼痛明显,受累的关节等部位活动受限,但无脓性分泌物出现。因为创面流出物中含有尿酸盐,其有抑菌作用,所以早期无感染、脓液。随着时间的推移,早期创面未能得到及时处理或处理不规范,受到细菌侵入后会合并有感染,有脓性分泌物。分泌物的性状随不同的细菌感染而表现各异(图5.5)。

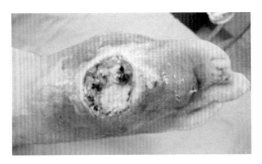

图5.5 痛风创面

5.2.1.2 辅助检查

（1）实验室检查 血常规检查可以反映出创面炎症情况。当白细胞计数大于 $1.0×10^9$/L 时说明创面可能合并有细菌感染。血尿酸检查，以明确是否有高尿酸血症；当男性血尿酸值大于 416 μmol/L，女性血尿酸值大于 357 μmol/L 时，可明确有高尿酸血症。创面分泌物检查：创面分泌物（或者是开放的关节腔、窦道等流出物）检查发现有尿酸盐结晶可以明确痛风创面的诊断。关节腔或窦道流出物进行旋光显微镜检查发现白细胞内有双折光现象的针形尿酸盐结晶亦可明确诊断。另外，创面分泌物做细菌培养等相应的检查明确是否有痛风创面合并感染，是何种细菌感染。生化检查、出凝血功能检查、尿常规检查等有助于患者全身情况的综合评估，为痛风创面的综合治疗提供参考。

（2）影像学检查 痛风创面是伤在其表、病在其深，体表看上去是伤口、创面或是窦道，实际上创面的深部才是导致创面的根源，因此有必要对此深处进行深入的检查。

1）X 射线检查：对创面部位的 X 射线检查可以见到痛风创面部位软组织或骨质内的包块伴有局部的骨质破坏或有骨赘形成，在骨软骨缘邻近关节的骨质可有圆形或不整齐穿凿样透亮缺损，这是尿酸盐侵蚀骨质所致，为痛风的 X 射线特征（图5.6）。

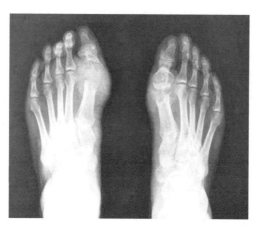

图 5.6　痛风的 X 射线检查

2）超声检查：痛风创面部位超声检查可以探测创面深部的尿酸盐结晶在软骨表面的沉积情况，亦可探及创面周围的血管情况，为处理创面及清除结晶做准备。单钠尿酸盐结晶在软骨上的超声特征性表现是高回声不规则带（双边征），其诊断的敏感性为 65%，特异性为 80%。

3）磁共振成像（MRI）检查：创面部位的 MRI 检查可以发现痛风石和骨质破坏，可以发现滑膜增厚以及创面周围软组织水肿情况。

4）计算机断层成像（CT）：CT 对痛风创面部位痛风石的鉴别效果较好，尤其是痛风创面位于关节部位致关节腔开放时，CT 评价关节内部的痛风石方面优于 MRI 和超声检查，特别是近年来双能量 CT 广泛应用于临床。有研究报道，双能量 CT 成像能够准确显示尿酸盐结晶的沉积，这有利于临床治疗判断痛风创面部位尿酸盐结晶是否去除干净（图 5.7）。

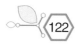

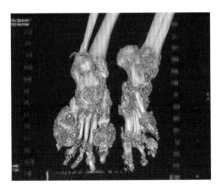

图 5.7　双能量 CT 成像显示尿酸盐结晶

5.2.2　诊断

　　痛风创面的诊断一般并不困难，从病史看，患者有高尿酸血症或有痛风的病史。如果患者有明确的痛风石的诊断，并且创面发生在痛风石的好发部位，基本可以诊断为痛风创面。但有少数患者没有痛风发作过，也没有高尿酸病史的，因皮肤破溃、感染而首次就诊的，就需要进行进一步的检查确诊，因为痛风创面虽然也是一种慢性难愈创面，但有自身的特点和处理方法，有别于其他各种难愈创面，必须明确诊断，才能进行针对性治疗。

5.3　痛风创面的治疗

　　痛风创面是慢性难愈创面的一种，既有其他感染性创面的类似性质，又有创面基底（或称之为创面床）含有大量异物的自身特点。任何单一的治疗方法都难以得到满意的疗效，采取综合性的治疗方案才是治愈痛风创面的最理想的方法。

5.3.1　传统的换药方法联合新材料的应用

　　这种处理方法仅适用于浅层的痛风创面，即皮下痛风石破溃后

5

形成的痛风创面与关节腔以及其他腔隙无相通的。在降尿酸、抗炎等内科规范化治疗的同时对创面进行处理,每次换药时清除坏死组织及尿酸盐结晶,用 37 ℃、1.5% 碳酸氢钠溶液进行反复冲洗以利于尿酸盐结晶的溶解,最后用过氧化氢溶液(双氧水)和生理盐水冲洗 2 遍使创面基底部残留的尿酸盐结晶减少。根据每次换药创面的进展情况选择不同的材料覆盖创面。①早期痛风创面渗出液大部分比较黏稠,创面周围炎症反应明显,周围组织有明显的水肿,这一阶段选用消炎、消肿,引流作用好的材料,如高渗盐水敷料[美盐(mesalt)]等,亦可用优拓 SSD 这一类既有引流效果好,又有消炎作用的材料覆盖创面。②通过上述处理,痛风创面渗出物稀薄,渗出量减少,可在换药时改用亲水性纤维敷料或藻酸盐类敷料(如爱肤康、aguacel 等)。③当创面基底部肉芽开始生长、创面清洁时,可选用成纤维细胞生长因子(FGF)及表皮生长因子(EGF)等促进肉芽组织生长及创面周围的表皮生长。痛风创面基底条件差,相对于其他创面来说血运较差,细胞再生能力弱,必须通过医源性的干预,提供创面适合的生长环境,提供组织再生的条件。不同创面,不同时期,选择不同的药物和材料,通过综合处理,才能使得痛风创面早期愈合。

5.3.2　外科手术治疗及新技术应用

外科手术是治疗痛风创面的主要治疗手段。通过外科手术清除坏死组织,清除尿酸盐结晶,术中彻底清洗,术后充分引流,使得创面清洁。通过皮肤移植、皮瓣转移、直接缝合等多种方法封闭创面,使痛风创面尽快愈合。

5.3.2.1　术前、术后处理

痛风创面是由痛风发展而引起的,大多数患者都经历了漫长的痛风病过程,可能会伴有其他合并症或并发症,因此患者入院要进行全面的检查、检验评估患者的一般情况及手术的风险性。排除手术及麻醉禁忌证。动态监测血尿酸水平,必要时请内科代谢疾病专业医师协助诊治。临床常规方法是:尿酸水平正常的患者术前可加用降尿酸药物治疗 3 d 后进行手术,尿酸水平升高的患者应在尿酸降至正常或接近正常水平后进行手术。术后继续进行降尿酸治疗。必要时给予非甾体抗炎药,防止手术、麻醉及其他因素引起的痛风发作。

5.3.2.2 手术清创缝合术

对早期痛风创面,无明显污染、感染的,如果痛风石侵蚀的范围不广泛,未侵犯关节腔、软骨及骨质的可行一期彻底清创,切除坏死组织,彻底清除尿酸盐结晶,伤口可以一期直接缝合。但术中应注意用 37 ℃、1.5% 碳酸氢钠溶液及过氧化氢溶液、生理盐水反复冲洗,术后放置引流。当然,尿酸盐结晶的沉积大多是弥散性的,一期未必能够彻底清除,加之多数创面都会有污染或伴有感染,不能在清创后一期缝合,目前临床多采用清创后加用负压封闭引流装置行负压封闭引流。一方面可以充分引流出残留的尿酸盐结晶,又可以密封创面,防止交叉感染,同时还可以进行负压下灌洗,灌洗液可根据创面情况、细菌学情况选用,1.5% 碳酸氢钠、生理盐水、外用的抗菌药物等;另一方面可以改善和促进局部血液循环,减轻创面周围组织水肿,促进肉芽组织生长。待创面清洁后拆除负压装置,再进行二期缝合封闭创面。

5.3.2.3 手术清创负压封闭引流、皮肤移植或皮瓣转移术

痛风创面皮肤有较大缺损或创面累及关节、骨、软骨、肌腱等重要组织时,一次外科手术清创未必能使坏死组织、痛风石清除干净,需多次清创,反复负压封闭引流,这样可以避免一次性过度清创而损伤重要组织,做到精准清创,尽量减少组织损伤。如果痛风创面只是较大皮肤缺损而深部重要组织没有涉及,可以在肉芽组织生长良好后进行皮肤移植修复痛风创面,根据创面所在部位和功能,以及美学需求的不同可以区别对待,移植自体刃厚皮、中厚皮或全厚皮,也可以行人工真皮结合自体表皮移植。如果患者痛风创面涉及踝关节、肘关节、腕关节、跟腱等重要部位并有骨、关节或肌腱暴露,通过清创负压封闭引流后则需要进行皮瓣转移修复创面。皮瓣选

择要根据需求,总的原则是:简单实用,即能用随意皮瓣不用轴型皮瓣,能用轴型皮瓣不用游离皮瓣(图5.8~图5.11)。

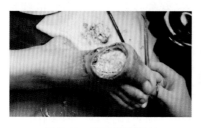

图5.8　痛风创面清创

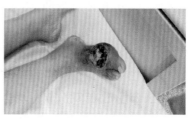

图5.9　痛风创面清创后

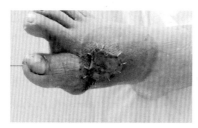

图5.10　痛风创面植皮

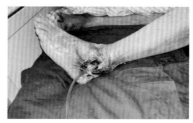

图5.11　创面负压封闭引流

5.3.2.4　关节镜手术

关节镜手术是常见的微创手术,应用在痛风创面,主要是创面涉及大关节(如膝关节、踝关节等)且与创面相通,且或合并有化脓性关节炎。另外,痛风创面形成的窦道也可以应用关节镜。关节镜通过痛风创面与关节相通处进入关节,可对关节腔进行冲洗,去除关节滑膜、软骨等处尿酸盐结晶,亦可摘除大的痛风石,去除坏死组织,可以起到组织损伤小、精准清创的效果。而关节镜对于痛风创面窦道的检查、清创、去除坏死组织等不用做另外手术切口,损伤小,定位准确。当然,关节镜手术也受到局限,如跖趾关节、掌指关节、指(趾)间关节等小关节,镜子无法进入,无法进行关节镜手术。

5.4　痛风创面的护理要点

目前对于痛风创面的分级创面护理还没有共识和指南,对于痛风创面的患者可参考糖尿病足溃疡创面 Wagner 分级法进行创面评估,对不同的痛风创面进行分级护理。

(1)一般护理　应重视对患者疼痛、患肢血运情况、创面情况进行动态观察、评价。适时调整患肢体位,促进患肢回流,减轻水肿,改善患肢疼痛及血液循环。

(2)饮食指导护理　对患者进行宣教,指导患者低盐、低脂、低嘌呤饮食,严格禁酒、禁烟。根据患者是否有其他伴发疾病及并发症制订每位患者的个性化食谱。

(3)心理护理　痛风创面的患者大多经历了痛风病的漫长历程,而且急于改善病情,常会有失望感或情绪不稳定,因此日常护理中应给予心理疏导,使其增强信心,积极配合治疗,使治疗方案最优化,疗效最大化。

(4)创面护理　痛风创面由于长期受痛风石的挤压,局部血液循环差、分泌物多、渗出量大,护理时应保持创面周围清洁,及时更换潮湿敷料以及床单。及时观察创面引流情况、引流量、颜色等性状。动态观察创面的变化,以便医护及时处理。

(5)健康教育　在患者痛风创面逐步趋好时,要嘱患者逐步增加活动,制订合理的功能锻炼方案,避免在创面愈合后出现关节活动障碍。在创面愈合后应注意创面保护。出院时提示患者定期随访,亦可开通医生、护士、患者院外联系的微信平台,便于延续性护理。也可定期发布痛风相关医疗保健知识,指导患者自我管理,防止痛风创面复发。

5.5　痛风创面的预防

对于痛风创面以及痛风石的患者来说,痛风创面预防的重要性远大于痛风创面的治疗,预防应是第1位的。痛风创面来源于痛风和痛风石患者,系统而规范化地防治痛风及痛风石是有效防止痛风创面发生的最重要环节。

(1)合理饮食 减少高嘌呤类食物的摄入,如海鲜、动物内脏、啤酒等。这些食物的摄入量与血尿酸水平呈线性关系,而且会诱发痛风发作。

(2)控制痛风发作 痛风的反复发作会加快痛风石的生成,而痛风石则是痛风创面的病理基础。

(3)早期处理痛风石 主要针对一些好发痛风创面的部位的痛风石,如第1跖趾关节、掌指关节、跟腱等部位。这些部位痛风石表浅、突出皮肤表面、皮肤张力较大,而且易受挤压及摩擦,最容易出现痛风创面。国内有部分临床资料显示,当痛风石直径大于1 cm时主张手术切除,以防止破溃形成创面。

(4)控制易引起高尿酸血症的药物并积极治疗相关疾病 如糖尿病、肾功能不全、高血压等这些疾病都可以伴发痛风。一些药物如利尿剂、糖皮质激素、胰岛素等都可引起尿酸排除减少使痛风发作,发作越频繁,出现痛风石和痛风创面的概率越大。

(5)积极治疗痛风性关节炎 保护痛风石部位的皮肤勿受损伤也是防止痛风创面的重要措施。

(方林森 闵定宏 郭光华)

参考文献

[1]王吉耀,廖二元,胡品津.内科学[M].北京:人民卫生出版社,2003.

[2]刘湘源.难治性痛风石性痛风的治疗[J].中华临床医师杂志(电子版),2008,2(6):619-623.

[3]邹和建,姜林娣.2012年美国风湿病学会痛风治疗指南评析[J].内科理论与实践,2012,7(6):458-460.

［4］王振兴,杨光,张巨,等. 老年手部痛风石患者 25 例手术治疗的疗效［J］. 中国老年学杂志,2012,32(9):1920-1921.

［5］LEE S J,NAM K I,JIN H M,et al. Bone destruction by receptor activator of nuclear factor κB ligand-expressing T cells in chronic gouty arthritis［J］. Arthritis Research and Therapy,2011,13(5): R164.

［6］HOLZINGER D,NIPPE N,VOG T,et al. Myoloid-related protein 8 and 14 contribute to monosodium urate monohydrate crystal-induced inftammation in gout［J］. Arthritis Rheumatol,2014,66(5):1327-1339.

［7］SCHAUER C,JANKO C,MUNOZ L E,et al. Aggregated neutrophil extracellular traps limit inflammation by degrading cytokines and chemokines［J］. Nature Medicine,2014,20(5):511.

［8］LAHAYE C,AUGE F,SOUBRIER M,et al. New mutation affecting hypoxanthine phosphoribosyltransferase responsible for severe tophaceous gout［J］. The Journal of Rheumatology,2014,41(6):1252-1254.

［9］HOLLIS-MOFFATT J E,GOW P J,HARRISON A A,et al. The SLC2A9 nonsynonymous Arg 265 His variant and gout:evidence for a population-specific effect on severity［J］. Arthritis Research and Therapy,2011,13(3):R85.

［10］CHANG S J,CHEN C J,TSAI F C,et al. Associations between gout tophus and polymorphisms 869T/C and-509C/T in transforming growth factor beta1 gene［J］. Rheumatology,2008,47(5):617-621.

［11］FORBESS L J,FIELDS T R. The broad spectrum of urate crystal deposition:unusual presentations of gouty tophi［J］. Seminars in Arthritis and Rheumatism,2012,42(2):146-154.

［12］KASPER I R,JURIGA M D,GIURINI J M,et al. Treatment of tophaceous gout:when medication is not enough［J］. Seminars in Arthritis and Rheumatism,2016,45(6):669-674.

[13] DALBETH N, POOL B, GAMBLE G D, et al. Cellular characterization of the gouty tophus: a quantitative analysis [J]. Arthritis & Rheumatism, 2014, 62 (5):1549-1556.

[14] BOLZETTA F, VERONESE N, MANZATO E, et al. Chronic gout in the elderly [J]. Aging Clinical and Experimental Research, 2013, 25 (2):129-137.

[15] OGDIE A, TAYLOR W J, WEATHERALL M, et al. Imaging modalities for the classification of gout: systematic literature review and meta-analysis [J]. Ann Rheum Dis, 2015, 74 (10): 1868-1874.

[16] NICOLAOU S, YONG-HING C J, GALEA-SOLER S, et al. Dual-energy CT as a potential new diagnostic tool in the management of gout in the acute setting [J]. AJR Am J Roentgenol 2010, 194 (4):1074-1078.

[17] KRISHNAKUMAR R, RENJITKUMAR J. Tophaceous gout of the spine masquerading as spondylodiscitis [J]. Indian Journal of Medical Research, 2013, 137 (3):566-567.

6 结核性创面的管理与新技术应用

6.1 概述

目前,针对由结核分枝杆菌(mycobacterium tuberculosis, MTB)引发的创面在国际和国内医学界尚无标准性概念。贾赤宇团队根据创面形成的最初原因,结合最终的临床特点,提出结核性创面的概念,即由结核分枝杆菌侵犯机体局部组织,导致受侵部位或邻近的皮肤及皮下软组织坏死,最终导致皮肤破溃形成的创面。结核性创面属于大概念,泛指因结核分枝杆菌引发且最终导致的创面。

临床常见的结核性创面类型是淋巴结核、骨结核因病灶菌扩散至周围组织及皮肤导致。皮肤结核是结核分枝杆菌侵犯皮肤,若一旦形成创面,也属于结核性创面范畴。

结核性创面大多属于散发,加上误诊、漏诊及就诊科室分散和不确定等因素,导致学术界对结核性创面的关注度一直较低,针对结核性创面的研究如流行病学资料、诊断标准、换药流程和方法以及外科干预性研究(如手术适应证、手术时机、手术方法)等,国内外均鲜见报道。国内对于此类疾病多以内科诊治为主,尚未见到有关结核性创面的系统性研究报道。分析其缘由:①相比其他常见的创面类型而言,结核性创面发病率较低,人们对其重视程度偏低;②对人类造成的危害较轻,发展也较为缓慢,且很多情况下不能及时确诊,往往被误认为是普通性质的创面;③动物模型的复制非常困难,相应的基础研究不易进行;④结核分枝杆菌具有一定的传染性,人们对结核分枝杆菌存有一定的畏惧心理,研究环境的防护条件要求很高,需要达到国家要求的标准化实验室条件。因此多年来,结核性创面的研究几乎是空白。

6

结核性创面的动物模型的建立是研究结核性创面形成原因、规律及发生、发展机制的必要基础。实验动物首先要对结核分枝杆菌易感,具备与人类相似的免疫系统,可以形成与人类结核性创面相似的病理改变;其次,结核性创面动物模型的选择也要考虑实验室生物安全问题,需要达到国家要求的标准化实验室条件。基于以上要求,能满足条件的动物非常有限。

目前,结核性创面的研究仍然处于刚刚起步阶段,结核性创面的动物模型目前仍不够成熟和稳定,与临床实际可能还是有一定差距。虽然结核性创面动物模型还存在一些问题,但就目前实际来看,海分枝杆菌感染斑马鱼模型在结核性创面相关分子机制的研究潜力不可小觑,可以找到与结核性创面发病相关的基因及转录表达途径,进而发现结核性创面治疗相关的靶基因、靶蛋白,使得结核性创面的生物靶向治疗成为可能。

今后的发展趋势应该是应用高频超声、CT 扫描及磁共振成像无损伤的实时成像(三维重建可精确显示创面的位置、大小、形态、内部结构以及与周围结构的关系),同时在基础研究方面,对结核性创面的发生及发展机制进行系统的深入研究。

6.2　流行病学

结核病(tuberculosis,TB)由结核分枝杆菌复合群感染引起。近年来,结核病已被世界卫生组织(WHO)列为主要感染性疾病,每年感染结核分枝杆菌的人数达到 800 万人。2015 年全世界约有 1 040万新发结核病病例,有 140 万人死于结核病,另外有 40 万人死于结核病/人类免疫缺陷病毒(human immunodeficiency virus,HIV)的双重感染。

在我国,结核病疫情同样严重。全国第 5 次结核病流行病学抽样调查报告显示,我国结核病年发病患者约为 130 万人,占全球结核病发病总数的 16% 左右,2015 年新发结核患者数约 92 万,仅次于印度(284 万)和印度尼西亚(102 万),位居全球 22 个结核病高负担国家第 3 位。其中肺外结核（extra-pulmonary tuberculosis, EPTB）占 10% 以上。

在 EPTB 中,周围淋巴结结核,骨、关节结核,皮肤结核,胸壁结核等可因结核分枝杆菌感染,引起皮肤、皮下及软组织、骨、关节等组织损害,最终导致伤口及创面形成结核性创面。有关研究称,我国每年约 10 万患者因结核分枝杆菌引起机体皮下及皮肤软组织损害,部分形成结核性创面。我国近年来糖尿病（diabetes mellitus, DM）患者合并 TB 发病率居世界首位。可以预见,结核性创面的发病率将进一步增加。

由于结核性创面发病隐匿、进展缓慢、误诊及漏诊率高,患者就诊时多已形成窦道型结核性创面。窦道型结核性创面大多散发且就诊科室分散,导致学术界对其关注度低,国内外均鲜见报道。目前,国内对于此类疾病多以内科诊治为主,对结核性创面的研究较少。

因此,对结核性创面进行标准的流行病学调查,对结核性创面进行更加深入性的研究,如诊断标准的建立、治疗的规范化流程以及治疗方法及方案的优化等,同时采用动物模型针对其发病机制进行深入研究,对其诊断治疗非常重要。进行这些工作的目标是提高结核性创面的诊治水平,进一步丰富创面愈合领域知识,为政府制订防控方针政策提供可行性报告。

6.3 发病机制

结核性创面下窦道形成与结核分枝杆菌感染性肌炎有关。目前这种特异性的细菌性肌炎研究尚缺乏。

Chatterjee 等利用果蝇的间接飞行肌（indirect flight muscle, IFM）作为模型,显示肌肉是一种能产生免疫反应的组织。IFM 有缺陷的果蝇无法产生有效的免疫反应,IFM 合成的抗菌肽对于抵抗感染有重要意义。另外,他们还在斑马鱼躯干肌内针刺感染沙门菌 6 h 后,测得促炎因子白细胞介素-1β（interleukin-1β, IL-1β）和肿瘤坏死因子-α(TNF-α)显著升高。

另有研究显示,当小鼠的成肌细胞系和骨骼肌在受到革兰氏阴性菌的脂多糖刺激后出现细胞因子显著增多,因此,细胞因子可能不只是肌肉组织中固有的巨噬细胞分泌的,还有一部分细胞因子是由肌肉产生的。早有研究显示,体能锻炼可以使得肌浆网和肌纤维增生,进而增加肌肉的体积和强度。

而对啮齿类动物进行的研究显示,在感染前增加一段时间的身体运动后,抗感染能力增加,这进一步印证了肌肉在免疫反应中的重要作用,但肌肉在结核分枝杆菌感染中的具体免疫机制还不明确。肌肉细胞属于体内-Ⅰ有核细胞,细胞表面有主要组织相容性复合体-Ⅰ(major histocompatibility complex-Ⅰ,MHC-Ⅰ)分子表达,CD8+T 细胞可以识别被结核分枝杆菌感染的有核细胞,释放含有穿孔素的颗粒。穿孔素聚集在被感染细胞的细胞膜表面,以利于颗粒酶 A 和颗粒酶 B 进入细胞,进而导致被感染有核细胞的分解凋亡。因此肌肉细胞可能是通过上述免疫途径,参与了抗结核免疫反应,但相应的肌细胞会死亡,最终导致肌内窦道形成。

6.4 临床表现与诊断及鉴别诊断

6.4.1 临床表现

6.4.1.1 症状和体征

早期的临床表现及创面形态多样,患者多无全身症状,可伴或不伴有午后低热、消瘦、食欲缺乏、全身乏力及夜间盗汗等结核中毒症状。局部可以有溃疡、窦道、创面有渗出物、术后创面不愈合等多种形式表现,多为单发创面,多发创面相对较少,部分疮口周围皮肤红肿、有压痛。如果处理不当,常引起复发、迁延不愈,形成窦道及慢性溃疡。临床表现常不典型,容易误诊、误治。

因为结核性创面是由结核分枝杆菌感染所致,故在发病后期其创面具有其较为特殊的临床表现:①口小底大,皮肤破溃口一般较小,但皮下组织侵犯范围较大,累及的层次较深(图6.1);②易侵犯骨质,如胸壁结核创面常伴有胸骨的累及,关节附近的创面常伴有骨、关节结核;③常为多条窦道形成,轨迹曲折呈鼠洞状(图6.2),可深达肌肉甚至骨面;④受累组织呈干奶酪样组织坏死,可伴有淡黄绿色脓性分泌物,无明显恶臭气味(图6.3);⑤绝大多数的创面有深部的明确的原发病灶,由于体位的因素,创面部位常较原发病灶位置低。

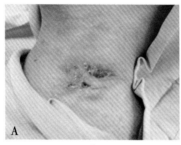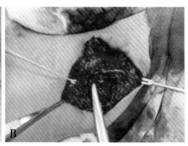

图6.1 颈部结核性创面

A.结核性创面口小底大,皮肤破溃口一般较小　B.术中所见,结核性创面皮下组织侵犯范围较大

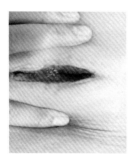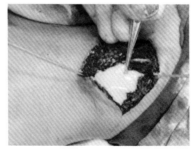

图6.2 腰部创面图　　　图6.3 淡黄绿色脓性分泌物

6.4.1.2 辅助检查

(1)影像学检查　B超和磁共振成像作为首选。近年来,贾赤

宇研究团队尝试利用磁共振成像技术与三维重建软件,对伴窦道的结核性创面进行三维重建,试图实现对其深部形态及解剖毗邻关系的全景式精确展示,初步取得满意的结果,大大方便了个性化手术方案的制订和病情告知。该技术主要分为图像采集、图像分割重建和可视化3个部分:将采集的磁共振图像导入医学三维重建软件中,应用信号识别阈值选取工具依次对炎症组织、窦道、正常肌肉进行图像分割。然后进行三维重建,组织以不同颜色区别显示。重建后的三维图像能清晰地显示结核性创面的深部立体形态,包括炎症组织与正常组织的解剖毗邻关系,窦道的走行及深度,且可进行旋转、平移、缩放等操作,从不同角度观察创面的内部形态。获得的图像详细直观,利于手术团队成员间沟通及制订手术方案,可以在术中减少对周围正常组织的损伤,降低手术风险。同时,三维重建图像直观易懂,也使得医患沟通更加简捷和顺畅(图6.4)。

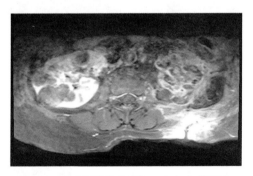

图6.4　MRI(轴位T2W)示多条窦道形成

　　随着数字医学领域近年来的飞速发展,人体组织结构的三维可视化成为现实。通过三维成像技术,人体内部组织的解剖形态可以立体地呈现出来,以便手术医师更好地去观察其毗邻及空间关系,克服了传统方法的诸多缺陷。目前三维重建及三维可视化技术在基础科学研究、临床医师培训、手术方案设计与虚拟手术中都占有很重要的地位。从手术机器人、CT/MRI导航手术、快速成型、三维打印到三维可视化,从术前手术规划模拟、术中支持到虚拟操作与培训,相关技术与临床结合后,将众多领域的外科手术带入一个新时代,具有广泛的应用前景。

MRI 及三维重建软件技术发展较快,但也有缺陷。目前存在的不足是窦道及炎症坏死组织与周围正常组织阈值较为接近,计算机软件不能自动识别配准,图像边缘难以准确分割,主要需手工划分图像及重建,其边界的精确度还有待提高。重建过程烦琐耗时,操作者需要积累较为广泛的医学影像、计算机技术与临床相关知识。要进一步提高三维重建的精确性,有赖于医学三维重建技术的不断研究更新。

(2)病理学检查 结核性创面因为临床症状不典型及表现差异大,常无肺部或其他部位的结核病史,仅通过影像学或细菌学手段难以确诊,需要依靠病理形态学及抗酸染色检查提高诊断的准确性。病理学诊断是结核性创面确诊的重要手段,传统病理学诊断通过大体和镜下观察病灶组织的病理形态学改变来获得诊断结果,具有针对性强、准确性高等特点。根据结核病特殊的病理学形态特点,结核性肉芽肿主要成分为类上皮细胞、朗格汉斯细胞(Langerhans cell)及干酪样坏死。结核结节中心常为干酪样坏死,坏死周围为类上皮细胞,散在多少不等的朗格汉斯细胞,结节外侧为淋巴细胞及少量反应性增生的成纤维细胞。类上皮细胞由巨噬细胞在结核分枝杆菌的菌体脂质的作用下转化而成。朗格汉斯细胞体积大小不一,一般直径为 $100\sim500~\mu m$,细胞核为数个至上百个,呈花环状或马蹄状排列在细胞质的一侧(图6.5)。

肉芽肿结构包括类上皮细胞、朗格汉斯细胞、结核结节和干酪样坏死,出现于病灶的边缘,仔细检查可见结核分枝杆菌等,可与大多数其他感染性疾病及慢性炎症进行鉴别诊断。此外,在标本中找到抗酸杆菌也是结核病病理学诊断的重要依据。

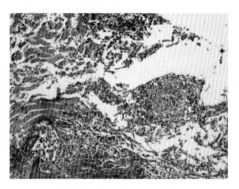

图 6.5　朗格汉斯细胞（HE 染色，×100）

　　结核性创面早期很可能尚未形成创面，病灶标本的获得途径有限，这也是限制病理学诊断应用范围的主要原因。但近年来随着穿刺技术的发展，如 CT 引导下的经皮肺穿刺活检术、超声引导下的针吸活检术等具有精准、微创、风险低等优点，为肺外结核诊断提供了更多的组织标本。对结核性创面、结核性包块或结核性脓肿进行穿刺取病灶组织，镜下图像可见无结构坏死样、上皮样多核巨细胞，见少量淋巴细胞、浆细胞、组织细胞、类上皮细胞。对于结核性创面，早期诊断具有重要意义。若在未形成寒性脓肿之前进行抗结核治疗，使病情得以及时控制，可大大缩短病程。

　　针吸细胞学诊断结核性创面要注意以下问题：①穿刺前详细询问病史，是否有与结核患者亲密接触史，是否有卡介苗（Bacillus Calmette-Guérin，BCG）接种史，了解体表包块的数量、部位、活动度及生长快慢，有无触痛及其他不适。②定位要准确，取材尽量能反映全面情况，尽可能从硬处或包块旁正常皮肤进针，避免形成窦道。③涂片均匀，厚薄适中，避免细胞人为挤压变形。④阅片一定要认真，有耐心，逐视野筛查。⑤针吸细胞学诊断中注意与淋巴结反应性增生、猫抓病性淋巴结炎的鉴别。淋巴结反应性增生镜下可见各阶段转化淋巴细胞、组织细胞等，猫抓病性淋巴结炎涂片中可见成团的上皮样细胞，周边细胞呈放射状排列，有大量淋巴细胞，可见少量嗜酸性粒细胞(图6.6)。

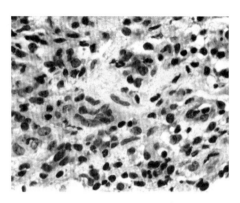

图6.6　淋巴结核病理学检查(抗酸染色,×400)

(3)细菌学诊断　结核分枝杆菌培养是肺外结核临床诊断的"金标准",涂片寻找抗酸杆菌是最普及、经济的方法,但缺点是敏感性低、特异性差,这也使得许多低收入的发展中国家结核病诊断很大程度依赖于直接痰涂片显微镜检查。固体培养基培养虽然是诊断结核分枝杆菌的金标准,遗憾的是结核分枝杆菌培养周期长,但敏感性低,使其应用受限。

使用液体培养基的新培养技术,如液体培养技术,如果资源匮乏地区也可以负担,则代表一种用更快和可靠的方法取代常规改良罗氏培养基的希望。在资源丰富地区进行的研究表明,虽然液体培养基的培养方法比固体培养基更为敏感和快速,但同时也有较高的细菌污染的风险。在关于如何选择合适培养基以提高结核分枝杆菌检出率和准确率的研究中,董伟杰等通过比较骨、关节结核病灶中脓液、干酪、肉芽及死骨组织的结核分枝杆菌培养阳性率,以及结核分枝杆菌 BACTEC MGIT 960 培养、改良罗氏培养基培养、聚合酶链反应(polymerase chain reaction,PCR)检测的联合阳性率,发现联合使用 BACTEC MGIT 960 培养和改良罗氏培养可以获得50.0%的培养阳性率,这一阳性率远高于吴启秋等报道的应用 BACTEC

TB460 检测仪选取脓液、干酪样坏死组织及肉芽组织进行培养获得的 18.4% 的培养阳性率。尽可能留取多种标本,将 MGIT 960 培养作为首选的细菌学诊断方法,联合使用改良罗氏培养和 PCR 扩增技术,能够进一步提高检出阳性率。

(4)免疫学诊断　免疫学诊断即通过查抗原及抗原相关抗体来鉴定人群患结核或潜伏性结核感染的风险。该诊断方法具有效率高、操作简单、敏感性和特异性均较高的优势,可以为结核的现症感染或既往感染提供直接或间接的证据,在肺外结核的诊断中发挥重要作用。

(5)血清学诊断　由于血清学诊断准确性较低,用结核分枝杆菌粗制抗原检测血清中的抗体的方法,优点是简单快速,易于推广应用,是研究比较多的结核病诊断方法。目前已经批准上市的结核血清学诊断试剂盒超过 60 种,其中国内至少有 30 种。这些试剂盒采用单一或多种结核分枝杆菌抗原,包括 CFP-10、16 kD、MPT51、Ag85B、38 kD、LAM 抗原等,检测患者血清中的抗体。WHO 对 19 种结核病血清学诊断试剂进行评估,发现敏感性仅为 1%~60%,特异性介于 53%~99%;特异性高的,敏感性低。对血清学诊断方法的系统分析显示,现有商品化血清学试剂诊断肺结核的敏感性在 10%~90%,特异性介于 47%~100%;EPTB 诊断的敏感性在 0%~100%,特异性为 59%~100%。由此可见,这些血清学诊断试剂对肺结核特别是 EPTB 的鉴别诊断价值有限。

(6)分子生物学诊断　从分子水平研究结核分枝杆菌为结核病(TB)病原体检测开启了新的篇章。TB 相关的分子生物诊断学技术包括核酸扩增技术、DNA 探针技术、DNA 测序技术、指纹图谱技术以及高效液相色谱技术等。最常用者是 PCR,PCR 包括 DNA-PCR 和 RNA-PCR,区别在于 RNA-PCR 可以区分 MTB 是否具有活性,从而区分是否是既往感染,而 DNA-PCR 则不能。

荧光探针定量 PCR 技术(fluorescent probe quantitative PCR,FQ-PCR)指在 PCR 指数扩增期间通过连续监测荧光信号出现的先后顺序及信号强弱变化来及时分析目的基因的拷贝数,通过与加入的已知定量标准品比较,可实现实时定量。该技术建立在荧光能量传递技术基础之上。随反应时间的进行,监测到的荧光信号变化可以绘制成曲线,通过对曲线指数期的某一点来检测 PCR 产物的量,并由此推断模板最初含量。循环阈值(cycle threshold,Ct 值)指每个反应管内荧光信号达到设定阈值时所经历的循环数。研究表明,每个模板的 Ct 值与该模板起始拷贝数的对数存在线性关系,Ct 值越小,起始拷贝数越多。因此,只要获得未知样品的 Ct 值,即可算出该样品的起始拷贝数。FQ-PCR 检测 MTB 最常用的目的基因是 IS6110,该片段是 MTB 基因组中拥有 8~20 个拷贝的保守序列。仅存在于人型、牛型结核分枝杆菌(包括 BCG)和非洲 MTB,特异性高。该序列在人型 MTB 中重复出现 10~20 次,敏感性较高。在检测过程中,如绘制的曲线呈现较光滑的"S"形,结合 Ct 值即可判定为阳性(Ct<35 为阳性,35<Ct<40 为可疑阳性,Ct>40 为阴性)。FQ-PCR 融合了 PCR 技术的核酸高效扩增、探针技术的高特异性、光谱技术的高敏感性和高精确定量的优点。该法具有完全封闭的操作,减少了交叉污染;仪器直接读数,结果判定更加客观真实;定量范围宽(可包括 0~108 个拷贝/L),且无须样品梯度稀释及 PCR 后处理检测等特点。

6.4.2 诊断

结核性创面发病部位不固定,疾病初期多数无全身症状,单纯根据主诉、病史及临床表现难以对结核性创面进行确诊。诊断需要结合病史、创面临床特点(干奶酪样组织坏死、淡黄绿色脓性分泌物和鼠洞样窦道)、影像学特点、超声及实验室检查等资料综合判断。但由于结核性创面病史隐匿、初期临床症状不典型,容易同炎症肉芽肿病、肿瘤、慢性炎症等疾病混淆,且影像学检查亦难特异性排除其他疾病,这给结核性创面的诊断带来一定的困难,因此早期误诊率极高。现有的诊断手段有影像学检查和磁共振成像及三维重建软件技术,各有优势,相辅相成。

6.4.3 鉴别诊断

6.4.3.1 非结核分枝杆菌感染引起的难愈性创面

该类型创面即除结核分枝杆菌和麻风分枝杆菌外的其他分枝杆菌引起的难愈性皮肤创面。非结核分枝杆菌形态染色特性与人型、牛型结核分枝杆菌酷似,生物学形状与结核分枝杆菌不尽相同。非结核分枝杆菌在致病性上和结核分枝杆菌不易区分,一般以化脓性感染为特征,可有脓性分泌物流出,无特殊臭味,分泌物可呈血性,可有窦道形成,病理学改变与结核分枝杆菌感染类似,患者无明显发热现象,也可有低热,与结核病患者相似,对常用抗结核药物常易产生耐药性。皮肤非结核分枝杆菌感染的组织学特点是类结核肉芽肿性炎,肉芽肿外形不规则,可见窦隙样腔隙形成,内有红染较致密坏死样物,边缘见较多的泡沫细胞,周边上皮样细胞无明显栅栏状排列,浸润细胞以淋巴细胞为主。

非结核分枝杆菌通常分为 4 群:Ⅰ 群,缓慢生长型,主要包括堪萨斯分枝杆菌、海分枝杆菌、猿分枝杆菌,此群曾称为光色素菌,现称为光产色菌;Ⅱ 群,缓慢生长型,主要包括瘰疬分枝杆菌、苏尔加分枝杆菌、戈登分枝杆菌,曾称暗色菌,现称为暗产色菌;Ⅲ 群,缓慢生长型,主要有溃疡分枝杆菌、胃分枝杆菌、蟾分枝杆菌等,为不产色菌;Ⅳ 群,速生型,通常 2~7 d 即可生长为肉眼可见菌落,主要包括龟分枝杆菌、偶发分枝杆菌、耻垢分枝杆菌等。

非结核分枝杆菌受检查和鉴定菌种方法等限制,长期以来一直采用以表型特征为主的方法,但随着近年分子生物学的发展,PCR 核酸技术的应用为分枝杆菌的分类和鉴定开辟了新途径。对结核分枝杆菌和非结核分枝杆菌鉴别试验及药敏试验分析,可以帮助临床医师在结核病与非结核分枝杆菌感染疾病的鉴别诊断和治疗药物的选择上做出很好的判断。

6.4.3.2 非特异性细菌感染引起的创面

(1)金黄色葡萄球菌感染引起的创面　金黄色葡萄球菌是人

类化脓感染中最常见的病原菌,为革兰氏阳性球菌,可引起局部化脓感染,其感染引起的难愈性创面多发生于糖尿病、因自身免疫病长期服用免疫抑制剂等免疫力低下的患者。医院里的耐甲氧西林和其他抗生素的金黄色葡萄球菌广泛流行,对万古霉素不敏感的菌株也有所增加,给治疗带来了很大的困难。因此细菌培养与鉴定和药敏试验对此种创面的诊断尤为重要。

（2）链球菌感染引起的创面　链球菌属于化脓性细菌,主要有化脓性链球菌、草绿色链球菌、肺炎链球菌、无乳链球菌,革兰氏染色阳性。可由皮肤伤口侵入,引起皮肤及皮下组织化脓性炎症。链球菌感染引起的难愈性创面多发生于糖尿病、因自身免疫病长期服用免疫抑制剂等免疫力低下的患者,尤其见于糖尿病足溃疡的感染,且多是混合感染,这种复杂性造成治疗困难和预后不良。可行细菌培养与鉴定和药敏试验以对本病进行诊断,并指导下一步治疗。

（3）铜绿假单胞菌感染引起的创面　铜绿假单胞菌是一种致病力较低但抗药性强的杆菌,其是伤口感染较常见的一种细菌,革兰氏染色阴性,能引起化脓性改变,感染后的脓汁和渗出液呈绿色。其致病特点是引起继发感染,多发生在免疫力降低时的机体,如大面积烧伤、长期使用免疫抑制剂等患者,可引起皮肤和皮下组织感染。可行细菌培养与鉴定和药敏试验以对本病进行诊断,并指导下一步治疗。

（4）表皮葡萄球菌感染引起的创面　表皮葡萄球菌是常见的化脓性球菌,属于革兰氏阳性球菌,是医院交叉感染的重要来源。表皮葡萄球菌一般情况下不致病,当机体免疫功能低下或进入非正常寄居部位时,可引起皮肤和皮下组织感染。可行细菌培养与鉴定和药敏试验以对本病进行诊断,并指导下一步治疗。

（5）其他细菌感染引起的创面　根据伤口分泌物细菌培养结果而定,如大肠埃希菌等;还有可能是多种细菌的混合性感染。

6.5　治疗

6.5.1　传统治疗

结核性创面的传统治疗原则是在抗结核化疗的基础上加上内科局部换药处理。这在疾病早期局部组织坏死范围较小时,经过较长时间的处置有一定的疗效。但若病史较长、原发病灶较大、局部坏死组织范围较广,累及层次较深时,单纯依靠传统的治疗手段就很难奏效。不仅病程迁延,而且往往病情会逐渐加重,严重影响患者的生存质量。

6.5.2　清创术+负压封闭引流技术

(1)清创术　术前经窦道外口注入 1 ml 亚甲蓝以清晰显示病变范围及窦道走行。术中彻底切除窦道及其周围失活组织,直至见到无亚甲蓝染色的正常组织,对合并骨质破坏者用咬骨钳去除病变骨组织,切除物送病理学检查。创基采用体积分数 3% 过氧化氢溶液、5 g/L 碘伏溶液及生理盐水反复冲洗。

(2)负压封闭引流(VSD)　放置海藻盐泡沫材料充分填塞于腔隙内,留置冲洗管和引流管,使用生物半透性薄膜封闭。持续吸引 1~2 周,每 7 d 更换 1 次敷料(图 6.7)。

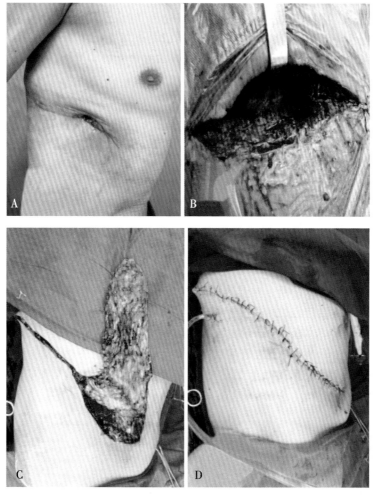

图 6.7 应用"病灶清除+负压持续吸引+皮瓣覆盖"治疗策略的病例
A.术前创面 B.病灶清除 C.皮瓣覆盖 D.封闭创面

6.5.3 创面覆盖

可根据患者创面局部条件和术者的技术水平选择合理的创面

覆盖方法。①创基血运良好,肉芽红润,无明显水肿,可考虑中厚皮大张或者网状移植。②若创面面积较大,创基血运一般,肉芽有轻度水肿,可考虑刀厚皮邮票状移植。③若创基血运较差或有骨质外露,应考虑皮瓣覆盖。④若清创后创面基底部缺损较大,需考虑肌瓣或真皮瓣填塞清创后造成的局部缺损,然后再用局部皮瓣覆盖创面。⑤皮瓣选择应优先考虑局部皮瓣,只有局部条件不允许时,才考虑远位皮瓣甚至游离皮瓣。⑥即使由于病灶较小,直接拉拢缝合无明显张力,也不建议一期缝合。因为结核病灶很难确保一次清创彻底,一期缝合很容易导致局部创基感染。

6.5.4　典型病例

【典型病例6.1】

(1) **简要病史**　患者男性,23 岁,因"右胸壁切开清创缝合术后半年,皮肤破溃 1 周"于 2012 年 2 月 2 日入院。

(2) **临床诊断**　胸壁结核。

(3) **治疗经过**　患者于 2012 年 2 月 3 日在局部麻醉下行右胸壁窦道切除、局部创面清创术,术后给予预防感染、抗结核及支持对症治疗,负压封闭引流装置引流创面渗出液及坏死液化组织。待创面条件许可,于 2012 年 2 月 13 日行局部麻醉下右胸壁创面局部皮瓣转移修复术(图 6.8~图 6.10)。

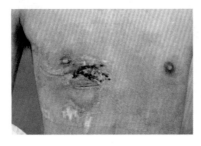
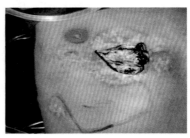

图 6.8　胸壁结核创面术前　　　　图 6.9　胸壁结核创面术中

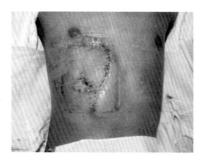

图6.10 胸壁结核创面出院前

【**典型病例6.2**】

（1）**简要病史** 患者男性，35 岁。因"发现左颈部肿物 8 个月余伴破溃 3 个月余"于 2013 年 10 月 24 日入院。

（2）**临床诊断** 颈部结核性创面。

（3）**治疗经过** 患者于 2013 年 10 月 28 日在全身麻醉下行颈部病灶清除术，术后颈部新创面给予持续负压封闭引流，促进坏死组织排除及肉芽生长，每 7 d 更换创面负压封闭引流装置。待创面条件允许后，于 2013 年 11 月 19 日在局部麻醉下行颈部病灶清除、创面清创缝合术，术区放置负压封闭引流管（图6.11~图6.13）。

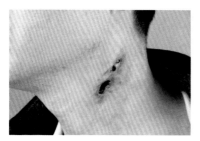

图6.11 结核性创面术前

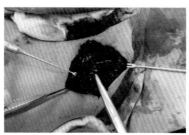

图6.12 结核性创面术中

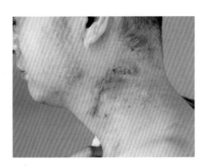

图 6.13　结核性创面出院前

【典型病例6.3】

（1）简要病史　患者女性，26 岁，因"双臀注射药物后皮肤破溃流脓 4 个月余"就诊。

（2）临床诊断　结核性创面。

（3）治疗经过　患者于 2015 年 4 月因"颈部淋巴结结核及血行播散性肺结核"入住结核科。曾予以大剂量激素冲击治疗，后行规律抗结核治疗，长期于双侧臀上区肌内注射卷曲霉素，12 月初因注射部位发硬，患者自行以热毛巾湿敷后发现局部出水疱，未予处理。后创面结痂，自行涂抹碘伏，因无明显不适，未予特殊治疗。2016 年 4 月 10 日患者双侧创面痂皮破溃，大量脓液流出，伴恶臭，于吉林当地医院定期换药处理，未见明显好转。于 2016 年 5 月 10 日入院，住院后于 5 月 17 日在全身麻醉下行双侧髂部病灶扩创，创面行负压封闭引流。于 5 月 26 日在全身麻醉下行双侧髂部病灶扩创，局部皮瓣转移修复术（图 6.14～图 6.16）。

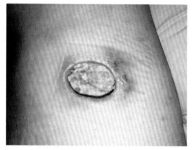

图6.14　结核性创面术前

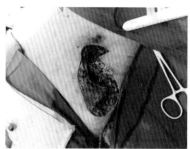

图6.15　结核性创面术中

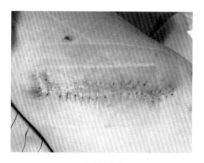

图6.16　结核性创面出院前

【典型病例6.4】

（1）**简要病史**　患者女性,77岁,因"发现左侧胸壁包块6个月"就诊。

（2）**临床诊断**　结核性创面。

（3）**治疗经过**　患者2015年4月9日入院结核科,给予对氨基水杨酸、异烟肼、利福喷汀、乙胺丁醇、甲磺酸左氧氟沙星抗结核治疗,胸壁包块无明显变化。4月20日包块破溃后予以伤口换药处理。4月27日转科治疗,于4月28日在全身麻醉下行左胸壁结核病灶清除、负压封闭引流术,术后胸壁创面持续负压封闭引流治疗,全身抗感染、营养、抗结核等对症支持。术中组织病理报告示胸壁

6

皮下见坏死性肉芽肿性炎,抗酸染色查及阳性杆菌,病变符合结核。5月26日在局部麻醉下行左胸壁创面清创、游离植皮,左侧胸壁取皮术(图6.17~图6.19)。

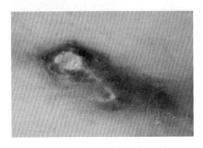

图6.17 结核性创面术前

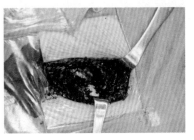

图6.18 结核性创面术中

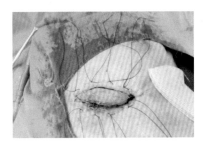

图6.19 结核性创面游离植皮

【典型病例6.5】

(1)简要病史 患者男性,59岁。因"右胸壁结核病灶清除术后切口流脓2个月余"就诊。

(2)临床诊断 结核性创面。

(3)治疗经过 患者因"发热11个月余,发现右胸壁包块7个月余"于2014年3月21日入住结核科,2014年3月27日转科。分别于2014年4月11日在全身麻醉下行右胸壁病灶清除术,2014年4月23日在全身麻醉下行右侧胸壁病灶清除、局部去表皮筋膜瓣修复、刃厚取皮术,2014年5月9日在局部麻醉下行右侧胸壁病灶扩创清除缝合术,2014 年 5 月 13 日在局部麻醉下行右侧胸壁病灶扩创清除缝合术(图 6.20~图 6.22)。

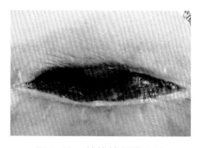

图 6.20　结核性创面术前

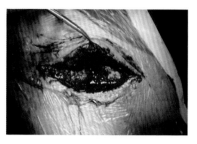

图 6.21　结核性创面术中

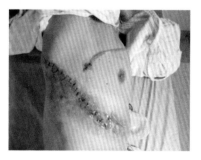

图 6.22　结核性创面术后换药

（贾赤宇　郭光华　史春梦）

参考文献

[1] 梁智.创面修复外科[M].北京:人民卫生出版社,2015.

[2] 贾赤宇.结核性创面:一个被忽视且值得重视的临床问题[J].中华损伤与修复杂志(电子版),2014,9(4):9-11.

[3] 常娜,贾赤宇,刘真,等.235 例肺外结核性创面患者流行病学调

查[J].中华烧伤杂志,2015,31(2):122-124.

[4]黄洪波,易守红,郭林,等.156例膝关节结核临床流行病学特征及关节镜手术疗效分析[J].局解手术学杂志,2013,22(1):21-24.

[5]程琳,王瑞晨,贾赤宇.结核性创面三维重建方法的临床探索[J].中华烧伤杂志,2015,31(6):434-435.

[6]董伟杰,秦世炳,赵立平,等.骨关节结核各类标本进行结核分枝杆菌培养与PCR检测的阳性率结果分析[J].中国防痨杂志,2014,36(1):97-100.

[7]吕晓武,贾赤宇,冯胜娟,等.胸壁结核性创面外科治疗进展[J].感染、炎症、修复杂志,2014(2):122-124.

[8]贾赤宇,李鹏程,程琳,等.外科干预治疗模式在窦道型结核性创面中的临床应用[J].中华烧伤杂志,2016,32(6):326-330.

[9]陈领,贾赤宇.结核性创面动物模型研究进展[J].中华烧伤杂志,2015,31(6):436-438.

[10]ZUMLA A,GEORGE A,SHARMA V,et al. The WHO 2014 global tuberculosis report-further to go[J]. Lancet Glob Health,2015,3(1):e10-e12.

[11]SUNNETCIOGLU A,SUNNETCIOGLU M,BINICI I,et al. Comparative analysis of pulmonary and extrapulmonary tuberculosis of 411 cases[J]. Ann Clin Microbiol Antimicrob,2015(14):34.

[12]WANG H T,ZHANG J,JI L C,et al. Frequency of tuberculosis among diabetic patients in the People´s Republic of China[J]. Ther Clin Risk Manag,2014(10):45-49.

[13]AKHTER S N,KHONDKER N S,TASNEEM S. Atypical post operative discharging sinus- a case report[J]. Mymensingh Med J,2015,24(2):424-426.

[14]MOON H W,HUR M. Interferon-gamma release assays for the diagnosis of latent tuberculosis infection:an updated review[J]. Ann Clin Lab Sci,2013,43(2):221-229.

［15］SETHURAMAN G，RAMESH V. Cutaneous tuberculosis in children［J］. Pediatr Dermatol,2013,30(1):7-16.

［16］GAO M,NGUYEN T T,SUCKOW M A,et al. Acceleration of diabetic wound healing using a novel protease-anti-protease combination therapy［J］. Proc Natl Acad Sci U S A,2015,112(49):15226-15231.

［17］SATISH L. Chemokines as therapeutic targets to improve healing efficiency of chronic wounds［J］. Adv Wound Care(New Rochelle),2015,4(11):651-659.

［18］OJEH N,PASTAR I,TOMIC-CANIC M,et al. Stem cells in skin regeneration,wound healing,and their clinical applications［J］. Int J Mol Sci,2015,16(10):25476-25501.

［19］SLANINKA I,KLEIN L,ÁP R,et al. Optimizing the treatment procedure in crural ulcers- a pilot study of the surgical method［J］. Rozhl Chir,2015,94(2):69-73.

［20］ATKIN L. Understanding methods of wound debridement［J］. Br J Nurs,2014,23(12):S10-S12,S14-S15.

［21］LIU W,BAKKER N A,GROEN R J. Chronic subdural hematoma:a systematic review and meta-analysis of surgical procedures［J］. J Neurosurg,2014,121(3):665-673.

［22］BROWN A. Implications of patient shared decision-making on wound care［J］. Br J Community Nurs,2013,6(Suppl):S26-S28,S30-S32.

［23］JUNKER J P,PHILIP J,KIWANUKA E,et al. Assessing quality of healing in skin:review of available methods and devices［J］. Wound Repair Regen,2014,22(Suppl 1):2-10.

［24］MUNN Z,KAVANAGH S,LOCKWOOD C,et al. The development of an evidence based resource for burns care［J］. Burns,2013,39(4):577-582.

［25］JÓWIAK M,RYCHLIK M,MUSIELAK B,et al. An accurate method

of radiological assessment of acetabular volume and orientation in computed tomography spatial reconstruction[J]. BMC Musculoskelet Disord,2015(16):42.

[26]HOWE K,CLARK M D,TORROJA C F,et al. The zebrafish reference genome sequence and its relationship to the human genome[J]. Nature,2013,496(7446):498-503.

[27]RICHARDSON R,SLANCHEV K,KRAUS C,et al. Adult zebrafish as a model system for cutaneous wound-healing research[J]. J Invest Dermatol,2013,133(6):1655-1665.

[28]CHATTERJEE A, ROY D, PATNAIK E, et al. Muscles provide protection during microbial infection by activating innate immune response pathways in Drosophila and zebrafish [J]. Dis Model Mech,2016,9(6):697-705.

[29]CHEN L, LIU Z, SU Y, et al. Characterization of mycobacterium marinum infections in zebrafish wounds and sinus tracts[J]. Wound Repair Regen,2017,25(3):536-540.

7 胸部正中手术切口感染的管理与新技术应用

7.1 概述

胸部有心脏、肺、食管、气管、乳腺等重要器官,有胸骨、肋骨、胸椎等骨性结构,还有动脉、静脉、淋巴管等结构,同时又有纵隔和具有负压的双侧胸腔。外伤、手术和放射治疗造成的胸部创面已成为临床医生面临的难题之一。

心血管病、肺部疾病和乳腺癌发生率增加,使胸部手术量逐年上升。经胸部正中切口是心脏、纵隔、胸主动脉等直视手术的常用手术入路。胸部术后切口脂肪液化、愈合不良情况较多,有部分患者伤口出现感染,如果治疗不及时软组织感染发展为胸骨骨髓炎、纵隔炎,严重者可危及生命。据报道,胸骨正中切开直视手术后难愈性伤口发生率为 0.4% ~ 5.1%,胸骨骨髓炎发生率为 0.5% ~ 5.0%。开胸术后胸骨骨髓炎一旦继发纵隔感染,病死率高达25.7% ~ 52.0%。导致胸部正中切口感染的原因有很多,包括高龄、肥胖、糖尿病、肿瘤、手术时间长、缝合技术粗糙、术中出血量大、术中电刀使用时间长、胸骨固定不牢靠、乳内动脉搭桥、术后重症监护病房(intensive care unit,ICU)治疗时间长等。随着抗生素的使用和治疗技术水平的提高,该类病死率逐渐下降,但仍波动在 8% ~ 15%。如何准确地对胸部正中切口感染进行评估,并在治疗中选择合适的术式修复创面,是临床医生需要解决的难题。

通过对胸骨骨髓炎患者的转归分析,发现胸廓稳定性与患者的血流动力学的改善、危重患者的生存率呈正相关。胸部的解剖结构和功能决定了处理胸部伤口问题,不仅要修复创面,还需要重建稳定的胸廓,维持机体正常的呼吸功能。胸部正中是瘢痕的好发部位,产生瘢痕疙瘩较为常见。减少瘢痕,既是患者、特别是年轻患者的期待,也是临床医生对创面修复的完美追求。随着医疗理念的进步、医疗技术的提高、新型医用材料的应用、高科技医疗设备的使用、虚拟影像现实导航的实践,胸部正中手术切口感染的诊断与治疗将迎来全新的篇章。

7.2　胸部正中手术入路的解剖与术后感染因素

胸部有心脏、肺、食管、气管、乳腺等重要器官,由胸骨、肋骨、胸椎等骨性结构和胸大肌、胸小肌、肋间肌、背阔肌等软组织构成。胸骨是维系胸廓稳定性的重要骨性结构,两侧的肋骨通过胸肋关节附着在胸骨两侧。胸大肌是距离胸骨最近的肌肉。该肌是扇形肌,其起点分为锁骨内侧半、胸骨和第1~6肋软骨,止点位于肱骨大结节嵴,由胸肩峰动脉、胸廓内动脉穿支、胸外侧动脉多重供血。胸大肌具有使肩关节内收、旋内和屈的功能。

胸部正中切口是心脏、纵隔、胸主动脉等直视手术的常用手术入路。正中入路经过皮肤、皮下、胸骨到达纵隔,打开心包即可直视心脏。正中入路开胸后,由于胸骨一分为二,整个呼吸过程的应力产生改变,应力集中在胸骨切口的两侧。术后使用钢丝或钢板固定两侧胸骨以恢复胸廓的正常呼吸功能。但是患者的正常呼吸和术后呼吸机的使用,会将应力集中在固定胸骨的钢丝或是钢板上。特别是在手术后患者咳嗽时,分别向左右两侧的应力会瞬间增长到平常正常呼吸的6~10倍,容易导致胸骨固定物松动及胸骨开裂。

造成开胸术后胸骨骨髓炎的原因有很多,包括高龄、肥胖、糖尿病、肿瘤、手术时间长、缝合技术粗糙、术中出血量大、术中电刀使用时间长、胸骨固定不牢靠、乳内动脉搭桥、手术过程中使用过多的止血材料(如骨蜡、止血纱等)、起搏导丝及防粘连材料等出现异物反应及术后 ICU 治疗时间长等。

7.3　胸廓稳定性与胸部正中伤口感染的诊断

胸廓的正常活动具有维持肺部呼吸和心脏血流动力稳定的功能,在胸部正中伤口感染治疗时,在治疗创面的感染时,还要考虑胸廓的稳定性,治疗时应该有完整的治疗方案。对于此类患者我们提倡的理念应该是救治生命、控制感染、修复创面、重建功能、防治瘢痕综合考虑。

7.3.1　胸廓稳定性与肺功能、血流动力学

胸廓有支撑、保护作用,并且参加呼吸运动,起着支持保护胸腹腔脏器的作用。

在正中开胸术后,胸骨一分为二,胸廓稳定性受破坏,导致呼吸时胸腔的异常运动,影响肺功能,同时也对心脏血流动力学产生巨大影响。所以术后需要使用钢丝或钢板将胸骨固定,从而恢复胸廓的稳定性。胸部正中手术切口感染,无论是感染原因还是清创原因都容易破坏胸廓稳定性,纵隔的异常活动将对肺呼吸功能和心脏血流动力学造成影响:①双侧胸腔扩张减少,使患者的肺活量及最大通气量减少,肺顺应性降低;②纵隔异常活动导致每搏指数下降,心脏心输出量下降;③动脉血压下降,灌注减少,组织供氧不足。如不能及时纠正,将对危重患者生命造成威胁。

所以对于胸部正中切口感染,胸骨未愈合,涉及大面积的胸骨骨髓炎,在清创拔除胸骨固定装置后将不可避免地破坏胸廓稳定性,导致纵隔异常活动,从而影响肺呼吸功能和心脏血流动力学。因此,重建胸廓稳定性是提高胸部正中切口感染危重患者生存率的重要环节。

7.3.2　胸部正中手术切口感染的诊断与伤口分型(级)

胸部正中手术切口感染的诊断包括临床表现、细菌学检查、影

7

像学检查3个方面：①临床表现，伤口的一般表现，如伤口红肿、分泌物、肉芽肿组织、缝线或钢丝外露、骨外露等。②细菌学检查，伤口分泌物细菌真菌涂片及细菌真菌培养，伤口坏死组织、异物及坏死骨细菌真菌培养和病理学检查提示有细菌或真菌存在。③影像学检查，包括胸部正侧位片、胸部CT三维重建、胸骨发射计算机断层显像（emission computed tomography，ECT）检查等。

　　胸部正中切口感染按照感染的程度分为软组织感染、胸骨骨髓炎、纵隔炎。胸部正中手术切口感染的分级有多名学者提出自己的观点。1986年，Pairolero等按照伤口存在时间及伤口局部临床表现对胸部正中切口感染进行了分型（表7.1）。由于该分型主要关注点在于伤口形成时间和创面感染情况，虽然可以对胸部正中切开术后伤口感染的严重程度进行评估，但对后续治疗的手术方案选择的指导性并不是很强。

表7.1　Pairolero胸部正中切开术后感染伤口分型

伤口类型	内容
Ⅰ型	术后几天内发生，主要表现为血浆性渗出液、无脂肪液化、胸骨骨髓炎、肋软骨骨髓炎
Ⅱ型	在术后几周内发生，主要表现为脓性分泌物、脂肪液化、纵隔感染，创面培养发现病原体
Ⅲ型	发生在术后几个月到几年，主要表现为慢性窦道形成、局部排脓、胸骨骨髓炎、肋软骨骨髓炎，或者体内异物残留，但是很少发生纵隔炎

　　1996年，Reida等根据伤口裂开的时间、危险因素的多少以及干预措施失败的次数进行了分型（表7.2）。该分型在一定程度上体现了病情的严重性，但由于涉及分级因素较多，与实际选用的手术方案仍存在多种变数，实际操作较为困难。

表 7.2　Reida 纵隔炎分型

分型	定义
Ⅰ型	纵隔炎发生在术后 2 周内,无危险因素[a]
Ⅱ型	纵隔炎发生在术后 2~6 周,无危险因素
ⅢA 型	Ⅰ型,至少有一种危险因素[b]
ⅢB 型	Ⅱ型,至少有一种危险因素[b]
ⅣA 型	Ⅰ、Ⅱ、Ⅲ型,经历过 1 次外科治疗[c]失败
ⅣB 型	Ⅰ、Ⅱ、Ⅲ型,经历过 2 次以上外科治疗失败
Ⅴ型	纵隔炎发生在术后 6 周以上

备注:a—伤口感染合并胸骨骨髓炎或者胸骨后间隙感染;b—危险因素有糖尿病、肥胖、使用免疫抑制剂;c—外科治疗指任何的尝试修复伤口的外科操作

2006 年,皇家伦敦医院的 Aina 等提出了胸骨深部伤口感染的解剖学分型(表 7.3)。该分型基于伤口所在的解剖学位置,并给出了各型伤口的推荐术式,具有非常好的临床指导作用。但由于该研究者涉及的病例均为胸骨深部伤口感染的患者,因此该分型并不适合浅表伤口感染。

表 7.3　胸骨深部伤口感染的解剖学分型及推荐术式

伤口分型	伤口位置	病例数	推荐术式
A 型	胸骨上半段	5(19%)	胸大肌肌瓣
B 型	胸骨下半段	12(44%)	胸大肌肌瓣联合腹直肌翻转手术
C 型	整个胸骨	10(37%)	胸大肌肌瓣联合腹直肌翻转手术

2014 年,广东省人民医院郑少逸等提出开胸术后难愈性伤口外科分级标准,此分型适用于所有开胸术后胸部正中难愈性伤口,根据分级结果选择恰当治疗方法,可获得较好疗效(表 7.4)。

表7.4 郑少逸等开胸术后难愈性伤口外科分级标准及推荐术式

伤口分级	伤口情况	推荐术式
Ⅰ级	伤口部分或全层裂开,但胸骨内固定物无松动,钢丝无外露	彻底清创,直接无张力缝合
Ⅱ级	伤口部分或全层裂开,钢丝外露,或胸骨窦道,胸骨稳定性良好	彻底清创,邻近皮瓣修复
Ⅲ级	伤口裂开,内固定物松动,胸骨裂开但无胸骨骨髓炎	彻底清创+负压封闭引流,胸骨内固定+肌瓣转移(单、双侧胸大肌)
Ⅳ级	伤口裂开,合并胸骨骨髓炎或肋骨骨髓炎	坏死胸骨去除+负压封闭引流,双侧胸大肌对接内翻,胸骨下段缺损严重者联合腹直肌瓣
Ⅴ级	胸骨后感染、纵隔感染或人造血管暴露	彻底清创+负压封闭引流,大网膜组织瓣

7.4 胸部正中手术切口感染的外科手术方式

7.4.1 胸部正中手术切口感染的修复术式

胸部正中切口感染治疗的关键是彻底的清创、充分的引流和创面修复。目前常用的外科修复术式有单纯清创换药、负压封闭引流(VSD)治疗+单纯缝合、背阔肌肌皮瓣转移术、腹直肌肌皮瓣翻转术、单侧胸大肌肌瓣翻转术、双侧胸大肌肌瓣对接术、大网膜组织瓣填塞术等。负压封闭引流治疗,在创面清创后暂时封闭创面,一定程度上维持胸廓稳定性。

7.4.1.1　单纯清创换药或清创缝合

清除胸部病灶后开放伤口,通过换药促使肉芽生长,待无效腔完全被肉芽组织填充后行缝合或待其自行愈合。由于该方法耗时长、疗效差,目前已基本被摒弃。Ⅰ、Ⅱ级伤口推荐伤口清创后负压封闭引流,负压压力 $-16.67 \sim -10.00$ kPa($-125 \sim -75$ mmHg),7～14 d 后缝合伤口。

7.4.1.2　背阔肌肌皮瓣转移术

背阔肌肌皮瓣供应血管解剖恒定,切取范围大,可以用来修复较大的软组织缺损和胸骨骨髓炎,修复效果满意,但不能重建胸廓稳定性,且术中需变换体位,手术耗时较长,背部供区外观较差,目前已不常用(图7.1～图7.4)。

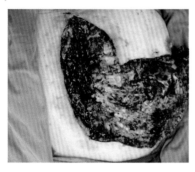 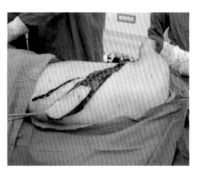

图 7.1　清创后的创面(平卧位)　　图 7.2　切取背阔肌肌皮瓣(侧卧位)

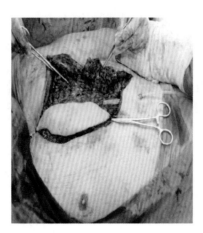

图 7.3　将肌皮瓣转移到胸部缺损
　　　　 部位(平卧位)

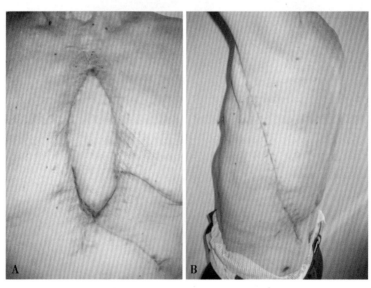

图 7.4　创面修复后(A)及供瓣区(B)情况

7.4.1.3　腹直肌肌皮瓣翻转术

腹直肌肌皮瓣翻转术是通过分离腹直肌并在其下方离断,翻转覆盖于胸部感染病灶清除后创面。该方法优点是无须术中变换体位,提供了较多的肌肉组织,创面一期愈合率较高,术后远期随访效果良好(图7.5、图7.6);缺点是难以提供足够的组织量修复胸骨上段的病灶,也不能以单个术式重建胸廓稳定性,且该术式导致腹壁的强度下降,继发腹壁疝风险增加。

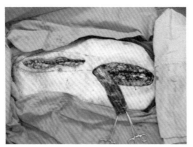 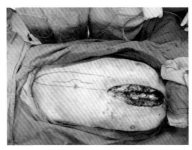

图7.5　清创后根据胸部创面大小设计腹直肌肌皮瓣　　　　图7.6　将腹直肌肌皮瓣经皮下隧道转移填充胸部创面

7.4.1.4　单侧胸大肌肌瓣翻转术

单侧胸大肌肌瓣翻转术是将一侧胸大肌在靠近肩关节处部分或完全离断,结扎胸肩峰动脉、胸外侧动脉,以胸廓内动脉穿支为蒂,翻转180°或旋转至胸骨、肋软骨缺损区,填充无效腔。该术式优点是无附加切口,单侧胸大肌肌瓣血运丰富,面积大,手术创伤相对较小,外观恢复好;缺点是术侧胸大肌力学作用被破坏,其肩关节内收、旋内和屈的功能部分受影响,且该术式依赖胸廓内动脉,如术前无法评估胸廓内动脉的完好性,则有可能影响手术效果。由于胸大肌为扇形结构,胸骨下段病灶也不能覆盖,同样也不能以单个术式重建胸廓稳定性。

7.4.1.5　双侧胸大肌肌瓣对接内翻术

双侧胸大肌肌瓣对接内翻术是将两侧胸大肌于胸骨起点处离

7

断,结扎胸壁穿支动脉,向两侧分离后对接,游离足够的肌肉组织填充胸骨的缺损。该术式既能够提供足够的组织填充量,又保留胸大肌的功能;不需要另外的附加切口,最大程度上减少了外观影响。左胸大肌和右胸大肌对接后改变了胸骨的受力方向,减弱了向两侧的拉伸力,更利于两侧胸骨向中间对合,从而固定了胸骨,维持了胸廓稳定性。胸廓不稳定型胸骨骨髓炎为此手术方式最佳适应证。双侧胸大肌肌瓣对接内翻术以单个术式就可以重建胸廓的稳定性。缺点是不能覆盖较大的胸骨下段缺损,有时需要腹直肌肌瓣翻转作为补充。此外,约有 5% 的患者术后肩关节内侧约 5 cm 处或肩胛间区出现疼痛,可能与术后双侧胸大肌绷紧有关。

7.4.1.6 大网膜组织瓣转移术

大网膜组织瓣转移术是通过开腹或者腹腔镜获取大网膜,转移覆盖或填充于胸部缺损,表面皮肤可直接拉拢缝合。通常大网膜经游离、适当裁剪后可长达 30 cm 以上,能修复远处的大面积缺损,甚至可以修复头颈部的创面。大网膜的组织量大多比任何肌皮瓣都丰富,即使巨大的胸部缺损,也能够充分填充,是理想的自体组织填充物。另外,大网膜内含有大量淋巴组织和丰富血液循环,具有良好的抗感染能力,可以用作人工植入物的包绕物,发挥其较强的抗感染作用,特别适用于胸主动脉人工血管外露的治疗。大网膜组织瓣转移术还可以作为在其他术式治疗失败时的一种补救术式。缺点是该术式有将感染带入腹腔以及远期发生腹壁疝风险。

7.4.2 胸廓稳定性重建的方法

重建胸廓稳定性主要是恢复胸骨与肋骨的联系。对于慢性期胸部正中切口感染,因为部分胸骨已经愈合,或是胸骨后板已经形成纤维板,胸廓基本是稳定的,只需要在清创控制感染后,选择各种肌瓣或直接缝合修复创面即可。只有骨髓炎涉及大面积的胸骨,清创后胸骨缺损严重,出现纵隔开放并随呼吸增大缩小异常活动,才可以考虑使用双侧胸大肌肌瓣对接重建胸廓稳定性。

对于急性期胸部正中切口感染,大部分胸骨未愈合,胸骨随呼吸左右开合,这种情况对肺功能及心脏血流动力学影响最大。重建胸廓稳定性可以根据感染的深度进行选择。表浅皮肤软组织感染(分级为Ⅲ级)的伤口,可以使用负压封闭引流控制感染后使用钢板内固定胸骨重建胸廓稳定性。而对于胸骨骨髓炎或纵隔炎(Ⅳ、Ⅴ级)的伤口,需要双侧胸大肌肌瓣对接重建胸廓稳定性。重建同时在胸骨缺损的部位,使用富含血小板血浆凝胶可以增加胸骨的愈合。近年也有学者使用含万古霉素等敏感药物的可吸收骨粉(硫酸钙或碳酸羟基磷灰石)进行骨髓炎缺损填塞,增加胸骨愈合,同时加强胸骨局部的抗感染能力。

三维(three-dimensional,3D)重建+打印技术的普及和虚拟现实(virtual reality,VR)影像的发展,让手术的实施更加精细化。有学者尝试采用VR+3D+现实重合进行胸部手术可视化导航取得了令人惊喜的结果,相信不久的将来此技术的推广会使重建胸廓稳定性手术更加精细和微创。

7.4.3 典型病例

7.4.3.1 Ⅰ级伤口

Ⅰ级伤口为伤口部分或全层裂开,但胸骨内固定物无松动,钢丝无外露。处理为彻底清创,直接无张力缝合。

【典型病例7.1】

(1)**简要病史** 患者男性,40岁。二尖瓣置换、三尖瓣矫形术后,伤口裂开,创面培养无细菌。观察单位:广东省人民医院。

(2)**临床诊断** Ⅰ级伤口。

(3)**治疗经过** 彻底清创,直接无张力缝合(图7.7)。

7

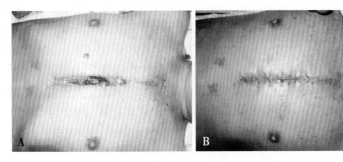

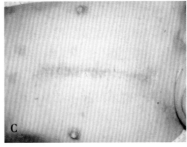

图 7.7 Ⅰ 级伤口

A. 伤口裂开,固定物无外露,经清创换药后创面清洁 B. 扩创,两侧分离皮瓣,无张力缝合 C. 伤口愈合

7.4.3.2 Ⅱ级伤口

Ⅱ级伤口为部分或全层裂开,钢丝外露,或胸骨窦道,胸骨稳定性良好。处理为彻底清创,邻近皮瓣修复。

【典型病例7.2】

(1)简要病史 患者男性,70 岁。因"冠心病(左主干病变、三支病变);主动脉瓣关闭不全"于 2014 年 2 月 20 日入院。于 2014 年 2 月 28 日行体外循环(cardiopulmonary bypass,CPB):主动脉瓣置换术(aortic valve replacement,AVR)[Edwards 环上瓣(supra-annular aortic valve) 主动脉瓣(aortic valve,AV)23 mm],冠状动脉旁路移植术(coronary artery bypass graft,CABG)* 4 "CPB:AVR(Edwards SAV AV 23 mm),CABG* 4"。2014 年 3 月 14 日出现伤口

愈合不良,请会诊,给予伤口清创,伤口负压辅助闭合治疗。观察单位:广东省人民医院。

(2)**临床诊断** 2014年4月8日胸骨ECT提示:胸骨中部骨质中断,胸骨柄断端未见明显分离,断端间未见气体密度影,上部可见少量骨性骨痂形成,局部放射性浓聚;胸骨体断端前后稍错位,未见骨性骨痂形成,局部放射性浓聚。胸壁软组织部位缺如(Ⅱ级伤口)。

(3)**治疗经过** 彻底清创,拔除固定钢丝,联合持续负压封闭引流控制感染后,胸骨后板肉芽瘢痕化,胸廓稳定。2014年4月11日全身麻醉下行前胸部慢性溃疡修复,钢板去除,邻近皮瓣转移修复术。术后患者伤口恢复良好,于2014年4月23日出院(图7.8)。

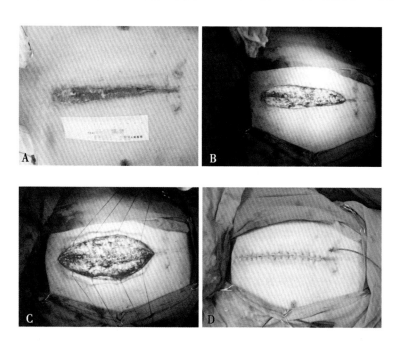

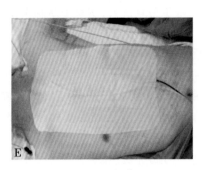

图7.8   Ⅱ级伤口

A.伤口裂开,钢丝外露,胸骨稳定   B.扩创,拔除钢丝   C.伤口两侧分离皮瓣
D.伤口无张力缝合   E.负压封闭引流治疗

7.4.3.3   Ⅲ级伤口

Ⅲ级伤口为伤口裂开,内固定物松动,胸骨裂开,但无胸骨骨髓炎。治疗宜彻底清创+负压封闭引流,胸骨内固定+肌瓣转移(单、双侧胸大肌)。

【典型病例7.3】

(1)**简要病史**   患者男性,56岁。因"心瓣膜松弛综合征"于2014年11月25日在全身麻醉下行二尖瓣置换术(mitral valve replacement,MVR)(Carbomedics MV 29 mm)+三尖瓣成形术(tricuspid annuloplasty,TVP)。于2014年12月3日出现前胸部伤口愈合不良,并请会诊,给予伤口清创,伤口负压辅助愈合治疗。观察单位:广东省人民医院。

(2)**临床诊断**   2014年12月9日胸骨ECT提示:胸骨中线见骨质中断,断端见金属内固定影,断端稍分离,断端间可见气体密度影,未见骨性骨痂形成,中部见纵行放射性分布缺损。两侧胸骨局部不均匀放射性分布增高。胸壁软组织部分缺如(Ⅲ级伤口)。

(3)**治疗经过**   于2014年12月18日在全身麻醉下行前胸部慢性溃疡修复,胸骨内固定器拆除,骨髓炎病灶清除,邻近皮瓣转移修复。术后患者伤口恢复顺利,于214年12月31日出院(图7.9)。

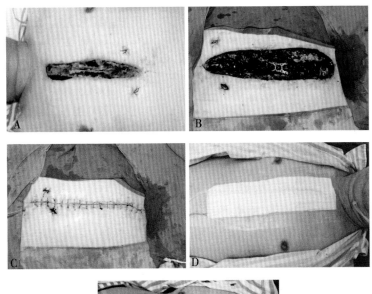

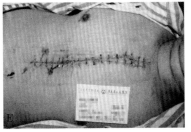

图7.9　Ⅲ级伤口

A.胸骨裂开不稳定,无骨髓炎　B.扩创,胸骨固定器内固定　C.分离两侧皮瓣,无张力缝合　D.负压封闭引流治疗　E.伤口愈合

7.4.3.4　Ⅳ级伤口

　　Ⅳ级伤口不愈合的原因为存在胸骨或胸肋关节的骨髓炎病灶。感染、胸骨固定不牢靠、胸廓内动脉损伤、呼吸机辅助呼吸时间长等是导致该类伤口形成的原因。患者的细菌培养结果通常提示有细菌感染,其中多重耐药菌感染发生率高达75.8%。该类患者治疗的关键是彻底清除骨髓炎病灶并同时使用有活力的自体组织填塞缺

损。大多数患者通过双侧胸大肌推进手术可获得一期愈合。少数患者骨髓炎病灶位于胸骨下段,双侧胸大肌推进手术无法提供足够的肌肉组织,而采用腹直肌翻转手术也可获得一期愈合。还有部分患者既往有乳腺癌根治术病史或者骨髓炎病灶广泛,周围无可用的组织瓣,选用大网膜瓣填塞术也可获得一期愈合。

【典型病例7.4】

(1)**简要病史**   患者女性,70岁。2012年2月28日全身麻醉下行主动脉瓣、二尖瓣双瓣膜置换术后,并发胸骨骨髓炎。观察单位:广东省人民医院。

(2)**临床诊断**   2012年3月16日胸骨ECT提示:胸骨中线骨质中断,断端稍分离,断端间可见气体密度影,未见骨性骨痂形成,局部放射性浓聚。胸壁软组织部分缺如。Ⅳ级伤口。

(3)**治疗经过**   彻底清创,拔除固定钢丝,联合持续负压封闭引流控制感染后,2012年4月1日全身麻醉下行前胸部慢性溃疡修复,胸骨内固定器拆除,骨髓炎病灶清除,双侧胸大肌肌瓣转移填充术行双侧胸大肌瓣对接内翻重建胸廓稳定性,并修复创面。于2012年4月14日出院(图7.10)。

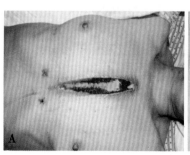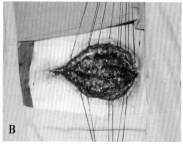

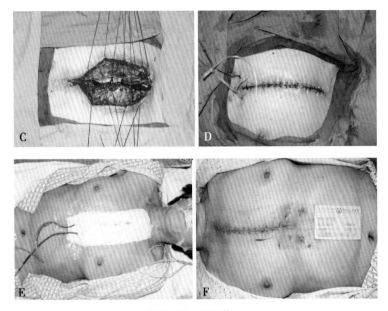

图 7.10 Ⅳ级伤口

A. 胸骨骨髓炎,负压封闭引流后创面床清洁 B. 彻底扩创,去除坏死胸骨,分离两侧胸大肌瓣 C. 两侧胸大肌瓣拉拢对接 D. 分离两侧皮瓣,无张力缝合 E. 负压封闭引流治疗 F. 伤口愈合良好

7.4.3.5 Ⅴ级伤口

Ⅴ级伤口主要为感染因素引起,常见于胸主动脉置换术、冠状动脉搭桥术后,多合并耐药菌感染,且感染侵犯胸骨后导致纵隔炎,治疗难度极大。在高级生命支持及全身抗感染治疗有效的前提下,可以考虑大网膜轴型瓣手术,但死亡风险仍极大。

【**典型病例 7.5**】

(1)**简要病史** 患者男性,46 岁。因"主动脉夹层动脉瘤(Stanford A 型)"于 2013 年 1 月 17 日急诊入院。于 2013 年 1 月 21 日急诊行"DHCT、SCP 下升主动脉置换+全弓置换+支架象鼻置入术"。患者术后给予呼吸机辅助呼吸治疗 16 d,床边 CRRT 治疗

6 d,血浆置换治疗 4 d。患者支气管冲洗液、痰培养、血培养、伤口分泌物先后培养出鲍曼不动杆菌及铜绿假单胞菌生长,选用特治星、美平、泰阁、他格适、拜复乐等抗菌药物抗感染治疗。2013 年 2 月 6 日患者胸部伤口出现渗出液、红肿,床边伤口敞开引流。请专科会诊处理伤口。专科检查:前胸部伤口全层裂开,长约 30 cm,可见胸骨钢丝外露,胸骨松动、部分骨质坏死,人造血管(左颈总动脉、主动脉弓)外露,表面薄层黄色分泌物及血浆蛋白脓样物附着。观察单位:广东省人民医院。

(2)临床诊断 胸骨骨髓炎、纵隔炎、前胸部伤口裂开、胸主动脉瘤(人造血管置换术后)。

(3)治疗经过

1)综合治疗:呼吸机辅助呼吸;静脉营养与肠内营养治疗相结合;根据细菌培养药敏结果,选用敏感抗菌药物抗感染治疗;保护重要脏器功能。

2)创面处理:前胸部伤口扩创、持续负压引流治疗 19 d,于 2013 年 3 月 26 日全身麻醉下行前胸部伤口扩创,胸骨钢丝拔除,坏死胸骨清除,负压封闭引流术。持续负压封闭引流治疗 16 d。于 2013 年 3 月 13 日全身麻醉下行前胸部伤口扩创,轴型大网膜瓣切取转移修复术。术中清除坏死胸骨及人造血管表面分泌物和血浆蛋白脓,开腹切取以右大网膜动脉为蒂的大网膜轴型瓣转移至清创后前胸部创面,部分大网膜瓣包绕人造血管,留置 3 条伤口引流管(大网膜下、大网膜上、腹腔内),逐层关闭前胸部各层组织。术后持续负压封闭引流,术后留置 3 条引流管(大网膜下、大网膜上、腹腔内),根据引流液颜色及引流量,逐渐拔除伤口引流管。患者伤口愈合良好,痊愈出院(图 7.11)。

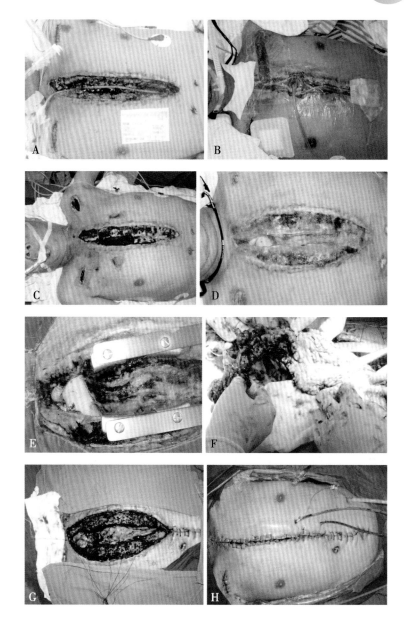

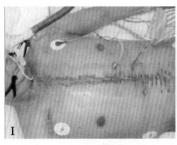
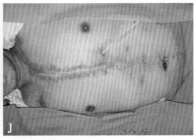
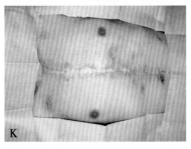

图 7.11　Ⅴ级伤口

A.主动脉置换术后胸骨骨髓炎、纵隔炎、人造血管暴露并感染　B.清创,负压封闭引流治疗　C.负压封闭引流治疗后感染控制　D.全身情况、创面情况进一步改善　E.术中撑开显露心脏和人造血管　F.开腹取大网膜　G.大网膜包绕人造血管,填塞纵隔腔隙　H.放置引流管,关闭胸腔腹腔　I、J.伤口愈合良好,逐步拔除引流管　K.伤口愈合

7.5　胸部正中手术切口感染的围术期治疗注意要点

7.5.1　围术期治疗

胸部正中手术切口感染起病原因较多而且基础疾病复杂,切口感染需要外科治疗,还需要内科治疗。

（1）抗感染　伤口细菌培养,寻找病原学证据,根据药敏试验足量、足疗程用药。常见细菌有金黄色葡萄球菌、表面葡萄球菌、粪尿球菌、铜绿假单胞菌,特殊细菌有革兰氏阳性杆菌、嗜酸性分枝杆菌。

（2）抗凝药物治疗问题　心脏手术患者大部分需要抗凝药物治疗,伤口手术前必须停用抗凝药物治疗,避免大出血。应用华法林抗凝治疗患者需要术前 3 d 停药,应用波立维、阿司匹林需要术前 7 d 停药,改用低分子肝素替代治疗,低分子肝素 20~40 mg/次,每日 2 次。应用低分子肝素抗凝治疗,术前 12 h 停药。目标:PT≤17 s,INR≤1.8。

（3）充分营养支持　肠内、肠外营养;生长激素应用,0.2~0.4 U/kg。

（4）其他基础治疗　如糖尿病、高血压、营养状况不良等的治疗。

7.5.2　胸部正中修复术后的呼吸康复

胸部正中修复术后由于手术创伤大,时间长,以及气管插管吸入性麻醉,使气管纤毛运动减弱,气管内分泌物增多且黏稠,加上术后切口疼痛而限制呼吸,不能有效排出呼吸道分泌物而引起肺不张、肺部感染等并发症。呼吸锻炼是康复的重点。

（1）深呼吸运动　患者取平卧、半卧或坐位,将左右手分别按放在上腹部和前胸部,全身肌肉放松,静息呼吸,经鼻吸气,从口呼气,吸气时可见上腹部鼓起,呼气时内收,胸部保持最小活动幅度或不变,2~3 次/d,10~15 min/次。

（2）吹气球方法　患者取坐位,深吸气后尽量将气球吹大,每天 4~6 次,每次吹气球 20 次左右。通过吹气球,可以使肺充分膨胀,增加肺活量和最大通气量,从而改善肺功能。

7.5.3　瘢痕防治

胸部正中是瘢痕的好发部位,瘢痕种类更是以危害严重的瘢痕疙瘩为主。手术缝合应该无张力缝合,皮肤表面可以使用皮肤拉扣等减少皮肤张力的辅助器械。术后应该立即佩戴胸带,以减低局部张力,在伤口皮肤愈合后立即使用硅胶类药物进行外用。如早期瘢痕增生严重,也可以进行二氧化碳点阵激光治疗或铒激光治疗。如出现胸部瘢痕疙瘩,<5 cm 的可以进行糖皮质激素或 5-氟尿嘧啶(5-fluorouracil,5-FU)注射治疗;5~15 cm 可以考虑单纯切除手术+低剂量浅放射治疗;>15 cm 可以局部皮瓣手术+局部 5-FU 注射+低剂量浅放射治疗。

(赖　文　郑少逸　黄志锋　匡　斌)

参考文献

[1]匡斌,陈云瀛,邓国三,等.背阔肌肌皮瓣在冠状动脉搭桥术后胸骨切口感染裂开修复中的应用[J].中华外科杂志,2005,43(3):195.

[2]匡斌,邓国三,陈云瀛,等.腹直肌肌皮瓣修复胸前感染裂开的胸骨切口[J].实用医学杂志,2006,22(16):1896-1897.

[3]王文璋,高举,王幼黎,等.胸骨正中切口术后胸骨骨髓炎及纵隔感染的修复重建[J].心肺血管病杂志,2011(5):418-419.

[4]郑少逸,赖文,黄志锋,等.双侧胸大肌肌瓣治疗开胸术后胸骨骨髓炎临床效果[J].中华烧伤杂志,2015,31(1):61-63.

[5]赖文,孙传伟,李勇,等.腹腔镜大网膜轴型瓣转移修复乳腺癌术后胸部放射性溃疡[J].现代医院,2013(7):30-33.

[6]黄志锋,郑少逸,赖文,等.大网膜轴型瓣转移修复胸部难愈创面的临床效果[J].中华烧伤杂志,2016,32(7):429-431.

[7]郑少逸,陈华德,孙传伟,等.开胸术后胸部正中难愈性伤口的临床分级及治疗[J].中国修复重建外科杂志,2014,28(9):1120-1124.

[8]VOJTOVIC P,REICH O,SELKO M,et al. Haemodynamic changes due to delayed sternal closure in newborns after surgery for congenital cardiac malformations[J]. Cardiology in the Young,2009,

19(6):573-579.

[9]KARANGELIS D,VELISSARIS T,TSILIMINGAS N. Update on re-ducing the risks of deep sternal wound complications[J]. Expert Rev Cardiovasc Ther,2013,11(5):529-531.

[10]GORLITZER M,WAGNER F,PFEIFFER S,et al. Prevention of sternal wound complications after sternotomy:results of a large prospective randomized multicentre trial[J]. Interact Cardiovasc Thorac Surg,2013,17(3):515-522.

[11]SJOGREN J,GUSTAFSSON R,NILSSON J,et al. Negative-pres-sure wound therapy following cardiac surgery:bleeding complica-tions and 30-day mortality in 176 patients with deep sternal wound infection[J]. Interact Cardiovasc Thorac Surg,2011,12(2):117-120.

[12]THORSTEINSSON D T,VALSSON F,GEIRSSON A,et al. Ma-jor cardiac rupture following surgical treatment for deep sternal wound infection[J]. Interact Cardiovasc Thorac Surg,2013,16(5):708-709.

[13]TAEGER C D,KNESER U,HORCH R E. Four-flap compound repair of thoracic hernia after sternum osteomyelitis and omentumflap[J]. J Tho-rac Cardiovasc Surg,2012,144(5):e117-e119.

[14]PAIROLERO P C,ARNOLD P G. Management of infected median sternotomywounds[J]. Ann Thorac Surg,1986,42(1):1-2.

[15]EL OAKLEY R M,WRIGHT J E. Postoperative mediastinitis:clas-sification and management[J]. Ann Thorac Surg,1996,61(3):1030-1036.

[16]GREIG A V,GEH J L,KHANDUJA V,et al. Choice of flap for the management of deep sternal wound infection:an anatomi-cal classification[J]. J Plast Reconstr Aesthet Surg,2007,60(4):372-378.

[17]HUANG Z F,CHEN H D,ZHENG S Y,et al. Application of vacu-

7

um sealing drainage techniquein poor healing wounds after heart valve surgery [J]. South China Journal of Cardiology, 2013, 14 (2):122-126,156.

[18] HUANG Z F, ZHENG S Y, LAI W, et al. A prospective randomized controlled study on Median sternotomy closure with titanium plate fixation in high risk patients [J]. Journal of the American College of Cardiology, Supplement, 2014, 64(16):C201-C202.

8 中毒性表皮坏死松解症创面的管理与新技术应用

8.1 概述

中毒性表皮坏死松解症(toxic epidermal necrolysis, TEN)常由药物不良反应引起,是重症大疱性药疹的一种。虽然 TEN 发病率低,但任何年龄均可发病,妇女和老年人更多见,总体病死率为 25% ~ 35%。TEN 急性期发展迅速,皮肤黏膜损害广泛,累及面积大于 30% 总体表面积(total body surface area, TBSA),并伴有全身中毒症状及内脏损害,如救治不及时患者可因出血、脓毒症(sepsis)及多器官功能衰竭(multiple organ failure, MOF)等并发症死亡,是临床比较棘手的难题。TEN 发展过程中,广泛的表皮黏膜剥脱、水及电解质紊乱、高代谢状态、免疫功能失调、脓毒症和器官衰竭等表现与烧伤极为相似。

随着 TEN 的诊断流程、支持治疗、糖皮质激素及 IVIG 的使用剂量及时机等方面的进展,TEN 的病死率较以往已有所降低。但 TEN 具体发病机制尚不清楚,目前无特异性治疗方案,加上该病发病率低,前瞻性随机对照试验难以进行,询证医学证据不足等,限制了 TEN 治愈率。能否在发病机制、细胞毒性蛋白、细胞因子及基因等方面找到新的治疗靶点,可能是以后的研究方向。

8.1.1 流行病学

至今,严重大疱性疾病的分类仍是混乱的,疾病由感染因素引起还是药物引起的并不清楚。已比较明确的是,中毒性表皮坏死松解症和史蒂文斯–约翰逊综合征(Stevens-Johnson syndrome, SJS;也

8

称重症渗出性多形性红斑)是严重的表皮松解性药物不良反应疾病谱的两端,是一组药物过敏反应,可引起特征性的皮损、严重的黏膜和系统受累,临床表现为红斑、松弛性水疱及表皮松解、Nikolsky 征阳性,黏膜也有坏死剥脱。药物被认为是二者的主要原因,区别仅在于皮肤剥脱的面积,受累皮肤的体表面积(body surface area, BSA)<10% BSA 的为 SJS、>30% 为 TEN,介于两者之间的为 SJS/TEN 重叠征。SJS 病死率为 5%,SJS/TEN 重叠征为 10%~15%,TEN 为 30%~40%。而多形红斑是有不同的临床表现、病因(如单纯疱疹病毒感染)及预后的疾病,因此,Roujeau 认为 TEN 和 SJS 是不同于重症多形红斑的一类疾病。SJS 和 TEN 是罕见病,年发病率为 1.89 人/100 万。某些感染性疾病或许会影响 TEN 的发生率,已经明确的是,获得性免疫缺陷综合征(acquired immunodeficiency syndrome, AIDS;也称艾滋病)患者每年发病风险比普通人群高 1 000 倍,即人类免疫缺陷病毒(human immunodeficiency virus, HIV)阳性人群每年约有 0.1% 的发生率。SJS 的病死率报告为 1%~5%,而 TEN 则为 25%~35%,已知老年患者以及那些表皮剥脱面积较大的患者病死率更高。TEN 的幸存者中超过 50% 的患者会有远期后遗症。超过 100 种药物与 SJS 和 TEN 有关,常见药物主要是抗生素、非甾体抗炎药、抗惊厥药,一些药物存在形成 SJS 和 TEN 的高度危险性,它们是别嘌呤醇、磺胺增效剂及其他磺胺类抗生素、青霉素、头孢菌素、喹诺酮类抗生素、卡马西平、苯妥英钠、苯巴比妥等。

8.1.2　病因和发病机制

引起 TEN 的药物种类众多。谢小菊等统计分析国内 2004 年 1 月—2014 年 12 月有关 TEN 的文献显示,引起 TEN 的药物主要为抗菌药物(头孢菌素类最多,其次为青霉素类),其次为抗癫痫药、解热镇痛药、中成药及抗痛风药。而国外主要为卡马西平、别嘌醇、磺胺类药物、拉莫三嗪、昔康类非甾体抗炎药等。这可能与地区差异、发病率低及样本数量有限等因素有关。临床应用上述药物时应格外注意患者的用药史及过敏史,增强安全用药意识,避免不恰当的给药方案及药物间发生交叉过敏。

在中国、泰国、马来西亚等人群中,遗传学研究发现,在东亚人群中常见的特异型人类白细胞与芳香族抗惊厥药物使用之间有很强的关联,这些联系是如此紧密,以至于美国食品和药品监督管理局规定,所有东亚裔患者在接受这些药物治疗前都必须接受筛查。引起 TEN 的芳香族类抗癫痫药物如卡马西平、苯妥英钠、奥卡西平等,与人类白细胞抗原 HLA-B * 15:02 基因明显相关,但在日本、韩国及欧洲国家的人群中却无此相关性。虽无法解释发病原因,筛查基因标记物或可帮助预防 TEN。

目前 TEN 的发病机制尚不完全清楚,临床和组织病理学方面的研究结果均认为 TEN 是由药物引起的特异性超敏免疫反应。免疫机制研究表明,细胞毒性 T 淋巴细胞(cytotoxic T lymphocyte,CTL)是主要的效应细胞,发挥重要作用的主要有细胞膜受体分子凋亡相关因子(factor associated suicide,Fas)及其凋亡相关因子配体(factor associated suicide ligand,FasL)、穿孔素、颗粒酶 B 和颗粒溶素等细胞毒性蛋白及细胞因子[肿瘤坏死因子-α(tumor necrosis factor-α,TNF-α)、γ 干扰素(interferon-γ,IFN-γ)等]。而上述蛋白或细胞因子并非特异性出现在 TEN 的发病过程中,也存在于其他皮肤病中。组织病理学研究显示,角质形成细胞(keratinocyte cell,KC)凋亡是 TEN 患者表皮黏膜剥脱的病理学基础。

8.2　临床表现

8.2.1　症状和体征

中毒性表皮坏死松解症发病原因不明,急性起病。患者最初的主诉是口腔疼痛和溃疡,皮疹多于 1~4 d 累及全身,皮疹多初起于面颈胸部,很快融合成片。皮疹初为深红、暗红及铁锈色斑,迅即出现松弛性大疱及表皮松解剥脱,如烫伤样,尼氏(Nikolsky)征阳性。眼鼻、口腔及外生殖器黏膜常受累。全身中毒症状明显,常伴有疲乏、肌痛、寒战、高热及内脏损害,预后差,如未及时抢救,多于 10~14 d 死亡,主要死因为感染、毒血症、肾功能衰竭、肺炎或出血等。

8.2.2　分型

中毒性表皮坏死松解症(TEN)分为:①TEN 不伴斑点型(也称暴发型),Lyell 1956 年首次报道。②TEN 伴斑点型(也叫 SJS 进展型),在 TEN 三型中最常见,Lyell 1967 年首次报道。③TEN 特殊型,包括泛发性大疱性固定性药疹(GB-FDE)、AGEP 转化而成的TEN 等。

8.2.3　病情评估

中毒性表皮坏死病的疾病严重程度评分(severity-of-illness score for toxic epidermal necrolysis,SCORTEN)量表是对 TEN/SJS 严重程度的特异性评分。通过记录入院 24 h 内的 7 个临床指标,预测患者的病死率,在入院后前 5 d 时 SCORTEN 评分的价值较高,尤其是第 3 天,其预测价值最高。SCORTEN 评分:记录入院 24 h 内 7 个临床指标(年龄>40 岁,并发恶性肿瘤,心率>120 次/min,血糖>14 mmol/L,碳酸氢盐<20 mmol/L,表皮剥脱>10% 体表面积,血尿素氮>10 mmol/L),每项 1 分,无上述临床指标记为 0 分。SCORTEN 评分量表简单易用,适用于所有 TEN 患者,已被应用于预测 TEN 和 SJS 患者的病死率。但有报道证实,在某些验证SCORTEN 评分的研究中存在方法学错误;亦有研究认为,SCORTEN 评分过高预测了病死率。有研究报道证实,该评分量表的准确性可能会受到人口分布概况和研究人群特点的影响。总之,SCORTEN 评分系统的评价时机、准确性、是否需要新附加因素,尚需对其做进一步验证。

8.2.4　并发症

SJS 和 TEN 的长期并发症包括皮肤、黏膜、眼部和肺部疾病。皮肤色素沉着异常、指甲生长异常、发疹性皮肤痣、脱发等是比较常见的皮肤病并发症。眼睛并发症最常见的是眼干燥症,但也可以在发作数年后发展为失明。嘴唇、口腔甚至食管及生殖器区域可以形成粘连,由于表皮和黏膜结构的严重破坏,可能会出现牙畸形,如牙根畸形和牙龈缺失。口腔并发症,包括牙龈粘连和口干症,在 SJS/TEN 患者中同样很常见。慢性支气管炎和慢性阻塞性肺疾病也可能是 SJS 和 TEN 的结果。

8.3　诊断及鉴别诊断

8.3.1　诊断

以往 TEN 的诊断多依赖临床表现,误诊率高。组织病理学检查结果虽被视为大多数疾病的金标准,但不能确诊 TEN。近期,Victoria 等提出一种临床病理相结合的标准诊断流程,即早期阶段所有疑诊 TEN 的患者均行活检,阳性者结合临床表现确诊 TEN。

(1)TEN 早期典型表现　①发热,皮肤瘙痒或疼痛,眼部刺痛和吞咽不适等,类似流行性上呼吸道感染。②斑疹多始于胸骨柄区、颜面部,偶有手掌和足底,有暗红色中心及红色边缘,呈非典型性靶样改变,尼氏征阳性。③短期内,斑疹迅速形成小水疱,逐渐扩大融合成巨型松弛性大疱,表皮脱落坏死。④口腔、眼及生殖器等黏膜受累,可稍早于皮肤,或二者同时出现。

(2)TEN 的组织病理学特点　①角质形成细胞凋亡和全层表皮坏死。②表皮真皮交界处可见到各种淋巴细胞浸润,如 T 淋巴细胞、自然杀伤细胞和巨噬细胞,CD8+T 淋巴细胞、巨噬细胞主要位于表皮,CD4+T 淋巴细胞主要位于真皮乳头层。③嗜酸性粒细胞减少。④水疱为表皮下疱。

(3)血清颗粒溶素浓度检测　Fujita 等采用快速免疫层析法检测 SJS/TEN 患者的血清颗粒溶素浓度。与正常人相比,SJS/TEN 患者的颗粒溶素浓度高于 10 μg/L。在出现皮损前的 2~4 d 实施,其敏感性可达80%、特异性可达95.8%。此法尚处于试验阶段,需要进一步研究来确定其检测效率。

8.3.2 鉴别诊断

（1）三种类型重症大疱型药疹 TEN 与史蒂文斯-约翰逊综合征（SJS）处于同一疾病谱的两端，SJS 皮损面积小于 10% TBSA，TEN 皮损面积大于 30% TBSA，二者之间是 SJS 与 TEN 重叠部分，SJS 可发展为 TEN。重型多形性红斑（erythema multiforme major，EMM）的组织病理学表现与 SJS/TEN 疾病谱完全相同，以往认为 EMM 属 SJS/TEN 疾病谱，但 EMM 常由感染引起，尤其是单纯性疱疹病毒感染和支原体肺炎，临床上认为 EMM 是 SJS/TEN 疾病谱之外的独立疾病，并且这一观点逐渐被学者们接受。TEN 与 EMM 可从病原学及临床表现相鉴别。EMM 早期皮损对称性发生于四肢，呈典型性靶样皮损，有 3 个特征性的同心圆环，总皮损面积小于 10% TBSA。

3 种重症大疱型药疹（severe bullous drug eruption，SBDE）类型的鉴别要点见表 8.1。

表 8.1 3 种 SBDE 类型的鉴别要点

因素	EMM	SJS	TEN
病因	病毒、支原体为主；药物少见（约 10%）	药物为主（>50%）	药物为主（>90%）
年龄	80% <40 岁	50% <40 岁	75% >40 岁
性别	男性多见	女性略多见	女性多见
皮损特点	典型靶样皮疹或高起的非典型靶样皮疹，可伴少量疱疹、大疱	紫癜性斑疹和（或）扁平的非典型靶样皮疹，常伴泛发大疱；表皮剥脱<10% BSA	同 SJS，松弛性大疱广泛，表皮剥脱>30% TBSA
皮损分布	肢端为主	躯干为主	头面、躯干、四肢
局部症状	瘙痒或灼热	灼热或灼痛	灼痛或触痛

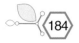

续表 8.1

因素	EMm	SJS	TEN
黏膜损害	（+++）	（++++）	（+++）或（-）
组织病理	表皮坏死（+），真皮炎症显著	表皮坏死（++），表皮下疱	表皮坏死（++++），表皮下疱
病死率	约1%	5%~6%	25%~40%

（2）急性泛发性发疹性脓疱病　90%的急性泛发性发疹性脓疱病（acute generalized eruptive pustulosis，AGEP）由药物引起，甚至有些临床表现与 TEN 类似。但 AGEP 的自然病程一般不超过15 d，其组织病理学表现为表皮内海绵状脓疱，疱内为聚集的中性粒细胞，无广泛性角质形成细胞坏死。

（3）葡萄球菌烫伤样皮肤综合征　葡萄球菌烫伤样皮肤综合征（staphylococcal scalded skin syndrome，SSSS）是一种由金黄色葡萄球菌产生的表皮剥脱毒素所致的严重的感染性皮肤病，好发于新生儿及婴幼儿，偶发于成年人，其临床表现和发病特点与 TEN 相似。SSSS 发病前可有明确的金黄色葡萄球菌感染灶，初始皮损多在口周或眼睑四周，以此为中心向周边迅速扩展，SSSS 的皮损边缘常附着蜜黄色渗出性痂，而 TEN 的皮损相对清洁。SSSS 的组织病理学表现为浅表角质层分离。SSSS 敏感性抗生素治疗有效（表8.2）。

表8.2　葡萄球菌烫伤样皮肤综合征与中毒性表皮坏死松解症的区别

项目	葡萄球菌烫伤样皮肤综合征	中毒性表皮坏死松解症
病史	无用药史，首次发作	有用药史，起病前常有轻微发作
流行病学	有时可有脓疱疮流行	散发性
好发年龄	<2 岁	>40 岁
皮损分布	面、颈、腋窝、腹股沟先受累	全身性
皮肤触痛	严重	轻度~中度

8

续表 8.2

项目	葡萄球菌烫伤样皮肤综合征	中毒性表皮坏死松解症
尼氏征	未受累皮肤也可阳性	仅皮损处阳性
黏膜病变	无	严重
组织病理	颗粒层内裂隙,少数棘层松解细胞,炎症细胞几乎缺乏	表皮下裂隙,全层表皮坏死,炎症细胞较多
全身治疗	耐 β-内酰胺酶青霉素	糖皮质激素
病程	7~10 d	3~4 周
病死率	3%~4%	1%~50%

(4)其他　TEN 还须与泛发性大疱性固定性药疹(generalized bullous fixed drug eruption,GBFDE)和自身免疫性大疱性疾病(包括线状 IgA 大疱性皮病和副肿瘤性天疱疮、寻常型天疱疮、大疱性类天疱疮)相鉴别。自身免疫性大疱性疾病可以通过直接免疫荧光鉴别排除。与 GBFDE 的鉴别比较困难,但可通过细微的临床表现差别相区分。

8.4　治疗及新技术应用

TEN 的发病机制尚不明确,无统一的治疗标准。目前主要的治疗方案包括早期处理、支持治疗、皮损处理及药物治疗,而早期处理中的停药和随后的支持治疗是目前公认最重要的治疗措施。

8.4.1　早期处理

详细询问用药史及过敏史,列出近 2 个月内使用的药物及使用时间,可使用表皮坏死松解症药物因果关系算法(algorithm of drug causality for epidermal necrolysis,ALDEN)评分鉴别可疑药物,避免盲目使用抗组胺药或抗生素。停药越晚,致病药物半衰期越长,患者死亡的风险越大。因此,在患者发病初期即应停用可疑药物,并加速药物排泄。

SCORTEN(TEN 严重程度评分)评分系统可准确评估该病的严重程度并预测患者的病死率。SCORTEN 评分对以下指标赋值(是=1,否=0):年龄≥40 岁;心率≥120 次/min;患有恶性肿瘤;初始皮损面积>10% TBSA;血清尿素>10 mmol/L;血糖>14 mmol/L;血清碳酸氢盐<20 mmol/L。SCORTEN 总分与病死率之间的对应关系为:0~1(3.2%)、2(12.1%)、3(35.3%)、4(58.3%)、≥5(90%)。入院后 1~3 d 内进行 SCORTEN 评分,得到的结果较准确。但该评分系统可能会低估合并呼吸道黏膜受损患者的病死率。SCORTEN 评分≥3 分的患者应立即转入 ICU。

8.4.2 支持治疗

支持治疗应着重于重建和维护皮肤的屏障功能,维持水及电解质平衡,防治感染,减少内脏损害和脓毒症等并发症的发生。

(1)病情评估 首先评估患者的一般情况,如生命体征、意识状态、SpO_2、PaO_2 等。

(2)估算皮损面积 采用九分法估算皮损面积,需注意的是,皮损区域只包括已分离(如水疱)和可分离的皮肤(尼氏征阳性),不可分离的红斑区(即尼氏征阴性)应除外。

(3)维持水及电解质平衡 TEN 患者常因水肿和体液严重丢失发生低钠血症、低钾血症、低磷酸盐血症,维持水及电解质平衡成了支持治疗的关键。外周静脉通道的建立应远离皮损区域。补液量依皮损面积而定,必要时可输血、血浆或白蛋白以维持胶体渗透压。参照血压变化,保持每小时尿量在 50~80 ml。

(4)密切监测呼吸功能 及时给氧。如口腔黏膜剥脱合并下列一项则需行气管插管或呼吸机辅助呼吸:①皮损面积大于 70% TBSA;②连续 3 d 皮损面积每天增加 15% TBSA 及其以上;③合并影响呼吸功能的神经病学疾病;④喉镜下见有气道黏膜受累。

(5)合理的营养支持 口腔或消化道黏膜受累可致患者进食困难,应鼓励患者进食高蛋白流质食物。必要时可经鼻饲管注入高

8

热量及高蛋白肠内营养液,保证营养供应。早期合理的营养支持治疗可显著改善 TEN 患者的高代谢状态,保护肠黏膜屏障,提高免疫功能,缩短住院时间,降低病死率。

(6)实验室监测 ①每周至少进行 2 次创面分泌物、血液、尿液细菌及真菌培养。无明显感染迹象,不推荐预防性使用抗生素。②定期行血、尿常规检查,密切监测血糖及各脏器功能变化,防治深静脉血栓。

(7)注意口腔卫生 患者口腔分泌物较多时,应每天定期使用康复新液或碳酸氢钠溶液或氯己定漱口水等漱口,并清除口腔黏膜脱落的痂皮。

(8)导尿 有助于预防尿道狭窄,但应避免损伤性的导尿操作,减少感染风险。

(9)理疗 使用烧伤红外治疗仪保证患者处于 30~32 ℃ 的环境中,可抵消从皮肤丢失的热量。

8.4.3 皮损处理

TEN 引起的皮肤损害缺少热力因素,创面相对较浅,按烧伤常规处理原则换药即可,无须手术削痂。我们使用复方桐叶烧伤油+硝酸银软膏+创面修复生物胶混合后纱布敷料包扎换药收到较好的临床效果。使用脱细胞异种皮(猪皮)覆盖清创后的创面,也有较好的疗效,但要把握好覆盖的时间。另外,应注意特殊部位皮肤黏膜的处理,口腔可用康复新液漱口,有较好效果,旨在减少晚期并发症或后遗症的发生。需补充的是,TEN 患者的晚期并发症或后遗症在早期通常是可逆的。据统计,眼部晚期并发症发生率可达 90%。鉴于眼的重要性及晚期并发症的高发生率,眼部的处理在减少感染和炎症发生的同时,应推行眼科常规检查。一项首次针对 SJS/TEN 患者耳、鼻、喉(ear, nose and throat, ENT)后遗症的研究调查发现,98% 的患者有 ENT 后遗症,易引发肺部感染,平时处理时应引起重视。

8.4.4 药物治疗

8.4.4.1 糖皮质激素

全身性使用糖皮质激素有延长患者住院时间及增加并发症的风险,以往糖皮质激素的使用比较混乱,但近期发现,在 TEN 发病早期短期内使用大剂量糖皮质激素(1.5 mg/kg,地塞米松)冲击治疗可控制病情发展。然而,与单独支持治疗相比,糖皮质激素虽能控制皮损发展,并未显著降低病死率。我们在临床上,入院当天即用甲泼尼龙琥珀酸钠(甲强龙),初始剂量为 1.0~1.5 mg/(kg · d),如皮损面积加大或全身症状加重,则初始剂量增加 25% ~ 50%;若病情好转,如皮损不再扩大,低热、黏膜破损稳定,3~5 d 后减少剂量至前次的 1/3,根据患者情况改为口服醋酸泼尼松 20~40 mg/d。糖皮质激素联合静脉注射免疫球蛋白(intravenous immunoglobulin,IVIG)虽取得了令人振奋的结果,尚未达成共识。

8.4.4.2 静脉注射免疫球蛋白

IVIG 中含有抗 Fas 的抗体,能抑制 Fas 引起的细胞凋亡,因而用来尝试性治疗 TEN。IVIG 的剂量每增加 1 g/kg,TEN 患者的生存率提高 4.2 倍。最近的研究发现,当 IVIG 的剂量超过 2 g/kg 时,能明显改善患者生存率,效果优于 2 g/kg 或更低。在防范心肾功能不全、IgA 缺乏症、血栓栓塞等并发症发生的前提下,可给予 TEN 患者大剂量 IVIG[3 g/(kg · d)]3~4 d。

8.4.4.3 TNF-α 抑制剂

TNF-α 抑制剂包括英夫利昔单抗、沙利度胺等,这 2 种药仅在个别案例中有报道。因沙利度胺可双向调节 TNF-α,并可作为协同刺激因子活化 CD8+T 淋巴细胞,目前已较少应用于 TEN 的治疗。有人使用 TNF-α 特异性抗体英夫利昔单抗治疗 TEN 并获得成功,但英夫利昔单抗可引发口腔及外阴出现扁平苔藓。目前已知的资料较少,尚不足对 TNF-α 抑制剂的治疗效果做出总结。

8

8.4.4.4　环孢素

环孢素可通过抑制钙调磷酸酶阻断 T 细胞的功能,在器官移植和自身免疫性疾病的治疗中效果较好。一项与全身性使用糖皮质激素相比较的随机对照研究显示,给予 TEN 患者剂量为 3 mg/kg 的环孢素,无明显的不良反应出现,并且环孢素治疗组的病死率低于对照组,结果有统计学意义。Valeyrie-Allanore 等做了一个开放性二期临床试验来确定环孢素的安全性和潜在作用。虽结果不具有统计学意义,但环孢素能有效阻断病情进展。

8.4.5　血液透析

血液透析取得了多年来的支持,其目的是去除血液循环中的自身抗体、炎症因子、致病物质及其代谢产物。血液透析起效快,不良反应少,往往是在糖皮质激素、静脉注射免疫球蛋白(IVIG)等药物治疗无效的情况下使用,相关报道较少。

8.4.6　新技术的应用

目前,除了支持疗法外,没有理想的治疗方法。当前存在的辅助治疗包括全身性糖皮质激素、IVIG、环孢素和血浆置换。糖皮质激素是最常用的辅助治疗方法,然而,它的使用是有争议的,因为它们理论上可以增加感染的风险并降低再上皮化率,与正常存活率相比,IVIG 显示出类似的混合结果,环孢素和血浆置换均有良好的应用前景,但是由于可用的研究很少,数据有限。

8.4.7　典型病例

【典型病例 8.1】

(1)**简要病史**　患者女性,24 岁。因"突发全身红疹、水疱 6 d,呈进行性扩展,疼痛明显,口咽部糜烂较重",为进一步诊治,转院就诊。既往有青霉素及头孢类药物过敏史。观察单位:南昌大学第一附属医院。

(2)**临床诊断**　中毒性表皮坏死松解症。

（3）**治疗经过** 患者入院后完善相关检查,给予激素及全身创面清洗换药、补液、抗感染、对症支持（口腔护理、床上正常皮肤擦浴、会阴冲洗、结膜囊冲洗、康复新液漱口）等综合治疗,未行手术。住院 25 d 创面愈合出院（图 8.1）。

换药方法:生理盐水及康复新液清洗创面后,用复方桐叶烧伤油+硝酸银软膏+生长因子类（艾夫吉夫、扶济复、金因肽）混合后浸入纱布覆盖创面,外敷料包扎。

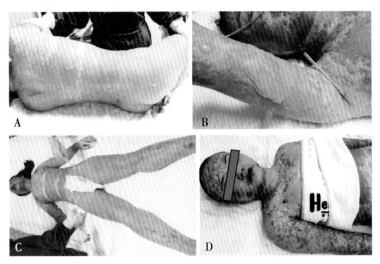

图 8.1 中毒性表皮坏死松解症

A.发病早期背部皮损 B.面、颈、胸、上肢皮损 C.胸、腹、下肢皮损 D.经综合治疗后

【**典型病例8.2**】

（1）**简要病史** 患者男性,30 岁。无明显诱因出现高热 7 d,于当地抗感染治疗（具体不详）,发热未见明显好转。入院 3 d 前全身出现散在多发点状红疹,起初范围较小,呈进行性扩展,疼痛明显。2 d 前全身出现散在水疱,急诊入院。观察单位:南昌大学第一附属医院。

（2）**临床诊断** 中毒性表皮坏死松解症,软组织感染。

8

(3)**治疗经过** 患者入院后完善相关检查,给予清创换药、补液、抗炎及激素控制病情等综合治疗,行脱细胞异种(猪)皮覆盖手术,入院治疗45 d患者全身溃烂创面愈合出院(图8.2)。

换药方法同典型病例8.1。

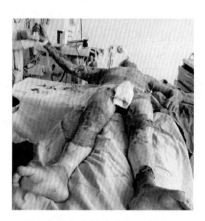

图8.2 中毒性表皮坏死松解症

【**典型病例8.3**】

(1)**简要病史** 患者女性,67岁。因"全身皮肤溃烂14 d,发热3 d,呈进行性扩展,疼痛明显",曾在当地医院予以糖皮质激素抗过敏、抗感染、抗组胺治疗,糜烂面逐渐扩大,为进一步诊治转院。观察单位:南昌大学第一附属医院。

(2)**临床诊断** 中毒性表皮坏死松解症,身体体表≥90%皮肤溃烂,软组织感染,眼球摘除术后状态(左)。

(3)**治疗经过** 患者入院后完善相关检查,予给氧、清创换药、输液抗炎等处理,分2次在全身麻醉下行扩创冲洗术(中)+异种脱细胞真皮缝合术,术后继续给予清洗换药及补液抗炎等综合治疗,住院14 d,患者全身散在创面部分愈合,自行要求出院(图8.3)。

换药方法:生理盐水、康复新液、阿米卡星洗剂清洗创面后,用复方桐叶烧伤油+硝酸银软膏+生长因子类(艾夫吉夫、盖扶、扶济复、金因肽)+创面修复生物胶+复方多黏菌素B软膏,混合后浸入纱布覆盖创面，外敷料包扎。

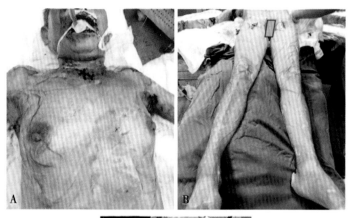

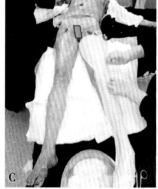

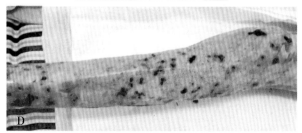

图8.3　中毒性表皮坏死松解症

A.胸部皮损　B.下肢皮损　C.创面覆盖异种脱细胞真皮　D.创面部分愈合

（闵定宏　郭光华　廖新成）

参考文献

[1] 谢小菊,商晶晶.大疱性表皮坏死松解型药疹 71 例分析[J].中国医院用药评价与分析,2015(12):1673-1675.

[2] 杨永生,徐金华.Stevens-Johnson 综合征/中毒性表皮坏死松解症角质形成细胞死亡机制的研究进展[J].国际皮肤性病学杂志,2015,41(1):48-50.

[3] 袁静.中毒性表皮坏死松解症和 Stevens-Johnson 综合征[J].实用医院临床杂志,2012,9(4):207-209.

[4] 冷德文,范学朋.营养支持在重症中毒性坏死性表皮松解型药疹病人中的应用[J].肠外与肠内营养,2014(1):27-30.

[5] 杨永生,徐金华,李锋,等.静脉注射丙种球蛋白和糖皮质激素治疗重症大疱性药疹 65 例[J].中华皮肤科杂志,2009,42(5):330-332.

[6] TIWARI P,PANIK R,BHATTACHARYA A,et al. Toxic epidermal necrolysis:an update[J]. Asian Pac J Trop Med,2013,3(2):85-92.

[7] LONJOU C,BOROT N,SEKULA P,et al. A European study of HLA-B in Stevens-Johnson syndrome and toxic epidermal necrolysis related to five high-risk drugs[J]. Pharmacogenet Genomics,2008,18(2):99-107.

[8] NAKAJIMA S,WATANABE H,TOHYAMA M,et al. High-Mobility group box 1 protein(HMGB1)as a novel diagnostic tool for toxic epidermal necrolysis and Stevens-Johnson syndrome[J]. Arch Dermatol,2011,147(9):1110-1112.

[9] ABE R. Immunological response in Stevens-Johnson syndrome and toxic epidermal necrolysis[J]. J Dermatol,2015,42(1):42-48.

[10] SAEED H N,CHODOSH J. Immunologic mediators in stevens-johnson syndrome and toxic epidermal necrolysis[J]. Semin Oph-

thalmol,2016,31(1/2):85-90.

[11]LIM V M,DO A,BERGER T G,et al. A decade of burn unit expe-
rience with stevens-johnson syndrome/toxic epidermal necrolysis:
Clinical pathological diagnosis and risk factor awareness [J].
Burns,2016,42(4):836-843.

[12]FUJITA Y,YOSHIOKA N,ABE R,et al. Rapid immunochromato-
graphic test for serum granulysin is useful for the prediction of Ste-
vens-Johnson syndrome and toxic epidermal necrolysis[J]. J Am
Acad Dermatol,2011,65(1):65-68.

[13]WATANABE R,WATANABE H,SOTOZONO C,et al. Critical
factors differentiating erythema multiforme majus from Stevens-
Johnson syndrome(SJS)/toxic epidermal necrolysis(TEN)[J].
Eur J Dermatol,2011,21(6):889-894.

[14]AZIB S,FLORIN V,FOURRIER F,et al. Severe acute generalized
exanthematous pustulosis with blistering mimicking toxic epider-
mal necrolysis,associated with a primary mumps infection[J].
Clin Exp Dermatol,2014,39(6):723-725.

[15]SASSOLAS B,HADDAD C,MOCKENHAUPT M,et al. ALDEN,an
algorithm for assessment of drug causality in stevens-johnson syn-
drome and toxic epidermal necrolysis:comparison with case-control
analysis[J]. Clin Pharmacol Ther,2010,88(1):60-68.

[16]BANSAL S,GARG V K,SARDANA K,et al. Aclinicotherapeutic
analysis of Stevens-Johnson syndrome and toxic epidermal necroly-
sis with an emphasis on the predictive value and accuracy of
SCORe of Toxic epidermal necrolysis[J]. Int J Dermatol,2015,54
(1):e18-e26.

[17]HARR T,FRENCH L E. Toxic epidermal necrolysis and Stevens-
Johnson syndrome[J]. Orphanet J Rare Dis,2010,5(1):39.

[18]WILLIAMS R,HODGE J,INGRAM W. Indications for intubation
and early tracheostomy in patients with Stevens-Johnson syndrome

and toxic epidermal necrolysis [J]. Am J Surg, 2016, 211 (4):
684-688.

[19] VAN ZYL L, CARRARA H, LECUONA K. Prevalence of chronic
ocular complications in Stevens-Johnson syndrome and toxic epi-
dermal necrolysis [J]. Middle East Afr J Ophthalmol, 2014, 21
(4):332-335.

[20] BEQUIGNON E, DUONG T A, SBIDIAN E, et al. Stevens-Johnson
syndrome and toxic epidermal necrolysis: ear, nose, and throat de-
scription at acute stage and after remission [J]. JAMA Dermatol,
2015, 151 (3):302.

[21] CHOONHAKARN C, LIMPAWATTANA P, CHAOWATTANAPANIT S.
Clinical profiles and treatment outcomes of systemic corticosteroids for
toxic epidermal necrolysis: a retrospective study [J]. J Dermatol, 2016,
43 (2):156-161.

[22] SCHNECK J, FAGOT J, SEKULA P, et al. Effects of treatments on
the mortality of Stevens-Johnson syndrome and toxic epidermal
necrolysis: a retrospective study on patients included in the pro-
spective Euro SCAR study [J]. J Am Acad Dermatol, 2008, 58
(1):33-40.

[23] HUANG Y C, LI Y C, CHEN T J. The efficacy of intravenous im-
munoglobulin for the treatment of toxic epidermal necrolysis: a sys-
tematic review and meta-analysis [J]. Br J Dermatol, 2012, 167
(2):424-432.

[24] BARRON S J, DEL VECCHIO M T, ARONOFF S C. Intravenous
immunoglobulin in the treatment of Stevens-Johnson syndrome and
toxic epidermal necrolysis: a meta-analysis with meta-regression of
observational studies [J]. Int J Dermatol, 2015, 54 (1):108-115.

[25] YAMANE Y, MATSUKURA S, WATANABE Y, et al. Retrospec-
tive analysis of Stevens-Johnson syndrome and toxic epidermal
necrolysis in 87 Japanese patients: treatment and outcome [J]. Al-

lergol Int,2016,65(1):74-81.

[26] SCOTT-LANG V,TIDMAN M,MCKAY D. Toxic epidermal necrolysis in a child successfully treated with infliximab[J]. Pediatr Dermatol,2014,31(4):532-534.

[27] WORSNOP F,WEE J,NATKUNARAJAH J,et al. Reaction to biological drugs: infliximab for the treatment of toxic epidermal necrolysis subsequently triggering erosive lichen planus[J]. Clin Exp Dermatol,2012,37(8):879-881.

[28] SINGH G K,CHATTERJEE M,VERMA R. Cyclosporine in Stevens Johnson syndrome and toxic epidermal necrolysis and retrospective comparison with systemic corticosteroid[J]. Indian J Dermatol Venereol Leprol,2013,79(5):686-692.

[29] VALEYRIE-ALLANORE L,WOLKENSTEIN P,BROCHARD L,et al. Open trial of ciclosporin treatment for Stevens-Johnson syndrome and toxic epidermal necrolysis[J]. Br J Dermatol,2010,163(4):847-853.

[30] SECZYNSKA B,NOWAK I,SEGA A,et al. Supportivetherapy for a patient with toxic epidermal necrolysis undergoing plasmapheresis[J]. Crit Care Nurse,2013,33(4):26-38.

9 毒蛇咬伤创面的管理与新技术应用

9.1 概述

　　毒蛇咬伤是指人体被各种有毒的蛇咬伤后,其毒液由伤口进入体内而引起的一种急性全身中毒性疾病。毒蛇咬伤是一种对劳动人民危害较大的灾难性、外伤性疾病。目前,世界上已知蛇类3 000余种,隶属于18科,其中毒蛇600余种,对人有致命危害的毒蛇主要有195种。在我国各地都有蛇的分布,但大部分蛇种集中于长江以南、西南各省(自治区、直辖市),我国已知蛇类200余种,其中毒蛇50余种,危害较大且能致人死亡的毒蛇主要有10种(神经毒毒蛇有银环蛇、金环蛇和海蛇,血液循环毒毒蛇有蝰蛇、尖吻蝮蛇、竹叶青蛇和原矛头蝮蛇;混合毒毒蛇有眼镜蛇、眼镜王蛇和短尾蝮蛇,见图9.1~9.10)。

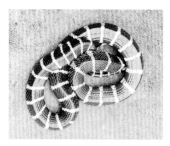

图9.1　银环蛇

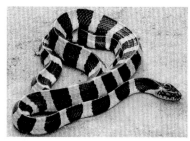

图9.2　金环蛇

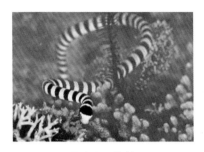

图9.3　海蛇

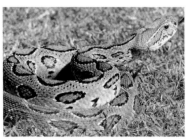

图9.4　蝰蛇

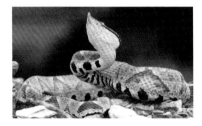

图9.5　尖吻蝮蛇

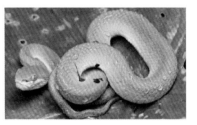

图9.6　竹叶青蛇

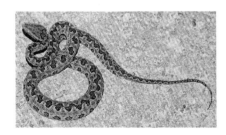

图9.7　短尾蝮蛇

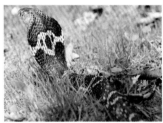

图9.8　眼镜蛇

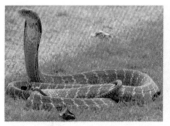
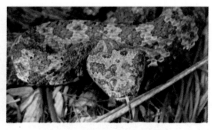

图9.9　眼镜王蛇　　　　　　图9.10　原矛头蝮蛇

　　毒蛇具有毒牙和毒腺。根据其牙齿种类可分为管牙类、前沟牙类和后沟牙类3种,对人类危害最大的是管牙类和前沟牙类毒蛇。毒蛇的外观形态特征具有某些共同点,如头呈三角形、尾短而钝、身体斑纹色泽鲜明、性较懒怠、行动蹒跚、栖息时常盘曲成团等,但也有例外。一般情况下毒蛇与无毒蛇的特征鉴别见图9.11。除了毒牙和毒腺外,要寻找某种标志来区分毒蛇与无毒蛇很难。

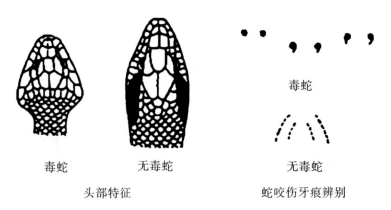

毒蛇　　　　　　无毒蛇　　　　　　毒蛇

　　　　　头部特征　　　　　　　　无毒蛇

　　　　　　　　　　　　　　　蛇咬伤牙痕辨别

图9.11　毒蛇与无毒蛇的特征鉴别

9.1.1 蛇毒的理化性质

蛇毒是一种复杂的蛋白质混合物,含有多种毒蛋白;新鲜蛇毒呈弱酸性,腥苦味,黏稠,透明或淡黄色,含水 65%,比重 1.030~1.080,加热 65 ℃以上容易被破坏,与空气接触易生泡沫,在常温下 24 h 变性,冰箱内保存 15~30 d 毒性不变。干燥蛇毒保持原蛇毒力 25 年以上,而眼镜蛇蛇毒虽经 100 ℃加热 15 min,仍能保持部分毒力,非经久煮,不能破坏。凡能使蛋白质沉淀、变性的强酸、强碱,氧化剂、还原剂、消化酶及重金属类物质,均能破坏蛇毒。

9.1.2 蛇毒的有毒成分

蛇毒主要成分是神经毒、血液循环毒和酶,各种成分的多少或有无,因蛇种而异。

9.1.2.1 神经毒

神经毒主要是阻断神经肌肉接头引起全身性横纹肌弛缓型麻痹,导致周围性呼吸衰竭,引起缺氧性脑病、肺部感染及循环衰竭。

神经毒作用具有两种表现:一种是作用于运动神经末梢的突触前及突触后部位,主要抑制运动终板上的乙酰胆碱受体,使肌肉内的神经介质——乙酰胆碱不能发挥去极化作用,从而导致横纹肌松弛,如银环蛇毒;另一种是抑制运动神经末梢释放神经介质,如眼镜蛇毒。

9.1.2.2 血液循环毒

血液循环毒的种类很多,成分复杂,可对心血管和血液系统产生多方面的毒性作用。

(1)心脏毒 其毒性极强,可损害心肌细胞的结构及功能,可使心脏发生短暂兴奋后转入抑制,继而发生心搏动障碍、心室颤动、心肌坏死,最后死于心力衰竭。

(2)出血毒 出血毒是一种血管毒素,作用于细胞的黏合物质后使其通透性增加。如尖吻蝮蛇、蝰蛇等含有的出血毒素可引起广

9

泛性血液外渗,导致显著的全身出血,甚至心、肺、肝、肾、脑实质出血而死亡。

(3)溶血毒 包括直接溶血因子和间接溶血因子。直接溶血因子主要存在于眼镜蛇、蝰蛇的蛇毒中,能直接溶解红细胞;间接溶血因子为磷脂酶A,把卵磷脂水解成为溶血卵磷脂。直接与间接溶血因子有协同作用,近年来的研究表明,直接溶血因子与心脏毒素是同一物质。

9.1.2.3 酶

蛇毒中含有各种酶,使蛇毒的致病作用更为复杂。国内外研究资料显示,已查明的蛇毒中含有25种酶,这里介绍其中4种。

(1)蛋白质水解酶 多种蛇毒中含有此酶。它可损害血管壁内皮细胞,增加血管壁通透性,导致血浆外渗,组织水肿,局部肌肉坏死,甚至深部组织溃烂。

(2)磷脂酶A 主要发挥间接溶血作用,可使卵磷脂转变为溶血卵磷脂而致溶血。磷脂酶A也可促使溶血卵磷脂产生而损伤神经组织,或直接协助蛇毒中的神经毒或心脏毒进入神经组织中,表现出严重的外周神经症状。此酶还可使毛细血管通透性增加而引起出血,并可释放组胺、5-羟色胺、肾上腺素等,间接干扰心血管系统的功能。

(3)透明质酸酶 多种蛇毒中含有此酶,它可溶解细胞与纤维间质,破坏结缔组织的完整性,促使蛇毒从咬伤局部向其周围迅速扩散、吸收。

(4)腺苷三磷酸酶 可破坏腺苷三磷酸(ATP),减少体内能量供给,影响体内神经介质及蛋白质的合成,导致各系统生理功能障碍。

9.1.3 蛇咬伤溃疡的发病机制

蛇咬伤溃疡是指毒蛇咬伤后导致的局部组织坏死后形成的溃疡,是血液循环毒和混合毒毒蛇咬伤后常见且严重的并发症。主要是由于血液循环毒毒蛇和混合毒毒蛇的蛇毒中含有大量血液循环毒素及磷脂酶 A、透明质酸酶、蛋白水解酶等毒性物质,进入机体后可严重损害人体组织,作用于微血管内皮细胞及细胞膜系统时,可使血管壁通透性增强,以致组织发生水肿及坏死性炎症,作用于肌纤维时可导致其断裂,从而发生溃疡及组织坏死,坏死可深达骨膜,使肌腱及骨骼外露。

9.2 临床表现与诊断及鉴别诊断

毒蛇咬伤属于急症,必须迅速准确诊断,否则会贻误患者的救治时机,造成严重后果。

9.2.1 病史

(1)咬伤时间 询问患者被毒蛇咬伤的具体日期、时间、治疗经过,以评估病情的严重程度。

(2)咬伤地点及蛇之形态 根据不同蛇类活动的地点,结合患者所诉蛇的形态,以协助判断蛇的种类。

(3)咬伤部位 准确判断咬伤部位,并与其他因皮炎、疖肿、外伤所致的皮损鉴别。若患者神志清楚,问诊不难;若患者神志不清,或局部症状不明显,往往不易分辨伤口的准确位置,以致局部处理不及时。

(4)既往病史 应着重询问患者是否有其他系统慢性疾病史,特别是具有心脏病、肝炎、肾炎、高血压等病史。若合并此类疾病,往往预后不佳。

9.2.2 局部表现

(1)神经毒毒蛇咬伤 咬伤处牙痕较小,局部不红不肿,无渗出液,不痛或微痛,或麻木,所导向的淋巴结可有肿大和触痛,易被忽视而得不到及时处理。

(2)血液循环毒毒蛇咬伤 咬伤处牙痕粗大,伤口常流血不止,剧痛或灼痛,肿胀蔓延迅速,皮下青紫或瘀斑,多合并水疱或血疱,局部淋巴结肿大和触痛,部分伤口短期内可发生组织溃烂、坏死(图9.12)。

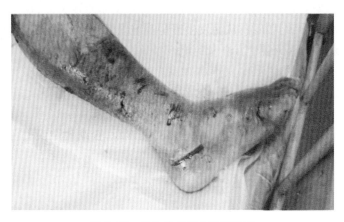

图9.12 尖吻蝮蛇咬伤局部症状

(3)混合毒毒蛇咬伤 咬伤处牙痕粗大,伤口疼痛逐渐加重,可伴有麻木感,周围皮肤迅速肿胀,可蔓延至整个肢体,皮下青紫,可有水疱或血疱,局部淋巴结肿大和触痛,严重者伤口可迅速变黑坏死,形成溃疡(图9.13)。

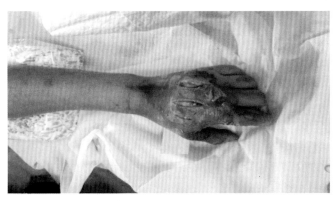

图9.13 眼镜蛇咬伤局部症状

9.2.3 全身表现

(1)神经毒毒蛇咬伤 主要表现为神经系统损害,多在咬伤后1~6 h逐步出现肌肉麻痹表现,逐步向近心端发展,肌无力逐步加重。轻者可出现头晕、乏力、眼睑下垂、声音嘶哑、张口不利、咽痛、腹痛、呕吐、全身肌肉疼痛等;严重者可出现瞳孔散大、瞳孔对光反射消失、视物模糊、语言不清、流涎、牙关紧闭、吞咽困难、肌肉阵挛或抽搐、昏迷、呼吸困难、血压下降,甚至出现自主呼吸停止和心搏骤停。

(2)血液循环毒毒蛇咬伤 主要表现为血液循环系统损害。轻者可出现恶寒、发热、胸闷、心悸、气促、视物模糊、全身肌肉酸痛、皮下或内脏出血(尿血、血红蛋白尿、便血、衄血和吐血),继而出现贫血、黄疸等;严重者可出现面色苍白、手足厥冷、烦躁不安,甚至发生颅内出血后谵语、呼吸困难,累及肾导致少尿无尿,血压下降,甚至休克、循环衰竭而死亡。

(3)混合毒毒蛇咬伤 神经和血液循环系统损害同时存在。轻者可出现头晕、头痛、恶寒、发热、眼睑下垂、复视、视物模糊、张口及吞咽困难、颈项强直、全身肌肉酸痛、恶心、呕吐;严重者可出现胸闷、呼吸困难、烦躁、神志昏迷、酱油色尿、少尿、无尿,甚至循环、呼吸、肾功能衰竭而死亡。

9.2.4 辅助检查

(1)血常规 白细胞总数可呈反应性升高。早期无明显贫血现象,如被血液循环毒毒蛇咬伤,伴全身出血者,可有贫血表现,出现红细胞、血红蛋白、血小板减少。

(2)尿液分析 可见血尿、血红蛋白尿等。

(3)粪便隐血试验 血液循环毒毒蛇咬伤合并有消化道出血者,粪便隐血试验呈阳性。

(4)血生化检查 血液循环毒或混合毒毒蛇咬伤者,丙氨酸氨基转移酶(alanine aminotransferase, ALT)、天冬酸氨基转移酶

（aspartate aminotransferase，AST）、乳 酸 脱 氢 酶（lactate dehydrogenase，LDH）及肌酸激酶（creatine kinase，CK）可升高，血糖可应激性升高。如有急性肾功能损害，血尿素氮（blood urea nitrogen，BUN）、肌酐（creatinine，Cr）及血清钾（K$^+$）升高。

（5）凝血功能检查　血液循环毒毒蛇咬伤者，可出现凝血酶原时间（prothrombin time，PT）、活化部分凝血活酶时间（activated partial thromboplastin time，APTT）和凝血酶时间（thrombin time，TT）延长。

（6）血气分析　出现呼吸功能障碍时，可表现为呼吸性酸中毒。如动脉血氧分压（arterial partial pressure of oxygen，PaO$_2$）<8 kPa，动脉血二氧化碳分压（arterial partial pressure of carbon dioxide，PaCO$_2$）>6.67 kPa，则提示有呼吸衰竭。

（7）心电图　可有心律失常、窦性心动过速、传导阻滞等改变，或有 T 波或 ST 段改变。

（8）肌电图　神经毒和混合毒毒蛇咬伤者可出现进行性肌电衰减，传导时间延长。

9.2.5　鉴别诊断

（1）无毒蛇咬伤　伤口处仅有数个细小呈弧形排列的牙痕，局部仅有轻度短暂性疼痛与肿胀，且不扩大或加重，无明显全身中毒症状。

（2）蜈蚣咬伤　伤口处皮肤出现两个瘀点，周围呈水肿性红斑，炎症反应显著，且可有组织坏死。常继发淋巴结和淋巴管炎，自觉局部剧痛和刺痒，严重者可并发全身中毒症状。

9.3　治疗

9.3.1　救治总原则

迅速辨明是否为毒蛇咬伤，分类处理；对毒蛇咬伤应立即清除

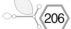

局部毒液,阻止毒素的继续吸收,拮抗或中和已吸收的毒素;根据蛇毒种类尽快使用相应的抗蛇毒血清;防治各种并发症。

9.3.2　系统治疗

及时应用抗蛇毒血清,根据病情使用糖皮质激素、破伤风抗毒素、抗生素等,适当补充能量、维生素,维持水及电解质平衡。如出现器官功能损害或衰竭则需积极对症治疗。

9.3.2.1　抗蛇毒血清

抗蛇毒血清特异性较高,效果确切,越早应用,疗效越好。由于抗蛇毒血清只对血液中的游离毒素发挥作用,对已与靶细胞结合的毒素并无作用,因此抗蛇毒血清的应用时间宜在毒蛇咬伤后 24 h 以内(尤以 6 h 以内为佳)。使用剂量应根据该血清的效价和该种毒蛇的排毒量来决定,一般应大于中和排毒量所需的剂量,儿童用量应与成人相等。目前,国内只有抗银环蛇毒血清、抗蝮蛇毒血清、抗五步蛇毒血清和抗眼镜蛇毒血清 4 种,均为单价精制血清。根据蛇毒类型,蝮蛇咬伤、竹叶青蛇咬伤、烙铁头蛇咬伤者可应用抗蝮蛇毒血清,尖吻蝮蛇咬伤者应用抗五步蛇毒血清,银环蛇咬伤、金环蛇咬伤者可应用抗银环蛇毒血清,眼镜蛇咬伤者可应用抗眼镜蛇毒血清,眼镜王蛇咬伤者可应用抗眼镜蛇毒血清加抗银环蛇毒血清。

9.3.2.2　肾上腺皮质激素

毒蛇咬伤患者可大剂量应用肾上腺皮质激素,如地塞米松每日 10~20 mg。对中毒程度较严重的患者,即使全身中毒症状不明显,亦应早期大剂量应用肾上腺皮质激素,以在一定程度上阻止病情发展。

9.3.2.3　抗生素

蛇咬伤无须常规预防性抗感染,对有局部组织坏死、伤口脓性分泌物或脓肿形成者,应使用抗生素预防或治疗毒蛇咬伤伤口的细菌感染,首选青霉素类或头孢类抗生素。如青霉素或头孢类抗生素过敏,可选择大环内酯类或喹诺酮类抗生素。尽量选择对肝、肾功能影响较小的抗生素种类。

9.3.2.4　破伤风抗毒素

由于毒蛇咬伤可并发破伤风杆菌感染,故应预防性应用破伤风抗毒素或马破伤风免疫球蛋白,但破伤风皮试应避开抗蛇毒血清使用过程,至少在抗蛇毒血清使用 1 h 后再开始皮试和用药,以避免过敏或不良反应重叠。

9.3.2.5　中医中药

中医将毒蛇咬伤分为风毒、火毒和风火毒 3 种证型,可根据不同证型辨证选择祛风、清热、凉血、止血、泻下、开窍等药物治疗。

9.3.2.6　危重症的救治

(1)呼吸衰竭的处理　一旦出现气促、呼吸困难、呼吸浅快等症状,应立即按呼吸衰竭进行救治,给予给氧、气管插管、呼吸机辅助呼吸等急救措施。如因缺氧引起脑水肿,可使用呋塞米、甘露醇脱水降颅内压,或肾上腺皮质激素减轻毛细血管通透性,减少血浆外渗,从而减轻脑水肿。必要时可予以气管切开,机械通气。

(2)中毒性休克的处理　休克早期应及时予以补液、维持水及电解质平衡、吸氧、保暖及镇静等支持疗法。部分患者由于休克时间较长,病情严重,可酌情应用血管活性药物,以解除小动脉痉挛,使组织血液灌注量增加。必要时可联合应用血管收缩药物与血管扩张药物。

(3)急性肾功能衰竭的处理　血液循环毒及混合毒毒蛇咬伤后,可引起急性肾功能损害,如不及时纠正,则可发生肾小管坏死,导致急性肾功能衰竭。早期肾功能衰竭可选用呋塞米或托拉塞米利尿,当尿量增多时可重复使用,严重时应碱化尿液,可联合应用利尿合剂和肾上腺皮质激素。必要时可应用人工透析疗法,常用血液透析法或连续性血液净化。此外还应予以纠正血钾紊乱,防治感染等治疗。

9.3.3　局部治疗

（1）缚扎　被毒蛇咬伤后,可用止血带或绷带在伤口近心端上方超过一个关节处或 5～10 cm 处缚扎,缚扎松紧度以能阻断淋巴液、静脉回流,但不妨碍动脉血流为宜。每隔 15～20 min 放松 1～2 min,以免肢体因缺血而坏死。在应用有效蛇药 30 min 后,可去掉缚扎。可应用夹板加弹性绷带缚扎,上肢可缚扎于肘关节下部,下肢可缚扎于膝关节下部。

（2）扩创、清创　根据蛇种不同、蛇体大小不同,选择适宜的扩创方法。建议常规皮肤消毒后,沿牙痕"一"字纵向切开 1 cm,由近心端开始挤压排出毒血 2～5 ml。切口不宜过深,到达皮下即可,不可伤及肌腱和筋膜,如有毒牙遗留应取出。同时应用生理盐水或 0.02% 呋喃西林溶液、过氧化氢溶液反复多次冲洗伤口。尖吻蝮蛇、蝰蛇咬伤后不宜扩创。如患处高度肿胀、溃烂、坏死,甚至出现坏疽、捻发音性蜂窝织炎或急性筋膜间隙综合征时,则需及时广泛切开清创,进行有效减压、引流;在病情允许的情况下,可短期内清除坏死组织,也可采用蚕食清创法清除坏死组织。

（3）针刺、拔罐　患处肿胀时,可对手指蹼间(八邪穴)或足趾蹼间(八风穴)皮肤进行消毒,用三棱针或粗针头与皮肤平行刺入约 1 cm,迅速拔出后将患肢下垂,并由近心端向远端挤压以排除毒液,但被尖吻蝮蛇、蝰蛇咬伤时应慎用,以防出血不止。还可用拔火罐的方法负压吸出伤口处的血性分泌物,达到减少蛇毒吸收和减轻局部肿胀的目的。

（4）封闭疗法　毒蛇咬伤后,应及早应用利多卡因加地塞米松进行局部封闭,其方法是在 2% 利多卡因 5～10 ml 中加入地塞米松 5 mg,在伤口周围与患肢肿胀上方 3～5 cm 处做深部皮下环形封闭。糜蛋白酶局部封闭能直接破坏蛇毒,对多种毒蛇咬伤有效,其方法是将糜蛋白酶 4 000 U 加入 2% 利多卡因 5～10 ml 中,在牙痕中心及周围注射至肌肉层或结扎上端进行套式封闭。

（5）药物外用　局部用 0.02% 呋喃西林溶液或生理盐水湿敷

伤口,保持湿润引流,以防伤口闭合。对已有水疱或血疱者,可先用无菌注射器吸出渗出液,或开小口引流,然后再以 0.02% 呋喃西林溶液或 0.1% 依沙吖啶(利凡诺)溶液湿敷。

9.3.4 现场急救要点与转送前处理

9.3.4.1 现场急救要点

(1)正确的可行的做法 清水冲洗伤口,适当绑扎近心端(阻断静脉淋巴回流,不影响动脉血运,20 min 左右松开数分钟)。对毒蛇进行拍照。勿剧烈活动,伤肢低位。呼救。尽快赶往医疗机构。

(2)局部不适宜的做法 毒蛇咬伤后不建议在没有医生的指导下,局部应用刀割(切开)、火烧、吸吮、伤口拔火罐、绑扎过久、涂抹药酒、涂抹草药、口服草药、伤口负压封闭引流等做法。特别是手指和足趾部,毒液并不会流出和消失。若为血液循环毒可导致切开的伤口难以止血,徒增人为损伤和感染。

9.3.4.2 转送前处理

(1)转送标准 生命体征平稳,无呼吸困难隐患。

(2)转送方式 神经毒表现和生命体征不稳,必须由医疗机构转送。

(3)正确的绑扎 肢体近心端整体弹力绷带加压包扎,减缓血液回流和毒液扩散。注意力度与时间。伤口清洗。如有出血,简单包扎止血即可。

(4)对症处理 维持呼吸、血压、补液、抗炎。

9.3.5 蛇咬伤溃疡的治疗

血液循环毒和混合毒毒蛇咬伤(主要是尖吻蝮蛇、蝰蛇、烙铁头蛇和眼镜蛇)后导致局部组织坏死所形成的蛇咬伤溃疡是毒蛇咬伤常见且严重的并发症,临床发病率较高,处理亦较为棘手。如果对溃疡创面处理不及时,或处理方法不恰当,特别是合并有肌腱、神经、血管等深部组织外露的创面处理,可导致创面经久不愈,愈合后往往遗留瘢痕挛缩畸形，甚至肢体残障。蛇咬伤性溃疡一般多见于手、足部位，常累及关节部位，且皮肤破溃或缺损面积往往较大，容易导致近端皮下组织潜行坏死，常并发深部组织坏死，如肌腱、神经、血管及骨外露等，且常常合并伤口感染。蛇咬伤性溃疡是否发生、溃疡的面积大小和深浅等与毒蛇咬伤部位、人体中毒量、早期局部处理是否得当、全身治疗是否及时有效密切相关。

（1）切开减压　毒蛇咬伤患者局部肿胀明显或已出现组织坏死者，应早期切开减压，可有效保护组织，为后期修复创造条件（图9.14）。

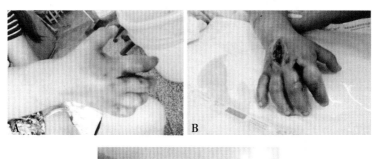

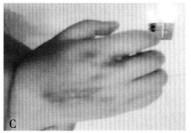

图9.14　蛇咬伤切开减压

A.毒蛇咬伤手部肿胀，皮下青紫　B.切开减压　C.伤口愈合

（2）清创　及时进行创面清创术，尽可能去除坏死组织和脓液，必要时扩创、搔刮潜行的溃疡创面，充分引流。

（3）负压封闭引流（VSD）治疗　毒蛇咬伤后患肢肿胀，创面组织渗出多，创面负压封闭引流能有效减轻组织水肿及渗出，促进患

9

肢肿胀消退。持续的创面冲洗及负压封闭引流能加速坏死组织清除,促进创面肉芽组织生长,缩短创面修复的时间(图9.15)。

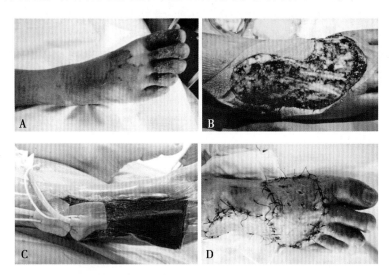

图9.15 毒蛇咬伤创面负压封闭引流加植皮治疗

A.毒蛇咬伤足部肿胀,皮下青紫、坏死 B.患部皮肤缺损 C.创面负压封闭引流 D.创面游离植皮

(4)缺损创面手术修复 具体修复方法的选择需根据创面的具体情况而定。狭长无张力创面可直接拉拢缝合。创面肉芽组织新鲜,感染轻,无肌腱、血管、神经和骨外露的大创面,可选择刃厚、中厚或全厚皮片移植。如大面积深部组织溃疡,肌腱、血管、神经和骨外露,可采用皮瓣移植,如邻位皮瓣、胸腹部带蒂皮瓣等,可有效地保护外露的肌腱、血管、神经和骨组织(图9.16)。

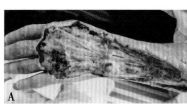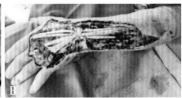

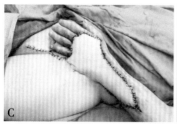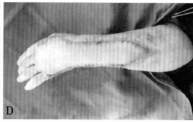

图9.16　毒蛇咬伤缺损创面手术修复

A、B.毒蛇咬伤缺损创面　C.腹股沟带蒂皮瓣转移植皮　D.创面愈合

（5）截肢　毒蛇咬伤后部分肢体坏死严重的患者需进行截肢（图9.17）。

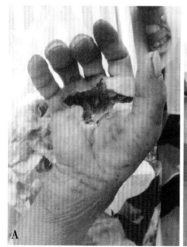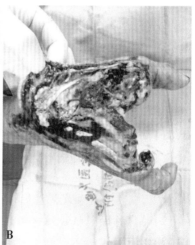

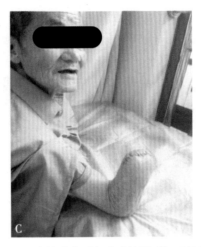

图 9.17　毒蛇咬伤后部分肢体严重坏死行截肢

A、B.毒蛇咬伤后手部组织严重坏死　C.截肢后伤口愈合

9.3.6　典型病例

【典型病例 9.1】

（1）**简要病史**　患者男性，66 岁。因"左手部被毒蛇咬伤致肿痛伴溃疡 3 d"于 2019 年 5 月 24 日入院。患者于 3 d 前不慎被眼镜蛇咬伤左手手背部，在当地医院予局部切开、草药外敷等处理，肿痛继续加重，咬伤伤口处发黑溃烂，为求进一步治疗，遂来院求诊。

（2）**临床诊断**　眼镜蛇咬伤，左手手背坏疽。

（3）**治疗经过**　入院时患者精神差，表情痛苦，左上肢高度肿胀疼痛，肿胀上延至左手肘关节，左手背可见皮肤发黑坏死，面积约 10 cm×12 cm（图 9.18A）。于 5 月 26 日行手背部溃疡清创＋VSD（图 9.18B）。5 月 30 日，再次行坏死皮肤切除清创术＋VSD（图 9.18C），术后常规换药。待肉芽组织新鲜后，于 6 月 9 日行腹股沟带蒂皮瓣移植术（图 9.18D）。于 2019 年 6 月 24 日行皮瓣蒂断蒂术。于 6 月 26 日出院，神志清楚，精神可，手术伤口愈合良好

（图9.18E）。

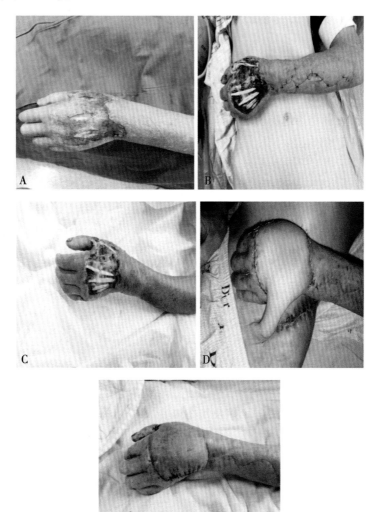

图9.18　眼镜蛇咬伤，左手手背坏疽

A.左手手背可见皮肤发黑坏死　B.行手背部溃疡清创+VSD　C.再次行坏死皮肤切除清创术+VSD　D.行腹股沟带蒂皮瓣移植术　E.皮瓣蒂断蒂后伤口愈合良好

9.4 预防与调护

9.4.1 预防

宣传普及毒蛇咬伤的防治知识,让大众了解和掌握毒蛇的活动规律,特别是毒蛇咬伤后的自救方法。

9.4.2 调护

(1)饮食调理 宜食清淡、易消化食物,忌食辛辣、肥甘、厚腻食物。

(2)情志调理 重视情志护理,避免情志刺激,加强疾病常识宣教,避免恐惧、紧张、焦虑等不良情绪,保持心情舒畅。

(3)体位护理 毒蛇咬伤初期,应保持患肢制动,以防毒液扩散。病情控制后,患肢应适当抬高,以利于消肿。

(严张仁　闵定宏　郭光华)

参考文献

[1]蓝海,陈远聪.中国毒蛇及蛇伤救治[M].上海:上海科学技术出版社,2008.

[2]覃公平.中国毒蛇学[M].南宁:广西科学技术出版社,2001.

[3]赵尔宓.中国蛇类[M].合肥:安徽科学技术出版社,2006.

[4]钟吉富,王万春.蝮蛇咬伤多器官功能障碍综合征[M].南昌:江西科学技术出版社,2009.

[5]中国蛇伤救治专家共识专家组.2018年中国蛇伤救治专家共识[J].蛇志,2018,30(4):561-567.

[6]中华中医药学会外科分会.毒蛇咬伤中医诊疗方案专家共识[J].中医杂志,2017,58(4):357-360.

［7］邓小兰.连续性血液净化治疗毒蛇咬伤急性肾功能损伤200例研究［J］.当代医学,2011,17(16):100.

［8］李清平,刘治昆,周文忠,等.五步蛇咬伤患肢早期切开引流的可行性和必要性研究［J］.中国全科医学,2013,19(5):1796-1798.

［9］钟健荣,高鄂.拔罐治疗仪在毒蛇咬伤早期的应用与疗效［J］.蛇志,2008,20(2):129-130.

［10］程馥平,黄小宾,张勇.蛇伤性溃疡的治疗进展［J］.中国中医药现代远程教育,2016,14(6):143-145.

［11］方雪红,苏晓丽,雒娜.负压封闭治疗技术用于毒蛇咬伤的效果评价［J］.陕西医学杂志,2015(2):228-229.

［12］郑志鹏,陈功雷,梁伟,等.VSD负压吸引排毒术在危重型毒蛇咬伤中的临床应用［J］.中华危重病急救医学,2017,29(11):1026-1029.

［13］FARRAR J,HOTEZ P,JUNGHANSS T. Manson´s Tropical Diseases［M］.23rd ed. Amsterdam:Elsevier Limited,2014.

［14］PO-HSIN L. Snakebite(protobothrops mucrosquamatus)-related myositis［J］. Journal of the Formosan Medical Association,2019(6):1168-1169.

［15］WILLIAMS HARRY F,LAYFIELD HARRY J,VALLANCE T. The urgent need to develop novel strategies for the diagnosis and treatment of snakebites［J］. Toxins,2019(6):18-22.

10 感染性创面的管理与新技术应用

10.1 概述

正常皮肤具有屏障功能,不仅能防止机体水及电解质丢失,具有维持机体内环境稳定的作用,还能有效防止致病微生物侵入机体,防止感染发生。在各种因素导致皮肤损伤或破溃后,皮肤的屏障功能受到破坏,各种病原微生物得以突破破损的皮肤屏障,从而引起创面感染或进一步向深部组织侵袭。

皮肤有较多常居菌,通常情况下,这些细菌为非致病菌。当皮肤完整性被破坏后,创面血清样渗出液为细菌的增殖提供了适宜的环境,创面的存在为细菌的增殖提供了天然有利的条件。在创面有变性坏死组织的情况下,腐败坏死组织的存在,为细菌滋生提供了便利。在一些急、慢性创面除上述诱发感染的因素外,创面局部循环障碍也发挥了重要作用。在各种不同类型的创面,创面局部所并发的微循环淤滞或微血管栓塞,均阻碍了机体的免疫细胞到达病灶发挥清除细菌的作用,而局部过度的炎症反应,也可加重组织损伤,诱发感染加重。

从微生物学角度看,细菌在创面的存在状态可分为污染、定植及感染3个阶段。创面污染是指创面存在细菌但未出现增殖;定植是指创面细菌出现增殖,但未出现明显的机体反应;感染是指创面细菌的增殖诱发了宿主反应。综合来看,创面出现感染的过程与细菌数量、毒力及机体的抵御能力有关。如患者机体状况较差,合并营养不良、糖尿病、高龄患者、创面局部血供障碍等情况,均会增加创面感染的概率。

10.2 创面感染的诊断

10.2.1 传统的创面感染诊断

传统的创面感染诊断是通过观察创面局部的红、肿、热、痛及脓性分泌物等表现来综合判断(图 10.1),这些直观的创面征象已被广泛认同为创面感染的依据。但未必所有的创面感染均合并上述征象,而依据其中单项表现,并不能准确地诊断创面感染。

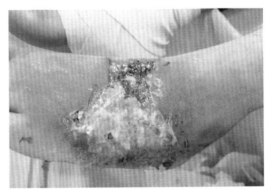

图 10.1 典型创面感染的表现为红、肿、热、痛,
脓性分泌物

10.2.2 创面检查

创面检查是诊断创面感染的直接依据,应注意是否有异物或坏死组织、创面渗出物的类型及渗出量、创面周边是否合并硬结及皮温等。除创面红、肿、热、痛及脓性分泌物等感染征象外,还应注意从以下几方面情况来判断创面感染情况:①创面渗出物异常改变,无论是创面分泌物增多还是创面干涩少津,都预示着局部感染加重;②创面出现愈合延迟现象,创缘锐利,创缘无新生表皮生长,创

面生长修复停滞,也警示着创面感染情况;③创面疼痛改变,表明创面存在血运障碍或炎症反应加重;④肉芽组织出现变化能反映创面感染的变化,肉芽创面色泽晦暗、肉芽组织脆性更大,创面基底发黑或出现出血坏死斑等征象都预示着感染加重;⑤创面出现异味改变;⑥创面基底或正常组织可呈现侵袭病灶,组织被破坏呈虫蚀状,预示着感染侵袭。

10.2.3　系统诊断创面感染

除获取前述创面阳性体征外,寻求微生物学证据,对于创面感染的诊断及治疗均具有重要意义。创面的微生物培养是临床准确诊断创面感染的重要标准。在不同创面,所感染的微生物特点各有不同,在微生物培养基药敏试验结果出来之前,临床用药常基于经验用药,慢性感染创面的病原菌常具有多样性及高耐药率,盲目的抗感染治疗可能增加细菌耐药的风险性。只有在微生物培养及药敏试验基础上制订的个体抗感染方案才具有更好的针对性。因此,对患者创面培养或组织活检进行微生物检测,在创面感染的诊治中具有重要意义。创面微生物采集首先要获取合格的标本,正确的采样方式是获取有效微生物检测结果的前提。创面微生物标本采集方式包括拭子标本或组织活检标本,两种标本均可以进行细菌定量培养。当患者出现全身感染症状时,应同时采集患者血液标本进行培养。在进行创面标本采集前,首先应用无菌生理盐水或注射用水清洁创面。获取表面拭子标本时,可采用无菌棉拭子用力刮取创面后置于无菌试管内,封闭管口;组织细菌定量培养的标本采集,可切取创面深部组织,以 0.3~0.5 g 为宜。在进行厌氧培养时,不能用拭子取样,而应采用注射器抽吸的方法采集深部、创面边缘的标本。上述取样方法仍有一定局限,一些观点认为,表面拭子法检出的微生物更多代表的是创面表面的细菌,而不是深部组织的细菌。其次,在样本取材不当或未能及时处理的情况下,很难发现创面的厌氧菌。再者,上述微生物培养技术不利于生物膜内的微生物的发现。近年来,随着分子生物学的发展,相关技术在细菌鉴定、耐药基因检测等方面具有更加准确、简洁和快速等优点,在确定感染病原菌、寻找感染源等方面具有重要的作用。细菌基因型鉴定技术是从遗传进化角度去认识细菌,对细菌的染色体进行直接的 DNA 分析或对其染色体外基因片段进行分析,从分子水平对它们进行分类与鉴定。细菌基因型鉴定方法更加准确,而且重复性好,分辨率高。这些方法主要包括核酸序列分析法、PCR 指纹图分析法、核酸杂交法、DNA 的 G+C 含量测定法等。

10.3　创面感染的病原学特点与细菌生物膜

10.3.1　创面感染的病原学特点

在近年来创面感染患者创面培养标本中,分离出的革兰氏阴性菌比率呈升高趋势,革兰氏阴性菌分离比率大于革兰氏阳性菌比率。这些革兰氏阴性菌主要包括鲍曼不动杆菌、肺炎克雷伯菌、铜绿假单胞菌、大肠埃希菌、阴沟肠杆菌等。革兰氏阳性菌主要为金黄色葡萄球菌、表皮葡萄球菌及屎肠球菌等。在慢性创面中,大肠埃希菌等需氧菌消耗了创面微环境的氧气,导致局部氧化还原电势改变,合并厌氧菌感染也较为常见。金黄色葡萄球菌、铜绿假单胞菌、大肠埃希菌、克雷伯菌、肠杆菌、肠球菌和 β 溶血链球菌等需氧菌或兼性厌氧菌以及念珠菌是导致急、慢性创面延迟愈合的主要致病菌。耐甲氧西林的金黄色葡萄球菌是烧伤创面感染的常见菌种之一,金黄色葡萄球菌清除困难,给临床治疗带来困难,目前临床上对万古霉素、替考拉宁仍具有高敏感性。铜绿假单胞菌对亚胺培南、哌拉西林他唑巴坦及头孢哌酮/舒巴坦、头孢他啶、左氧氟沙星等多种抗生素的敏感率逐渐下降,铜绿假单胞菌的耐药性明显增加。鲍曼不动杆菌、大肠埃希菌、肺炎克雷伯菌等病原菌成了医院获得性感染的常见病原菌。鲍曼不动杆菌的感染及耐药性日益严重,部分分离培养的鲍曼不动杆菌的药敏试验结果对所有的抗生素均耐药。

由于细菌培养及药敏试验结果需要一定的时间,在尚未获得微生物学证据的情况下,根据患者临床表现与创面变化情况诊断为创面感染后可进行经验性抗感染治疗。经验性用药应根据平时病区细菌流行病学调查及药敏试验特点选用抗生素。部分创面常有革兰氏阴性杆菌与革兰氏阳性菌的混合感染。对导致脏器功能不全甚至危及生命的感染,经验用药所选用的抗生素应覆盖面要广,包括革兰氏阳性球菌、革兰氏阴性杆菌、厌氧菌、真菌等。待微生物培养及药敏试验结果出来后,进行相应药物调整。创面感染的病原菌可能发生变化,因此,必须定期收集创面分泌物进行细菌培养及药敏试验,有条件时要进行厌氧培养,以便及时了解菌种与药敏试验变化。

10.3.2 细菌生物膜

随着细菌生物膜(bacterial biofilm)的发现,学者们对细菌耐药性机制有了进一步的认识。据统计,80%细菌感染与细菌生物膜形成相关,细菌生物膜中的细菌形态、生理作用与游离菌不同,对抗生素的耐受作用可以提高 10~1 000 倍,而且对机体的免疫反应的抵御性很强,是造成细菌耐药性的主要原因。细菌生物膜一经形成,可显著增强细菌对抗菌药物的耐药性及逃避机体的免疫攻击,引发顽固性感染。细菌生物膜是指细菌嵌入在自身分泌的胞外聚合物基质中,构建形成的三维结构群体。胞外聚合物包括多糖、蛋白质、核酸和脂类物质等,构成了细菌生物膜中细菌生长的直接环境。大多数细菌生物膜中,微生物比重仅占 10%,胞外聚合物基质占比高达 90%以上。细菌可以通过调节细菌生物膜的结构以逃避抗生素的作用或机体免疫,当细菌暴露于不利于细菌生长的环境时,可以诱导编码胞外基质的基因表达,从而改变细菌生物膜的三维结构,向有利于细菌生存的方向重新构建新的生物膜。

在细菌生物膜被认知之前,抗感染策略主要针对游离细菌。随着细菌生物膜的发现,针对细菌生物膜的治疗策略陆续被提出。其作用机制主要包括针对细菌生物膜基底成分性质的不同对其进行清除或破坏,作用于细菌生物膜内的细菌,建立纳米粒或无机纳米载体等有效的药物递送系统。

实验室检查是检测发现生物膜的重要手段。针对感染创面中清创的组织进行染色后以显微镜可识别组织内的细菌。扫描电镜也能够清晰显示细胞生物膜中被胞外基质所裹覆的细菌。此外,针对创面清创的组织以分子生物学手段进行分析也是发现细菌生物膜的重要方法。

10.4 创面感染与创面愈合

致伤因子造成皮肤组织缺失后,局部组织通过再生、修复、重建完成缺损组织修复等一系列创面愈合过程。创面愈合过程可依次分为凝血期、炎症期、增生期、组织重塑期,角质细胞、成纤维细胞、朗格汉斯细胞和内皮细胞等多种细胞参与了创面愈合。创面感染可以阻碍创面愈合的多个环节。细菌产生一些毒素和酶,能引起组织坏死、基质或胶原纤维溶解,激活机体免疫反应,诱导中性粒细胞、巨噬细胞、单核细胞释放炎症介质及组织溶解酶,引起组织损伤。细菌感染干扰并延长了创面愈合的炎症反应期,通过影响正常凝血机制及导致白细胞功能紊乱,使得创面愈合过程停滞于炎症反应期,阻碍肉芽组织形成,阻碍创面进入增生期。炎症细胞及细菌所产生的蛋白酶,还可以破坏及降解创面增生期中所产生的细胞外基质及生长因子,从而延缓了创面增生期的进展。创面感染后可导致创面局部微循环障碍,进一步弱化创面愈合能力。细菌生物膜的存在,导致创面细菌感染难以彻底控制或清除,更是导致创面持续处于炎症状态的重要因素,引起创面迁延难愈。

综上所知,感染的存在从多个环节阻碍了创面愈合过程,要打断上述环节,需及时清除坏死组织、控制感染,促使创面从生长停滞的炎症反应重新进入增生期,将长期处于慢性炎症状态的创面转化为急性创面,以促进创面愈合。

10.5　创面感染治疗

正常的创面愈合过程包括炎症反应、新生血管形成、纤维组织形成、创面上皮化、创面收缩、塑形等过程。慢性创面的形成是因为上述正常愈合过程受到了阻碍，从而使急性创面转化为慢性创面。创面的失活、坏死组织，为细菌生长提供了良好的微环境，细菌在创面的繁殖又将进一步加重创面炎症反应和创面感染，从而形成恶性循环。细菌在创面的蓄积，会促使炎症反应迁延存在，持久的炎症反应使中性粒细胞、肥大细胞和巨噬细胞等炎症细胞释放蛋白酶、炎症因子破坏创面的生长因子及其受体、细胞外基质等。创面感染的病灶源于创面，彻底清除坏死、感染组织，也就是从源头上清除了感染源，从而为彻底的闭合创面创造条件。很多感染创面并不具备一期修复的条件，创面基底的准备是创面修复的基础。慢性感染创面的愈合，均需要序贯治疗，才能达到最终闭合创面的目的。

10.5.1　感染创面的处理原则

在感染创面的处理上，主要遵循以下几个原则：①改善全身状况，控制感染诱因。糖尿病患者注意控制血糖，压力性溃疡患者避免创面受压，动静脉性溃疡创面注意改善血液循环。②清除病灶，去除感染根源。只要病情许可，应立即进行创面清创，清除感染坏死组织；如病情危重、全身情况无法耐受手术清创，可根据病情选择适宜的清创方式，尽可能地去除感染坏死组织及通畅引流。③结合创面特点，感染创面局部用药，出现感染扩散或合并全身性感染表现时，应结合微生物学培养，选用针对性抗感染药物。④积极做好创面基底准备，创造条件及时闭合创面，彻底消除感染根源。⑤规范操作，预防医源性感染，控制创面感染源向其他患者创面播散。⑥在创面处理过程中，目前普遍认同的是 TIME 原则：T(tissue)，指清除创面坏死组织；I(infection/inflammation)，指控制创面炎症及感染；M(moisture)，指为创面组织生长及上皮化创造适宜的湿润度；

E(edge of wound),指创缘上皮化和组织扩增。创面的感染风险贯穿于整个创面治疗的全过程,只要有创面存在,感染的风险就仍然存在。因此,只有彻底闭合创面,创面感染才能从根源上消除。创面治疗的各个环节不是孤立的,创面的整个修复过程应包含创面感染、坏死组织的清除、创面基底微循环的改善、创面的最终闭合等环节,而上述各个环节相互贯穿、有机结合。

10.5.2　全身综合治疗

引起慢性创面的病因多样,常见的病因有烧创伤、糖尿病、感染、压力性溃疡、动静脉功能不全等多种。局部有效的治疗都是建立在全身治疗的基础上进行。针对患者的病因采取相应措施,积极改善患者的全身状况,消除可能引起或加重创面感染的相关因素,才能达到有效控制创面感染、促进创面愈合的目的。①慢性创面患者常合并营养不良,纠正低蛋白血症,改善营养状况,是促进创面愈合的基础。②对于糖尿病足的患者,控制血糖在理想范围非常关键,控制良好的血糖水平是糖尿病足慢性创面愈合的前提。③压力性溃疡患者,如何消除创面受压的因素,有效地翻身或使用气垫床,避免创面局部受压,均是溃疡创面治疗成功的前提。④在下肢溃疡创面合并动脉闭塞患者,在进行创面处理及修复前,可以采用介入球囊扩张或支架置入、血管旁路移植等方式先改善肢体供血;合并静脉功能不全或血栓性疾病患者可以采用静脉剥脱或予以溶栓或腔内消融等治疗。⑤在创面感染患者出现全身感染症状或出现侵袭性感染时,可口服或静脉使用抗生素全身抗感染治疗。全身抗感染治疗应基于相应的细菌培养和药敏试验结果,选用敏感抗生素。

10.5.3　创面清创方法的选择

创面清创是创面修复的重要阶段,创面失活坏死、感染的组织不予清除,创面感染就难以控制,不仅阻碍创面愈合过程,进一步发展可能出现侵袭性感染或脓毒血症而危及生命。创面清创是将创面基底及创缘的失活组织、感染组织、异物等清除,通畅引流,从而有效地达到控制创面感染、促进创面愈合的目的。根据清创采取的方式及机制不同，大致可以分为锐性清创、自溶性清创（酶促清创、生物清创）和机械清创等。可根据不同创面特点及患者病情，选择适宜的清创方式。

10.5.3.1 锐性清创

锐性清创是指使用手术刀、组织剪、刮勺等手术器械进行创面清创，是最为直接的清创方式，具有清创快、清创相对彻底等优点。手术清创范围不仅包括暴露的创面，还要对创面深部潜行的腔隙及窦道进行清除，在患者能够耐受的情况下，清创时应将失活组织、感染组织、异物等一并清除，通畅引流。但锐性清创也有相应的不足之处：锐性清创效果往往取决于手术医师的操作技能及经验判断，可能出现清创不彻底或组织清除过度等情况；锐性清创过程中合并的失血、损伤打击，使病情危重或合并复杂基础疾病、凝血功能障碍等体弱患者常无法耐受。

10.5.3.2 自溶性清创

自溶性清创是通过使用水凝胶、藻酸盐敷料等敷料保持创面湿润，利用机体自身的巨噬细胞和蛋白溶解酶等来溶解及清理伤口创面处的失活及感染组织。这种清创方法具有高选择性，对正常组织损伤小，对于基础情况差或不能耐受锐性清创的患者可以施行。自溶性清创所构建的创面湿润环境有利于促进创面表皮生长、促进创面修复。自溶性清创操作简便，可普遍应用于各级医疗机构。但这种清创方法作用缓慢，效率低、耗时长，对深部组织清创效果差，创面湿润密闭的环境中存在加重感染风险。在临床实践中自溶性清创常与其他清创方式联合应用。

（1）酶促清创 酶促清创又称化学清创，与自溶性清创非常相似，是在自溶性清创的基础上，向创面加入外源性酶类来清除坏死及失活组织，从而达到清创的目的。因正常组织细胞对加入的外源性水解酶具有抵御作用，因此，酶促清创法对邻近的正常组织损伤极小。应用于临床的清创的酶主要有胶原酶、菠萝蛋白酶、木瓜蛋白酶等。酶促清创法与自溶性清创法具有同样的优点,相比而言具有更高的清创效率。外源性酶清创作用还取决于创面局部情况,创面痂皮可阻隔清创酶发挥作用,消毒液中特殊的金属离子也可以抑制外源性蛋白酶的活性。酶促清创常作为老年或基础疾病患者清创选择或作为其他清创方式的补充。

(2)生物清创 又称蛆虫清创法,是一种古老的清创方式。使用蛆虫的历史可以追溯到 1557 年,作为抗菌治疗普遍流行于 20 世纪 40 年代。这种清创法利用蛆虫食用坏死失活组织的特性,来达到清创的目的。随着细菌耐药的广泛出现,蛆虫清创法重新受到重视及关注。蛆虫能够分泌多种蛋白水解酶,刮食细菌生物膜,有效分解清除坏死组织,减少创面感染。同时蛆虫的爬行可以刺激新鲜肉芽组织形成,促进创面愈合。蛆虫的分泌物还含有多种生长因子,能够促进组织生长及抑制细菌生物膜的形成。生物清创对坏死组织清除具有高选择性,清创过程中损伤小,患者耐受性好。但生物清创过程中蝇蛆的外观以及蝇蛆的蠕动在临床上往往难以被患者及家属在心理上接受。

10.5.3.3 机械清创

机械清创,也叫物理清创,包括各种物理手段来清除创面感染、失活及坏死组织的过程。

(1)创面湿敷法 创面湿敷法是指用湿润的多层无菌纱布覆盖于创面上,通过纱布的吸附作用来达到清除创面渗出物、脓痂及坏死组织的过程。创面湿敷法应根据创面感染的程度及分泌物的多少选择敷料更换次数,一般每日更换敷料 2~4 次或更多次,待创面感染情况逐步控制后,逐步减少敷料更换次数。在创面的坏死组织开始自溶及松动时进行创面湿敷,可促进坏死组织分离及分泌物清除。在湿敷过程中,应注意观察创周反应及全身情况,是否合并高热、寒战等。对非侵袭性创面感染的分泌物及松动液化坏死组织等有利于清除,在侵袭性感染的创面进行湿敷应慎重,可能加重感染症状;在铜绿假单胞菌感染的创面,不宜湿敷,潮湿环境可加重创面感染。

10

（2）超声清创 超声清创是利用超声波的热效应和机械效应对创面进行清创,可分为高频超声和低频超声。高频超声清创主要利用超声波的热效应,而低频超声主要利用其机械效应。在清创作用方面,低频超声效果优于高频超声。低频超声不仅具有抗菌作用,还能加速纤维蛋白的分离溶解。超声清创操作简便,超声对坏死组织进行空腔化,对正常组织损伤小,具有较高的安全性。超声清创也存在引起细菌雾化后传播的风险。

（3）水动力清创 水动力（水刀）清创系统是近年来在临床创面清创应用中的一个热点。水动力清创系统工作原理则是通过加压技术加压无菌生理盐水使其形成高压,在高压作用下水流加速,从极其细小的水刀刀头喷嘴喷出,从而起到人体组织切割分离的作用,同时在高速水流附近造成低压真空,继而产生强烈的吸附作用,从而在去除伤口的坏死组织、细菌的同时可把所产生的废液回吸收以保持术野清晰。水动力清创系统具有其独特的优势。①水动力清创系统细小的高速水流可以精确地清除目标组织,尽可能保留间生态及活性组织。根据清创组织的不同,可以调节水流的流速,在保证清创效果的同时,尽可能小的减轻周围组织损伤,精准安全。②水动力清创系统在清创的同时,可以将液化的坏死组织带走,减少清创步骤,提高清创效率。③在一些操作空间狭小或形状轮廓不规则组织创面的清创中,传统清创方式往往难以达到,水动力清创系统可以通过变换手持件的长度、弯曲角度及操作的倾斜角度等实现精准清创。④水动力清创系统在操作过程中可以提供更好的手术视野。⑤可以显著清除细菌及细菌生物膜,更好地达到控制创面感染的目的。⑥因水动力清创系统创伤小,患者耐受性更好,部分患者可以在门诊或床旁完成操作治疗。

（4）创面浸浴或浸泡清创 创面浸浴或浸泡清创是将创面的一部分或全部浸于温热盐水或药液中,通过水流冲洗清除创面分泌物及坏死组织等,从而起到创面清洁、控制感染、促进创面愈合的作用。创面浸入于清洗液中,通过更换清洗液或流动水冲洗,能及时有效地清除创面的分泌物、脓痂及松动坏死组织等,可减少创面细菌毒素,达到控制感染的目的。创面浸泡或浸浴时机选择在创面痂皮分离、肉芽屏障形成的阶段进行效果较理想,对于皮屑较多的烧伤晚期创面,烧伤浸浴、浸泡有其独特优势,晚期创面经过浸泡处理后,能有效软化皮肤角质、清除皮屑及创面痂壳,将创面污垢处的细菌藏身之所予以清除,通畅引流,并有利于创面外用抗菌药物更直接的在患处发挥功用。大面积创面浸泡过程中,应注意水温的控制,理想水温应与体温接近。因浸泡过程中环境温度的改变,可能引起全身皮肤黏膜血管扩张或收缩,应注意观察患者是否合并脉搏增速、心慌、面色苍白等情况,如出现容量不足或虚脱等征象,应立即停止浸泡。

10.5.4 负压封闭引流系统在感染创面的应用

负压封闭引流(vacuum sealing drainage,VSD)系统是指用内含有引流管的医用泡沫敷料覆盖或填充创面,再用生物半透膜对之进行封闭成一个密闭空间,通过引流管连通负压源,通过可控的负压来达到持续引流、控制感染及促进创面愈合的方式,具有持续的创面清创引流作用。近年来,负压封闭引流技术已广泛应用于各种复杂、感染、难愈创面的临床治疗,是控制创面感染及清除细菌生物膜的有效方式。

负压封闭引流系统因持续负压源的存在,变被动引流为持续主动吸引,通过医用泡沫与创面基底的充分接触,将传统的点状或局部引流,转变成面状引流,可以充分地将创面液化坏死组织及渗出液引出体外。引流系统中半透膜的存在,也使被引流区与外界隔绝,有效地防止创面进一步污染及交叉感染,降低了创面与外环境接触的感染机会。创面感染与创面愈合可谓相互影响,创面感染控制后愈合过程加速,创面感染加重后可使创面愈合停滞甚至健康组织出现进一步坏死,而创面基底血运丰富及生长创面良好的创面,合并感染的概率也同样减小。负压封闭引流系统创面引流区域负压的持续存在使得创面周围组织与创面基底间产生压力差,促进了创面血运的改善,具有增加创面血供,改善创面微循环,促进肉芽组织生长的作用。创面负压封闭引流系统还通过调节慢性创面中明胶酶的活性,抑制胶原和明胶的降解,促进慢性创面的愈合。创面负压封闭引流过程中,可刺激周围神经末梢分泌神经肽类物质,通过调节内源性表皮生长因子的表达,达到促进创面愈合的作用。

针对一些严重污染或感染的创面,有些创面负压封闭引流系统加入了冲洗功能,整合了冲洗功能的负压封闭引流系统兼顾了创面冲洗和创面引流两大外科原则。在进行负压创面治疗的同时,冲洗过程中可将局部外用冲洗药液或促进创面修复的生长因子间断或持续输送到创面基底,不仅有利于减少创面的细菌负荷、减少负压吸引材料及管道的堵塞,还可以根据创面感染特点,定向投递抗菌剂到创面表面,并可根据创面修复需要加入相应的生长因子,增强治疗效果。

在感染创面应用负压封闭引流系统还应注意以下几点:①术中要相对彻底地清创,尽可能去除坏死组织,以减少坏死组织在负压封闭引流系统内积存及防止堵塞引流孔隙及管道。②术后密切观察引流液的性状和引流量,术中止血不彻底或合并凝血功能障碍的情况,术后引流管内可能出现活动性出血表现;负压封闭引流治疗期间,创面内的情况不便于观察,创面负压封闭引流应避免过于潮湿,易合并铜绿假单胞菌及一些厌氧菌感染,应注意观察引流系统内分泌物情况及医用海绵的颜色、创面气味等改变情况,如出现异常,必要时及时拆除负压封闭引流装置。③术后注意保持负压稳定,应根据不同创面特性选择适宜的治疗压力,如压力波动大或不稳定,易造成患者不适感加重或导致引流效果差。负压封闭引流治疗期间应注意观察负压情况,如果敷料恢复膨松或贴膜下存在积液,提示负压失效,应及时重新封闭,畅通吸引管路。

10.5.5　创面覆盖及修复方式选择

创面的持续存在是并发创面感染风险的最根本因素,只有彻底闭合创面,才能在源头上消除创面感染。因此,尽早闭合创面是控制和消除创面感染的关键。创面覆盖物泛指具有类似皮肤覆盖功能,为创面提供机械性、生物学保护功能的材料,创面覆盖物能降低创面水分蒸发率,可维持一定的创面湿润度,在一定程度上减少创面感染、维持创面微环境稳定,保持或恢复间生态组织活力,为创面修复细胞的扩增创造适宜的微环境。根据覆盖物在创面所保留的时间可分为临时性创面覆盖物及永久性创面覆盖物。

临时性创面覆盖物主要用于以下两类情况:①在创面具备自我修复及自愈能力的情况下,临时性创面覆盖物保护可发挥临时性覆盖功能直至创面自我修复愈合,在创面的整个修复过程中防止感染、为创面修复创造条件,发挥临时皮肤屏障功能,直至创面完成自我修复过程。②在一些不具备一期修复条件或合并感染的创面,临时性创面覆盖物可作为创面清创后的过渡方式,控制感染,做好创面基底准备,为创面最终闭合创造条件,在创面基底血运改善及感染控制后行二期闭合创面。临时性覆盖物主要包括同种异体皮、异种生物敷料、植物性材料及合成高分子材料等。

如感染病灶能够彻底清除,综合考虑创面分泌物多少、创面炎症反应程度及创面基底血运等情况,具备条件时可一期闭合创面,封闭创面的手段有创面直接缝合、自体皮移植、皮瓣及肌皮瓣转移等。在封闭创面的同时,应兼顾创面修复后的外形和功能情况选择适宜的创面修复方式。各种修复方式各有优劣。对创面范围不大、创面周边组织松弛度较好的创面可采取直接缝合处理;对非功能外观部位、创面局部血运稍差、修复面积大的创面,可考虑行刃厚皮移植,根据供皮区皮源及创面范围大小可以选择邮票状皮移植、Meek植皮或微粒皮移植等方式。刃厚皮移植具有对供皮区影响较小、可以反复多次取皮及易于成活等优势,但植皮后外观及耐磨性相对较差;中厚皮或全厚皮移植除闭合创面外则兼顾考虑外观及功能的改善需要,主要适用于面颈部、四肢关节等功能外观部位,该种植皮方式皮片的成活对创面基底的血运及感染方面等情况要求更高,而且供皮区常留有瘢痕、供皮区的范围及部位受限。皮瓣、肌皮瓣自身携带有血供,因此相对于自体皮移植修复创面具有更强的抗感染能力,耐磨性更好,携带的组织量更大,因此,在创面组织缺损较多、创面基底血运差、易于感染等难愈创面的修复中具有独特优势,可用于压疮、骨及肌腱外露等难愈性创面中,但存在供区损伤破坏大、皮瓣供区继发创面需另行修复、皮瓣操作技术要求高等不足。无论何种方式修复创面,均应该考虑到如何快速有效地封闭创面。创面的及时闭合,是减少、控制感染的根本措施。在难愈性创面中合并感染因素存在,经过积极的创面清创、换药等处理,如果不能自行愈合,应抓紧时机闭合创面,直接有效的办法就是做好创面基底准备后予以自体皮移植或皮瓣移植闭合创面。对于非功能部位的浅表皮肤软组织缺损,可在创面新生肉芽组织生长后进行刃厚皮或中厚皮移植;对于功能活动部位创面或深度缺损创面,则需移植全厚皮或者皮瓣进行修复。具体选择哪一种手术方式修复创面,应根据创面基底情况及创周组织条件、功能及外观要求等,选择适宜的个性化创面修复方案。

10.5.6　创面抗菌外用药物及制剂的选择

烧伤创面局部应用抗菌外用药物,是预防及控制创面发生侵袭性感染的重要措施。局部抗菌外用药物的使用,能够减少创面细菌负荷,将创面内细菌数量控制在侵袭性感染的水平以下,为手术清创及闭合创面赢得时机。一个理想的局部抗菌药物应具有穿透坏死组织的能力;抗菌谱广,细菌不易产生耐药性;不阻延创面的愈合过程;无明显全身不良反应。针对不同创面特点,需要使用适合的外用抗菌作用的药物。

(1)磺胺嘧啶银　磺胺嘧啶银是有机银化合物,是目前临床上创面应用最广泛的一类局部抗感染药物,其抗菌谱广,对革兰氏阳性菌及革兰氏阴性菌均有效。磺胺嘧啶银与创面接触后,分离出的银离子与细菌 DNA 结合,使细菌失去繁殖能力。分离出的磺胺嘧啶也能发挥其抑菌作用。磺胺嘧啶银对焦痂的穿透效果较差,对痂下感染效果不佳,更适用于细菌局限于浅表的感染创面。磺胺嘧啶银在水中溶解度低,通常使用的剂型有 1%~2% 磺胺嘧啶银霜剂、1%~2% 的糊剂及粉剂。磺胺嘧啶银使用时可直接涂抹于创面上或于纱布上均匀涂布后覆盖于创面,予以包扎后每日更换。

(2)磺胺米隆 磺胺米隆抗菌谱广、杀菌能力强,尤其是对铜绿假单胞菌效果较好,但对金黄色葡萄球菌抗菌活性稍差。磺胺米隆的另一大特性是对焦痂组织的穿透性较好,能在坏死组织及健康组织交界层面达到有效的杀菌浓度,适用于深层组织及痂下感染。磺胺米隆为酸性物,在创面使用时有一定刺激性,可引起疼痛,大面积使用可造成代谢性酸中毒。磺胺米隆为水溶性,可配制成5%~10%的溶液使用。

(3)硝酸银 硝酸银具有良好的抗菌作用,抗菌谱广,但对肺炎克雷伯菌及产气肠杆菌敏感性差。仅对创面表层的感染有效,与组织液结合后阻碍了硝酸银向创面深层穿透,对创面深层感染或焦痂较厚的创面感染效果不佳,适用于少量细菌定植及浅层感染创面。硝酸银如果大面积使用,可能产生低钠血症、低钾血症、低氯性碱中毒。

(4)莫匹罗星软膏 莫匹罗星对与皮肤感染有关的各种革兰氏阳性球菌有很强的抗菌活性,对耐药金黄色葡萄球菌也有效,对一些革兰氏阴性菌有一定的抗菌作用,与其他抗生素无交叉耐药性。较大面积使用全身吸收率较低,安全性较高。因其对金黄色葡萄球菌抗菌活性强,可用于脓疱病、疖肿、毛囊炎等原发性皮肤感染及湿疹、溃疡、皮肤烧伤等继发的创面感染。在金黄色葡萄球菌感染的肉芽创面、慢性小创面及烧伤晚期残余的感染创面治疗上,结合创面浸浴,配合使用莫匹罗星软膏具有一定疗效。

(5)抗菌肽 近年来,一种活性多肽物质相继从细菌、真菌、两栖类动物、昆虫、高等植物、哺乳动物乃至人类中分离出来,这类活性多肽对细菌具有广谱抗菌活性,因此称为抗菌肽。抗菌肽对细菌有很强的杀菌作用,尤其是其对某些耐药菌的杀菌作用更引起了人们的重视。除此之外,研究还发现,某些抗菌肽不仅对细菌有抗菌作用,对真菌及原虫也有杀伤作用,还能够在创面炎症反应阶段促进巨噬细胞趋化、聚集和活化,调节机体的免疫功能,在增生期促进上皮化、血管和肉芽组织生成,加速伤口创面愈合过程。抗菌肽因为抗菌活性高,抗菌谱广,种类多,可供选择的范围广,在医药工业上有着广阔的应用前景。目前,已有多种多肽抗生素正在进行临床前的可行性研究。一些多肽和脂多肽,如短杆菌肽 S、多黏菌素 B 已被制备成外用的抗菌软膏。硫酸多黏菌素 B 通过干扰细菌膜通透性与核糖体功能而导致细菌死亡,对铜绿假单胞菌、大肠埃希菌、嗜血杆菌,有良好的抗菌作用。杆菌肽通过抑制细菌细胞壁黏肽的合成而导致细菌死亡,主要对革兰氏阳性菌尤其对常见的金黄色葡萄球菌和各种链球菌抗菌活性强。目前在临床应用的复方多黏菌素 B 软膏主要作用成分包含硫酸多黏菌素 B 及杆菌肽。随着研究的进一步深入,抗菌肽的外用剂型将成为创面感染用药的一个新的方向。

(6)聚维酮碘　聚维酮碘又称碘伏,是元素碘和聚合物载体相结合而成的疏松复合物,聚维酮起载体和助溶作用。溶剂中逐渐释放出碘,具有缓释作用,可保持较长时间的杀菌力。其杀菌机制是氧化病原体原浆蛋白的活性基团,其中 80% ~ 90% 的结合碘可解聚成游离碘,并能与蛋白质的氨基结合而使其变性,可直接使病原体内的蛋白质变性,以致病原体细胞死亡,从而达到高效消毒杀菌的目的。其特点是杀菌力强,毒性低,对金黄色葡萄球菌、大肠埃希菌、铜绿假单胞菌、白念珠菌等有快速杀灭作用。碘伏是临床医生处理慢性创面的重要可选方案之一。

(7)溶葡萄球菌酶　复合溶葡萄球菌酶以溶葡萄球菌酶和溶菌酶为核心成分,是一种具有双重破壁杀菌机制和广谱杀菌能力的制剂,它从两个环节、通过协同作用增强杀菌效果,对多种革兰氏阳性菌和革兰氏阴性菌均有良好的杀灭作用。溶葡球菌酶作用于细菌细胞壁肽聚糖,其溶菌活性不受细菌生长周期的影响,对任何细胞时期的金黄色葡萄球菌都有杀灭作用,不产生耐药性。耐甲氧西林金黄色葡萄球菌(methicillin resistant Staphylococcus aureus,MRSA)自发现以来,已成为创面感染的重要致病菌之一。创面合并 MRSA 感染,常合并化脓、溃烂等表现,治疗难度较大。复合溶葡萄球菌酶是治疗创面感染,尤其是治疗 MRSA 感染的一个理想选择。

(8)银离子敷料　银离子敷料是目前广泛应用于临床创面治

疗的敷料之一,银离子敷料接触伤口后,迅速并持久地释放银离子,银离子与细菌病原体的 DNA 碱基结合,使 DNA 不能复制,并且与细菌病原体蛋白质结合,同时使细胞壁通透性增加,进而影响细胞功能;银离子具有广谱杀菌效果且极少产生耐药现象。

纳米银敷料是近年来应用较多的新型敷料,通过破坏细胞膜、阻碍微生物呼吸链等不同机制清除创面病原菌,减轻创面炎症反应,促进创面愈合。

银离子藻酸盐敷料是由聚乙二醇、羧甲基纤维素钠、藻酸钙和银离子组成的复合物,是建立在湿性愈合这一现代创面愈合理论基础之上的新型敷料,银离子藻酸盐敷料吸收创面渗出液后会出现膨胀,形成水凝胶样结构,为创面修复创造湿性愈合环境,创面愈合加速,同时可减轻患者换药痛苦,适用于渗出液较多的慢性感染创面。

10.5.7 几种特殊类型感染创面及处理

10.5.7.1 创面真菌感染

创面真菌感染以白念珠菌、酵母菌居多,其次为毛霉菌、曲霉菌等感染。创面局部潮湿温暖的环境、组织水肿及局部受压、长期全身使用广谱抗生素、创面局部长期使用广谱抗感染药物、免疫力低下等情况,均可诱发创面真菌感染。大面积烧伤患者自身免疫功能下降,创面溶痂阶段创面处于相对潮湿的环境,广谱抗感染药物的联合应用,均可能诱发真菌感染。创面真菌感染可分为创面浅层感染及深部感染。创面浅层真菌感染可表现为创面表面或覆盖的纱布表面出现灰白色、黄褐色等点状或片状真菌群,或创面出现豆腐渣样点片状物黏附于创面,难以清除。浅层真菌感染处理及时,通常不引起严重后果。处理方法是避免创面局部潮湿,碘伏涂擦痂皮真菌集落。如真菌侵入创面深部,则可进一步演变为全身播散性感染。创面深部真菌感染可有以下表现:创面出现真菌性血管炎,表现为瘀点或瘀斑状出血、坏死;毛霉菌可引起软组织缺血坏死、肢体坏疽并呈进行性发展;痂下脂肪组织坏死或出现皂化改变。如真菌感染波及皮肤及皮下组织,出现感染侵袭,可广泛切除病灶,同时配

10

合全身使用抗真菌药物,包括氟康唑、伊曲康唑、伏立康唑、卡泊芬净等。

10.5.7.2 创面病毒感染

创面病毒感染主要有水痘-带状疱疹病毒及巨细胞病毒、EB 病毒等感染,这种感染可见于二度创面或供皮区等部位。水痘-带状疱疹病毒经呼吸道黏膜进入血液后形成病毒血症,病毒潜伏在脊髓后根神经节或脑神经感觉神经节内,当机体抵抗力下降时,潜伏病毒被激活沿神经轴索下行到支配区域的皮肤内复制,临床表现为沿神经单侧分布的簇集状水疱,伴有神经痛(图 10.2)。巨细胞病毒为一种 DNA 病毒,多为潜伏感染,免疫缺陷患者可合并内脏系统感染,皮肤感染较少见,皮损表现为红斑、水疱、脓疱、糜烂,坏死性血管炎等。EB 病毒是一种嗜 B 细胞病毒,属人类疱疹病毒之一,可引起皮肤种痘样水疱样皮肤损害,临床特点为红斑后继之出现水疱、表皮坏死、溃疡等。

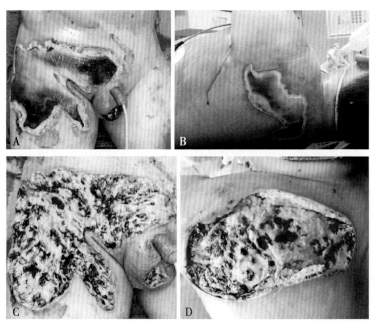

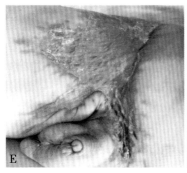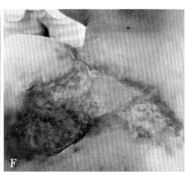

图 10.2　水痘并皮肤感染坏死

A、B. 水痘并皮肤感染坏死　C、D. 水痘并皮肤感染坏死清创手术中　E、F. 水痘并皮肤感染坏死清创修复后

　　创面病毒感染早期创面组织学检查可发现病毒包涵体,陈旧性病变常不易分离出病毒。创面病毒感染可因继发的葡萄球菌感染或铜绿假单胞菌等感染掩盖病毒感染的表现。在创面病毒感染的急性期和恢复期可测定血清中的病毒抗体,协助病毒感染诊断。创面病毒感染处理除加强全身支持治疗外,着重控制创面继发的细菌感染,在引流创面感染性渗出液时,注意防止病毒及细菌在创面皮肤的播散,创面局部可予以单层药物纱布保持半暴露处理,在控制感染的同时为创面修复创造有益的条件。

10.5.7.3　烧伤残余创面

　　烧伤残余创面是指烧伤后 30 d 仍未愈合的创面或者创面愈合后再次破溃出现的皮肤溃疡,可合并存在继发感染等因素,导致经久不愈的创面。烧伤残余创面实际上属于一种特殊类型的慢性创面,创面经过早期处理而未能及时修复。

　　在大面积烧伤患者的早期创面修复过程中,因自体皮源有限,所植自体皮往往皮片薄且间距大,缺少真皮成分,皮片耐磨性差,在肢体屈伸部位或肢体下垂部位、受压部位,易出现愈合创面反复形成水疱、破溃而发展成晚期残余创面。创面局部感染是导致形成烧伤晚期残余创面的另一重要因素,烧伤创面经过长期局部使用抗感染药物或制剂以及全身联合抗感染治疗,后期残余创面局部感染往往为难以清除的耐药菌如 MRSA 等。烧伤愈合创面早期角化更新快,创面局部大量皮屑存在,为晚期创面细菌的驻留及分泌物的聚集提供了便利。皮肤烧伤后继发皮肤附件受损或堵塞,引起分泌物排出不畅,合并感染后往往导致脓性分泌物引流效果差,感染反复、细菌难以清除。

烧伤晚期创面常表现为创面局部或多处出现斑点、斑片状的小创面,创面出现点状的虫蚀状改变,创面边缘表皮生长停滞,在愈合创面的角化上皮痂下潜藏着点片状小溃疡并呈扩大、融合趋势,新破溃的创面此起彼伏(图 10.3)。

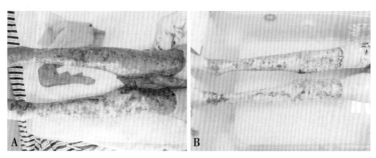

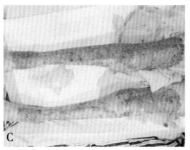

图 10.3　烧伤晚期残余创面浸浴扩创治疗

A. 烧伤植皮创面后期多处出现斑点、斑片状小创面,较多皮屑及分泌物　B. 创面进行浸浴扩创治疗　C. 创面经浸浴扩创治疗后皮屑减少,感染控制,创面缩小烧伤晚期残余创面一旦形成,处理困难,容易反复。因此,预防烧伤创面发展为晚期残余创面非常重要。在烧伤治疗早期,应最大程度利用自身皮源及时的闭合创面,以整形观念,尽可能高质量的修复关节及受压部位创面,预防晚期创面的形成。在烧伤残余创面的治疗上,控制创面局部感染至关重要。创面浸浴或浸泡是目前普遍采用的处理烧伤残余创面的首选治疗方法。创面浸泡可有效清洁创面,清除创面过度角化皮肤组织及引流分泌物,有利于局部用药有效地到达创面发挥作用。浸浴治疗还可改善创面局部血液循环,从而达到控制创面感染及促进创面愈合的作用。在烧伤晚期残余创面感染中,金黄色葡萄球菌占有较大比例。创面外用药物可选择性使用碘伏、莫匹罗星软膏、复方多黏菌素软膏、溶葡萄球菌酶等。创面感染控制同时,配合性应用外源性生长因子药物可促进创面修复。如残余溃疡创面范围较大,在做好创面准备的情况下,应积极行自体皮移植闭合创面,彻底消除感染。

10.5.7.4 造血功能障碍继发皮肤感染

造血功能障碍主要临床表现为贫血、出血和感染等,患者骨髓造血功能障碍是由于自身反应性细胞毒性淋巴细胞对免疫介导的造血细胞区的破坏导致。严重的造血功能障碍患者一般会接受造血干细胞移植和免疫抑制治疗,然而治疗本身也可能增加感染风险。造血功能障碍患者中性粒细胞减少和对复发性细菌性败血症或侵袭性真菌感染的易感性增加。感染是造血功能障碍患者死亡的首要原因,以呼吸道感染最常见,部分患者可继发皮肤黏膜溃烂及感染(图10.4)。

粒细胞减少的程度及粒细胞缺乏的持续时间是造血功能障碍患者继发感染的独立危险因素。出现皮肤感染的患者,在升粒细胞治疗及改善贫血状态及全身营养状况的同时,积极做好创面床准备,如常规清创换药无法达到创面清洁及控制感染的效果,可考虑行创面负压封闭引流,有助于促进分泌物引流、控制感染及改善创面基底血运。但在负压封闭引流治疗过程中,应注意监测凝血功能及观察创面出血情况。在患者创面基底改善后,如皮肤损伤程度

10

深,创面短期难以自行修复,应争取时机行自体皮移植尽快闭合创面,消除创面感染源。

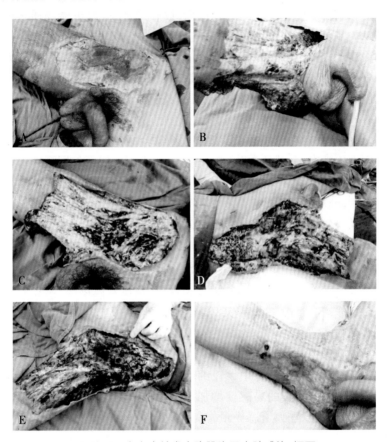

图 10.4 白血病并发右腹股沟区皮肤感染、坏死

A、B.白血病并发右腹股沟区皮肤感染、坏死 C.白血病并发右腹股沟区皮肤感染坏死手术清创后 D.白血病并发右腹股沟区皮肤感染坏死第 1 次负压封闭引流 E.白血病并发右腹股沟区皮肤感染坏死第 3 次负压封闭引流 F.白血病并发右腹股沟区皮肤感染坏死植皮后

10.6 典型病例

【典型病例 10.1】

(1) **简要病史** 患者女性,26 岁。热液烫伤双足 5 d 并创面肿痛 3 d 就诊。观察单位:南昌大学第一附属医院。

(2) **临床诊断** 双足热液烫伤 5%(浅二度 2%,深二度 3%);双下肢烧伤创面感染(图 10.1)。

(3) **治疗经过** 冲洗清洁创面,同时取创面分泌物及血液进行微生物培养并抗感染,入院后第 2 天削痂手术治疗,清除感染坏死组织,异种脱细胞真皮基质覆盖保护创面。入院后第 15 天创面愈合出院。

【典型病例 10.2】

(1) **简要病史** 患者男性,35 岁。躯干及腹股沟等多处疱疹 18 d 并皮肤坏死 7 d。观察单位:南昌大学第一附属医院。

(2) **临床诊断** 躯干、腹股沟等处皮肤感染并坏死,水痘。

(3) **治疗经过** 入院后手术清创切除躯干、腹股沟及周边区域坏死组织,切除后组织送病理检查并送微生物培养,清创后创面予以负压封闭引流,促进创面基底改善,1 周后拆除负压封闭引流装置,行自体皮移植闭合创面(图 10.2)。

【典型病例 10.3】

(1) **简要病史** 患者女性,15 岁。因"火焰烧伤头面颈、四肢、躯干等多处 1 d"入院。四肢及躯干烧伤创面经自体皮移植修复后创面大部分愈合,伤后 1 个月四肢残余部分小片状创面未愈。观察单位:南昌大学第一附属医院。

(2) **临床诊断** 四肢及躯干、面颈部火焰烧伤 75%(深二度 22%,三度 53%),吸入性损伤。

(3) **治疗经过** 四肢及躯干烧伤创面经削痂、切痂并前后 3 次自体微小皮片移植术,四肢及前后躯干烧伤创面基本愈合,伤后 1 个月四肢残余小片状创面未愈,反复创面浸浴治疗,残余创面局部

10

外用莫匹罗星,残余创面逐步愈合缩小(图10.3)。

　　【典型病例10.4】

　　(1)简要病史　患者男性,58 岁。发现白血病后化疗2 年,皮肤红肿破溃并坏死1 个月。观察单位:南昌大学第一附属医院。

　　(2)临床诊断　右下肢等处皮肤软组织感染并坏死;白血病。

　　(3)治疗经过　纠正低蛋白血症及贫血,创面分泌物送微生物培养并抗感染治疗。入院后第3 天手术扩创切除感染坏死组织,切除组织送病理学检查及微生物培养,切除坏死组织后创面基底血运欠佳,予以负压封闭引流以改善创面基底,经先后3 次清创、负压封闭引流治疗后创面基底红润,予以自体皮移植闭合创面(图10.4)。

(陈刚泉　闵定宏　郭光华)

参考文献

[1]史鹏伟,高艳彬,卢志阳,等.抗菌肽 LL-37 对鲍曼不动杆菌生物膜的抑制作用[J].南方医科大学学报,2014,34(3):426-429.

[2]刘军,李武全,韩亚龙,等.多黏菌素 B 与重组人表皮生长因子联合治疗烧伤患者感染创面的疗效分析[J].中华医院感染学杂志,2016,13(4):886-888.

[3]韩一平,郇京宁,黄青山,等.FE 复合酶类消毒剂对常见细菌抑菌作用观察[J].中华医院感染学杂志,2000,10(6):442-443.

[4]聂学,李文生,杨文元.复合溶葡萄球菌酶治疗烧伤后期感染创面的疗效观察[J].中国实用医药,2011,6(3):157-158.

[5]夏成德,狄海萍,薛继东,等.烧伤后期残余创面的综合治疗[J/CD].中华损伤与修复杂志(电子版),2011,6(6):950-953.

[6]BERTESTEANU S,TRIARIDIS S,STANKOVIC M,et al.Polymicrobial wound infections:pathophysiology and current therapeutic approaches[J].Int J Pharm,2014,463(2):119-126.

[7]KINGSLEY A,LEWIS T,WHITE R. Debridement and wound bio-

films[J]. J Wound Care,2011,20(6):286-288.

[8]PERCIVAL S L,VUOTTO C,DONELLI G,et al. Biofilms and wounds:an identification algorithm and potential treatment options[J]. Adv Wound Care(New Rochelle),2015,4(7):389-397.

[9]KIM P J,STEINBERG J S. Wound care:biofilm and its impact on thelatest treatment modalities for ulcerations of the diabetic foot[J]. Semin Vasc Surg,2012,25(2):70-74.

[10]SCHWARZKOPF A,DISSEMOND J. Indications and practical implementation of microbiologic diagnostics in patients with chronic wounds[J]. J Dtsch Dermatol Ges,2015,13(3):203-209.

[11]HEFFERNAN D S,FOX E D. Advancing technologies for the diagnosis and management of infections[J]. Surg Clin North Am, 2014,94(6):1163-1174.

[12]SMITH F,DRYBURGH N,DONALDSON J,et al. Debridement for surgical wounds[J]. Cochrane Database Syst Rev, 2011(5): CD006214.

[13]DALE A P,SAEED K. Novel negative pressure wound therapy with instillation and the management of diabetic foot infections[J]. Curr Opin Infect Dis,2015,28(2):151-157.

[14]GABRIEL A,SHORES J,HEINRICH C,et al. Negative pressure wound therapy with instillation:a pilot study describing a new method for treating infected wounds[J]. Int Wound J,2008,5 (3):399-413.

[15]STANNARD J P,VOLGAS D A,STEWART R,et al. Negative pressure wound therapy after severe open fractures:a prospective randomized study[J]. J Orthop Trauma,2009,23(8):552-557.

[16]WEED T,RATLIFF C,DRAKE D B. Quantifying bacterial bioburden during negative pressure wound therapy:does the wound VAC enhance bacterial clearance[J]. Ann Plast Surg,2004,52(3): 276-280.

[17]SCHULTZ G S,SIBBALD R G,FALANGA V,et al. Wound bed preparation:a systematic approach to wound management[J]. Wound Repair Regen,2003,11(Suppl 1):S1-S28.

[18] ABBOUD E C, SETTLE J C, LEGARE T B, et al. Silver-based dressings for the reduction of surgical site infection:review of current experience and recommendation for future studies[J]. Burns,2014,40(Suppl 1):S30-S39.

[19]AZIZ Z,ABDUL RASOOL HASSAN B. The effects of honey compared to silver sulfadiazine for the treatment of burns:a systematic review of randomized controlled trials[J]. Burns,2017,43(1): 50-57.

[20]ADHYA A,BAIN J,RAY O,et al. Healing of burn wounds by topical treatment:a randomized controlled comparison between silver sulfa-diazine and nano-crystalline silver[J]. J Basic Clin Pharm,2014,6(1):29-34.

[21]MOHSENI M,SHAMLOO A,AGHABABAEI Z,et al. Antimicrobial wound dressing containing silver sulfadiazine with high biocompatibility:in vitro study[J]. Artif Organs,2016,40(8):765-773.

[22] KELMAN M G, STUDDERT D M, CALLAGHAN J J, et al. The choice between total hip arthroplasty and arthrodesis in adolescent patients:a survey of orthopedic surgeons[J]. J Arthroplasty,2016,31(1):70-75.

[23]COLE-KING A,HARDING K G. Psychological factors and delayed healing in chronic wounds[J]. Psychosom Med,2001,63(2): 216-220.

11　冷伤创面的管理与新技术应用

11.1　概述

　　冷伤往往发生在战争、物质生活水平低下的寒冷地区。近年来,由于世界和平发展以及人民生活水平的提高,加上人们防护意识的增强,重度冷伤的发生率已经明显减少,所以这方面的研究资料比较有限。但随着相关学科的不断发展,冷伤的治疗无论是基础研究还是临床研究仍取得了一定的进展,对冷伤的认识越来越深入,尤其是一些特殊检查,包括动脉造影、放射性核素扫描、磁共振成像等,为早期诊断带来了帮助,使临床救治水平有了很大提高。随着相关规章制度的完善及宣传教育的广泛开展,人民生活水平不断提高,冷伤发病率在明显降低。目前冷伤治疗,特别是重度冷伤治疗主要由烧伤学科负责,借鉴了很多烧伤科治疗经验,包括防治休克、防治感染等各种并发症;也借鉴了骨科、创伤科、整形美容科和内科的相关知识和治疗经验。在创面修复方面打破常规,尽早手术清除坏死组织,开展切、削痂进行各种植皮及皮瓣移植手术,明显提高了治愈率和治疗质量,减少了伤残,大大缩短了治愈时间。今后尚需继续深入开展冷伤的基础与临床实践研究工作,更加重视冷伤防治工作,使冷伤的防治水平再上一个新台阶。

11.1.1　冷伤的概念与分类

　　冷伤(cold injury)也称低温性损伤(hypothermia injury),是由低温侵袭所引起的局部性或全身性冷冻损伤,损伤程度与寒冷的强度、风力、风速、湿度、受冻时间以及人体局部和全身的状态有直接关系。可分为两大类:一类是非冻结性冷伤(non-freezing cold injury)，是由 10 ℃以下至冰点(0 ℃)以上的低温，加上潮湿条件所造成的皮肤软组织损伤，是冷伤最常见的形式，如在潮湿、低温环境中发生的冻疮(chilblain)、战壕足(trench foot)、浸渍足(immersion foot)、水浸手等均属该类；另一类是冻结性冷伤(freezing cold injury)，是由于暴露在冰点(0 ℃)以下低温寒冷环境中而造成组织细胞冻结所致的损伤，即因短时间暴露于极低温或长时间暴露于冰点以下低温所引起，又分为局部冷伤和全身冷伤，后者又称为冻僵(frozen stiff)(或低体温)。冻结性与非冻结性冷伤的区别主要在于受损伤时环境的温度是否达到组织冰点以下和局部组织有无冻结史。在实际遇到的伤员中，以局部性冷伤最为常见，临床上通常意义上所指冻伤(frostbite)或冻疮是由 0 ℃以上低温气候所造成的皮肤软组织损伤，是指局部性冷伤。有时轻微的局部性冷伤与冻疮往往不易区别。任何暴露的皮肤部位都容易受到冷伤的伤害，缺血性组织损伤和坏死的风险较高。冷伤后存活的患者因皮肤屏障的丧失容易引起继发性感染和脱水。

此外，也有以损伤范围进行分类的，即分为全身性冷伤(包括冻僵与冻亡)和局部性冷伤[包括冻疮、战壕足、浸渍足(手)等]。

11.1.2　冷伤的病因与冷伤的好发人群与部位

皮肤暴露在冰冻条件下会引起冷伤。持续时间延长和低温会增加受伤的可能性和程度。由于冷伤，某些已经存在的疾病可能会加重组织损伤，包括周围血管疾病、营养不良、雷诺病、糖尿病、吸烟等。危险因素包括行为(衣着单薄、饮酒、药物、饥饿等)、生理(脱水、高海拔、缺氧等)和其他倾向于组织缺氧的基础疾病(糖尿病、周围血管疾病、雷诺病)。

典型的冷伤在军事人员中很常见。然而随着科技的发展和人民生活水平的提高，休闲运动已成为冷伤病例的重要诱因。无家可归的人群、儿童和老年人尤其容易冷伤。冷伤易损害远端四肢、手指和暴露的皮肤血液灌注较少(鼻子、耳朵)和缺少保温部分的组织和器官。

11.1.3　冷伤的发病机制及病理生理变化

随着暴露皮肤温度的下降,内皮细胞损伤可导致肢体局部水肿。高黏度血流和血管舒张导致血流减慢,进而导致微血栓形成。微血管损伤、静脉淤积和微血栓都可加重冷伤引起的缺血的发展。根据暴露的程度和随后的细胞损伤,损伤可能介于可逆与不可逆之间。

最初,细胞外冰晶在暴露的组织中形成。持续的寒冷暴露会导致细胞内冰晶的形成。细胞膜损伤导致电解质失衡。随着跨膜渗透压梯度的增加,细胞膜会破裂,导致细胞死亡。如果组织发生解冻,通过促炎症细胞因子的再灌注相关炎症反应可能导致额外的组织损伤。更危险的是,额外的解冻-再冻结周期会导致组织缺血和随后的血栓形成逐渐恶化,形成恶性循环。

11.1.4　冷伤的分度与分级

11.1.4.1　冷伤分度

Ⅰ度(红斑性冷伤):好发部位为面部及双手,皮肤表现正常或轻度充血、麻木、苍白,周围红斑/水肿,脱皮,感觉无异常或表现为暂时性的轻度烧灼感、刺痛或跳痛。复温后没有水疱形成(图11.1)。

Ⅱ度(水疱性冷伤):好发部位为四肢远端及双耳。复温后皮肤组织水肿,皮肤有清亮或牛奶样的水疱,周围有红斑/水肿(图11.2),水疱会自然干瘪脱落。经积极给予创面保湿及抗感染治疗措施,创面一般可以自行愈合,但通常遗留有活性、伴疼痛的真皮组织。

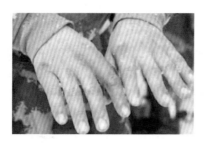 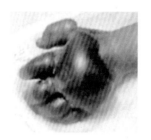

图11.1 Ⅰ度冷伤(红斑性冷伤)　　图11.2 Ⅱ度冷伤(水疱性冷伤)

Ⅲ度(焦痂性冷伤):好发部位为四肢远端。组织损伤或缺失涉及整个皮肤厚度,冷伤后皮肤呈紫罗兰色,柔软,按压创面时不褪色,复温后,冷伤肢体近端常出现出血性水疱,远端仍呈皮温低及缺血表现(图11.3)。一般需经全身治疗。创面愈合过程中,早期表现为感觉迟钝,后期如能保肢,可能长期遗留局部组织的剧痛、跳痛及烧灼痛。

Ⅳ度(坏疽性冷伤):好发部位为四肢远端。组织损伤涉及更深层次的结构。临床表现为发绀或花斑样的皮肤外观,坏死深度常达肢体全层,复温后损伤区域近端常出现水肿,可作为活性组织及全层坏死组织间的分界线。远端组织在几周后会出现干性坏疽,部分会在早期出现湿性坏疽(图11.4),一般作为早期截肢的适应证。

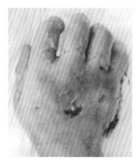 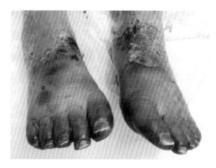

图11.3 Ⅲ度冷伤(焦痂性冷伤)　　图11.4 Ⅳ度冷伤(坏疽性冷伤)

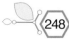

11.1.4.2　冷伤分级

有学者提出另一种基于手足冷伤的分类方法,它结合了早期的影像学研究,可以更好地预测结果。这个分类系统显示,随着损伤级别的增加,截肢的可能性也会增加。

1级:肢体无发绀,没有截肢或后遗症的风险预测。

2级:仅指(趾)远端发绀,预测切除软组织及指(趾)甲后遗症。

3级:中、近端指(趾)发绀,截肢到骨头的指(趾)缺失和功能后遗症预测。

4级:腕骨/跗骨及以上发绀,预测截肢和功能后遗症。

11.2　冷伤的临床特征与诊断要点

患者的病史应包括暴露期间的持续时间和外部温度。体格检查可发现皮肤发白。随着麻木的进展,患者可能会主诉暴露肢体逐渐沉重。在冷伤的后期,由于血管张力差和血液淤积,暴露的部位可能变成暗色或紫色。浅表冷伤影响表皮和皮下脂肪,可有水疱出现,皮肤温度重新升高。深度、全层的冷伤会随着再次变暖而出血,并可能变成坏疽。损伤的皮肤与周围正常皮肤可以形成清晰界限。

冷伤是一种临床诊断。实验室辅助检查有助于确定在何种程度上基础疾病可能导致组织缺血。^{99m}Tc-三相扫描和磁共振血管成像(MRA)可以帮助确定受伤后最初几天截肢范围。^{99m}Tc-骨显像也可作为溶栓治疗的辅助检查。

11.3　冷伤的治疗

11.3.1　现场救护:脱离现场、复温、转运

一旦发生冷伤,患者应尽快脱离冷伤现场,通过覆盖暴露的区域来增加保护,以防止进一步的损伤。如果没有再次冷伤的可能,那么首先要在现场复温,因为解冻–再冻结可能会加重伤害。患者

应该避免风吹,用干衣服换去湿衣服。避免将干热物体直接敷在冷冻组织和剧烈摩擦,否则会造成进一步的伤害。戒指或类似的物品应该及时摘掉,以防止肢体继续肿胀带来的不良反应。可以用口服温水的方法进行补液,静脉输液作为备用方法。现场对冷伤者进行复温,可将发生冷伤的肢体置于他人的腋窝或腹股沟处进行最多10 min 的复温。感觉恢复后,如果患者有冻疮,可以继续采取其他改进的防护措施。

冷伤处可涂抹芦荟膏并用干燥纱布覆盖,切忌环形包扎,以防止肢体继续肿胀。水疱的出现意味着伤处开始解冻,应保持完整,尤其是出现血疱时。抬高肢体有助于减少水疱生成。在院前救护转运过程中尽量保持水疱的完整性,创面每日换药1~2 次。应避免吸烟以防加重血液循环障碍,保护创面以防感染。

复温过程可发生疼痛,可给予患者阿片类药物镇痛。如果在院前救治过程中给药,应从低剂量开始,必要时可使用纳洛酮。

布洛芬为推荐用药,因为布洛芬具有镇痛和抗炎的双重作用(除非有禁忌证),每天2 次,每次12 mg/kg,最高可达2 400 mg/d。常用剂量为每天2 次,每次400 mg。阿司匹林会阻止前列腺素的分泌,而前列腺素对治疗是有益的,因此布洛芬是首选。

冷伤的创面是不容易感染破伤风的创口。尽管如此,也应该给予患者注射破伤风抗毒素(血清)。

预防性应用抗生素尚未被证明能降低截肢风险。然而对于严重/广泛冷伤的患者,出现感染迹象,应开始抗生素治疗。

11.3.2　冷伤的全身治疗

寒冷造成的利尿,高海拔或极限运动可造成脱水。首选口服补液,但如果患者体温过低或严重脱水,应使用温静脉输液。

在完全或部分冰冻组织存在的情况下,应开始迅速复温。浸浴时,应将温度设定在37~39 ℃逐渐升温至40~42 ℃,并添加聚维酮碘或氯己定,以达到杀菌的目的。体温过低的患者应通过使用温暖的静脉输液将核心温度提高到35 ℃以上,这应先于受影响肢体的复温。直至出现红色或紫色,肢体组织恢复柔韧。这通常大约需要 30 min,但可能需要更长的时间。鼓励主动运动。注意患处组织不应触及浴缸,以防止疼痛,可给予患者口服镇痛药。感觉的回归是一个有利的信号。

所有患者都需要高蛋白、高热量、个性化定制的饮食。

11.3.3 冷伤的药物治疗

(1)溶栓治疗 全层损伤、有缺血证据且复温后组织灌注未恢复的患者可行溶栓治疗。组织型纤溶酶原激活物(tissue-type plasminogen activator,tPA)可降低截肢的风险。联合 tPA 和静脉肝素治疗也可降低截肢的风险。伊洛前列素是一种有效的血管舒张剂,已被用作一种潜在的治疗冷伤缺血的药物。

为了逆转微血管血栓形成,恢复血液流动,可使用血管内溶栓剂,如重组组织型纤溶酶原激活物(recombinant tissue-type plasminogen activator,rtPA)。2005 年,Twomey 等人发表了一项开放标记的研究结果,分析了 tPA 在严重冷伤中的作用(^{99m}Tc-三相骨扫描已证实),在没有冻融循环的情况下,暴露于低于 24 h 的低温或热缺血时间超过 6 h 的患者应用 tPA 可降低截肢风险。2007 年,Bruen 等人通过回顾性比较研究进一步增加了文献基础,发现在受伤 24 h 内应用 tPA,截肢率从 41% 降至 10%。Gonzaga 等人在他们的研究单位进行了一项回顾性队列研究,发现在溶栓后,472 例高危足趾的截肢率为 31.4%。

在进行溶栓治疗前,临床医生必须确定患者各方面指征、医院能力和技术。

(2)非甾体抗炎药 在没有禁忌证的情况下,所有患者应开始使用非甾体抗炎药,如布洛芬,因为它具有镇痛和抗炎的双重作用。口服布洛芬,剂量为 12 mg/kg,每天 2 次,提供全身抗前列腺素活性,限制炎症损害的级联。如果患者感到疼痛,可将剂量增加到每天最多 2 400 mg,并可一直持续到伤口愈合或截肢。对于大多数患者来说,每天 2 次、每次 400 mg 是一种实用的治疗方案,然后可以

11

根据疼痛情况将剂量增加到每天 4 次、每次 600 mg。同时给予患者肠道保护,如质子泵抑制剂。

（3）抗生素　感染可增加组织破坏,降低患者预后。但预防性应用抗生素存在争议,有回顾性研究显示,预防性抗生素的使用没有减少截肢比例。然而,多数临床医生倾向在出现水肿组织、营养不良、免疫抑制或大面积严重冷伤时预防性使用抗生素。

11.3.4　冷伤创面的治疗

11.3.4.1　切开减张及其创面

在复温过程中如果出现肢体明显肿胀,则有发生骨筋膜隔室综合征的危险,应快速行骨筋膜隔室切开减张。切开后要及时换药,控制感染并在适当时机闭合创面。也可以采用负压封闭引流临时保护覆盖创面,等待二期闭合处理。

11.3.4.2　冷伤创面的皮肤重建

冷伤的早期创面应该在全身状态稳定后修复。具体方法大体有皮片移植、皮瓣移植两大类。皮片移植适用于多数皮肤缺损创面,但皮片移植晚期可出现挛缩、僵硬、皮下支撑组织不足和神经营养不良等问题,并遗留功能障碍。所以结构与功能重要的部位如手部、足底、关节周围以及血液循环不良的冷伤创面,则应该使用皮瓣覆盖。多数研究者提倡使用轴向皮瓣,以确保局部的血液供应、愈合质量及晚期功能。

11.3.4.3　截肢

冷伤肢体发生坏死时应避免立即或早期截肢,直到组织活性明确,且坏死界限清楚后,才建议延迟截肢(最多受伤后 6 周);截肢必须有计划地进行,以使功能结果最大化;也可使用 MRA 或 ^{99m}Tc-三相骨扫描对肢体进行评估。坏死界线在关节附近时也可以等待自行脱落。在湿性坏疽、液化、严重感染或脓毒症难以控制的情况下,早期截肢也是必要的。

11.3.4.4　慢性冷伤创面(冻疮)的治疗

慢性冻疮创面具有每年冬天反复发作的特点,治疗的前提应该是注意预防再次冷伤的发生,即每年入冬前做好防护准备,身体暴露部位更应做好防护。如果防护得当,多数冷伤创面可以完全自愈,并且很少复发。

对于深度慢性冷伤创面,应根据具体情况选择相应的方法进行治疗,包括外用药物、激光、理疗直至手术治疗。

局部负压封闭引流可促进伤口愈合,可作为促进愈合的手段加以利用。

11.3.5　新兴技术在冷伤创面中的应用

11.3.5.1　高压氧在冷伤创面中的应用

自从高压氧治疗(hyperbaric oxygen therapy,HBOT)技术问世以来,高压氧技术在临床医学中的应用范围不断扩展。目前已有高压氧治疗放射性溃疡成功病例的报道。虽然文献数量不多,但可以认为一定会有广阔的前景。

11.3.5.2　干细胞技术在冷伤创面中的应用

干细胞技术在冷伤以及冷伤创面中的应用已经有文献报道。但研究处于初级阶段,大样本报道不多。随着研究的深入预计会不断有相关的研究结果问世,造福于广大患者。

11.3.5.3　新型敷料在冷伤创面中的应用

近年来,不断问世的众多新型敷料为冷伤创面的治疗提供了新的有效手段。这些新型敷料从保护创面、杀菌消炎、预防感染、减少渗出、止血止痛、促进愈合等不同的角度出发,取得了可喜的成就。

11.3.5.4　负压封闭引流技术在冷伤创面中的应用

随着负压封闭引流技术的日臻成熟,其对冷伤创面的修复也起到了积极的作用。其适应证包括急性局部冷伤创面、切开减张创面、慢性冷伤创面、截肢残端创面等不同类型的创面。

11.3.6 皮瓣外科技术在冷伤创面中的应用

皮瓣移植在冷伤中的应用主要有 3 个方面:首先是手、足底、关节周围等功能结构重要部位的皮肤软组织修复重建;其次是以保留肢体长度为目的的截肢残端创面修复再重建;最后是大面积或深度慢性冷伤创面的修复重建。

手术方法、手术步骤及手术注意事项、围术期管理参见本系列丛书第 13、14 册相关内容。

11.3.7 中医中药与民间验方在冷伤创面中的应用

在中医药领域,对冷伤的治疗有许多独到的见解。在我国北方地区也流传许多治疗冷伤、冻疮的民间验方,这些都有待于研究、开发、利用。

(高庆国 郭光华 谢卫国 史春梦 刘 军)

参考文献

[1] IMRAY C H,OAKLEY E H. Cold still kills:cold-related illnesses in military practice freezing and non-freezing cold injury[J]. J R Army Med Corps,2005,151(4):218-222.

[2] RINTAMÄKI H. Predisposing factors and prevention of frostbite[J]. Int J Circumpolar Health,2000,59(2):114-121.

[3] CAUCHY E,CHETAILLE E,MARCHAND V,et al. Retrospective study of 70 cases of severe frostbite lesions:a proposed new classification scheme[J]. Wilderness Environ Med,2001,12(4):248-255.

[4] ROCHE-NAGLE G,MURPHY D,COLLINS A,et al. Frostbite:management options[J]. Eur J Emerg Med,2008,5(3):173-175.

[5] CAUCHY E,MARSIGNY B,ALLAMEL G,et al. The value of tech-

netium 99 scintigraphy in the prognosis of amputation in severe frostbite injuries of the extremities: a retrospective study of 92 severe frostbite injuries[J]. J Hand Surg Am,2000,25(5):969-978.

[6]BARKER J R,HAWS M J,BROWN R E,et al. Magnetic resonance imaging of severe frostbite injuries[J]. Ann Plast Surg,1997,38 (3):275-279.

[7]HANDFORD C,BUXTON P,RUSSELL K,et al. Frostbite:a practical approach to hospital management[J]. Extrem Physiol Med,2014 (3):7.

[8]SYME D,COMMISSION I M. Position paper:on-site treatment of frostbite for mountaineers[J]. High Alt Med Biol,2002,3(3):297-298.

[9]MCINTOSH S E,OPACIC M,FREER L,et al. Wilderness medical society practice guidelines for the prevention and treatment of frostbite: 2014 update [J]. Wilderness Environ Med, 2014, 25 (4 Suppl):S43-S54.

[10]HEGGERS J P,ROBSON M C,MANAVALEN K,et al. Experimental and clinical observations on frostbite[J]. Ann Emerg Med, 1987,16(9):1056-1062.

[11]MALHOTRA M S,MATHEW L. Effect of rewarming at various water bath temperatures in experimental frostbite[J]. Aviat Space Environ Med,1978,49(7):874-876.

[12]MCCAULEY R L,HING D N,ROBSON M C,et al. Frostbite injuries:a rational approach based on the pathophysiology[J]. J Trauma,1983,23(2):143-147.

[13]SHERIDAN R L,GOLDSTEIN M A,STODDARD F J,et al. Case records of the Massachusetts General Hospital. Case 41-2009. A 16-year-old boy with hypothermia and frostbite[J]. N Engl J Med, 2009,361(27):2654-2662.

[14]KISS T L. Critical care for frostbite[J]. Crit Care Nurs Clin North

Am,2012,24(4):581-591.

[15] RAINSFORD K D. Ibuprofen:pharmacology,efficacy and safety[J]. Inflammopharmacology,2009,17(6):275-342.

[16] VALNICEK S M,CHASMAR L R,CLAPSON J B. Frostbite in the prairies:a 12-year review[J]. Plast Reconstr Surg,1993,92(4):633-641.

[17] TWOMEY J A,PELTIER G L,ZERA R T. An open-label study to evaluate the safety and efficacy of tissue plasminogen activator in treatment of severe frostbite[J]. J Trauma,2005,59(6):1350-1354.

[18] BRUEN K J,BALLARD J R,MORRIS S E,et al. Reduction of the incidence of amputation in frostbite injury with thrombolytic therapy[J]. Arch Surg,2007,142(6):546-551.

[19] GONZAGA T,JENABZADEH K,ANDERSON C P,et al. Use of intraarterial thrombolytic therapy for acute treatment of frostbite in 62 patients with review of thrombolytic therapy in frostbite[J]. J Burn Care Res,2015,37(4):e323-e334.

[20] ANDREW J. Life and limb:a true story of tragedy and survival[M]. London:Portrait,2005.

[21] MILLS WJ J R. Frostbite a discussion of the problem and a review of the Alaskan experience 1973[J]. Alaska Med,1993,35(1):29-40.

[22] POULAKIDAS S,COLOGNE K,KOWAL-VERN A. Treatment of frostbite with subatmospheric pressure therapy[J]. J Burn Care Res,2008,29(6):1012-1014.

[23] ORGILL D P,BAYER L R. Negative pressure wound therapy:past,present and future[J]. Int Wound J,2013,10(Suppl 1):15-19.

[24] WOLVOS T. The evolution of negative pressure wound therapy:negative pressure wound therapy with instillation[J]. J Wound

Care,2015,24(4 Suppl):15-20.

[25]SANDY-HODGETTS K,WATTS R. Effectiveness of negative pressure wound therapy/closed incision management in the prevention of post-surgical wound complications:a systematic review and meta-analysis[J]. JBI Database Syst Rev Implement Rep,2015,13 (1):253-303.

[26]DELGADO-MARTINEZ J,MARTINEZ-VILLEN G,et al. Skin coverage in frostbite injuries:experimental study[J]. J Plast Reconstr Aesthet Surg,2010,63(10):e713-e719.

[27]HALLAM M J,CUBISON T,DHEANSA B,et al. Managing frostbite[J]. BMJ,2010,19(341):c5864.

[28]WOO E K,LEE J W,HUR G Y,et al. Proposed treatment protocol for frostbite:a retrospective analysis of 17 cases based on a 3-year single-institution experience[J]. Arch Plast Surg,2013,40(5): 510-516.

12 放射性损伤创面的管理与新技术应用

12.1 概述

在当今世界,人类随时面临着严峻的核辐射损伤威胁,受到核辐射损伤的概率正在增加。人体一旦受到辐射的损伤,诊断与治疗极其困难,给患者的身心健康、生存质量乃至生命安全造成极大的损害。

世界范围内核能和平利用(医疗、发电、工程、科技等领域)的日益普及推广,核泄漏、核事故的发生都可能使人类暴露在核辐射的风险之下。

多年来,国内外学者围绕放射性损伤的发病机制、临床表现、诊断标准、治疗方法、预后预测等领域展开了一系列的研究工作,取得了一系列卓有成效的研究成果。

但由于放射性损伤的特殊性、复杂性等原因,尤其是西方发达国家对所谓敌对国家的技术壁垒,放射性损伤的实验和临床研究工作一直缺少有效的国际合作,未能获得实质性突破性进展,可以借鉴的文献资料也十分有限。而随着恶性肿瘤综合诊疗水平的不断提高和患者生存期的不断延长,医源性放射性损伤特别是迟发性放射性损伤的发病率正在逐渐上升。

随着放射治疗(简称放疗)技术的发展和广泛应用,放疗在肿瘤的综合治疗中发挥了越来越重要的作用。与此同时,放疗在治疗肿瘤的同时也损害了周围正常组织,使受照射部位的放射性损伤出现了逐渐增多的趋势。放射性损伤的严重程度与射线的种类、总照射剂量及分割剂量(剂量率)有直接关系,与放射生物学效应也有密切关系。与不同个体的放射敏感性差异更有重要关系。另外,热能、光线、紫外线、红外线、刺激性药物、化疗药物等理化效应也可增强组织对射线的敏感性。

皮肤与皮下组织是放射性损伤发生率最高的组织、器官。皮肤及皮下组织、肌肉甚至累及深层骨质的放射性损伤,组织细胞内外正常代谢发生障碍,局部血管受损引起血运障碍,形成慢性的、疼痛的、不易愈合的溃疡,最后甚至可发生癌变。

与其他组织、器官的放射性损伤一样,放射性皮肤损伤的发病机制尚不完全清楚,有待于进一步研究探索,但其与放射线导致的多种生物学效应密切相关,其中涉及射线种类、照射剂量及分割、照射造成的遗传物质损伤、照射部位微循环的破坏、多种细胞因子表达及细胞外基质代谢异常,等等。

局部严重的纤维化是晚期放射性皮肤损伤的基本病理改变,也是病程演变的重要环节。多数放射性溃疡是在严重纤维化的基础上,一旦出现某些致病诱因(如擦皮伤、水疱等)就会演变为放射性溃疡并逐渐加深难以自愈,严重影响患者的生存质量。研究表明:纤维化并不是一个不可逆的过程,但如何使得纤维化过程逆转尚需进一步研究。我们曾经采用纤维溶解疗法治疗放射性臂丛损伤,取得了优良率56.25%的满意疗效,并突破了该损伤具有渐进性、不可逆性的临床特征。

目前,各种皮瓣移植仍然是修复深度放射性溃疡较好的办法,但因溃疡部位存在广泛纤维化及血运、营养障碍,术后尚有许多问题需要解决,比如如何提高皮瓣的存活质量、如何在扩创范围大小和病损范围大小之间找到一个平衡点等。

显微外科学、再生医学等新兴学科以及负压封闭引流技术、高压氧、新型敷料等各种新技术的问世,为放射性损伤的基础和临床研究提供了一系列可以选择的方法和思路。随着细胞生物学、分子生物学研究向临床学科的渗透、交叉,应用细胞生物学、分子生物学等手段系统研究细胞因子表达及细胞间质的表达、合成、降解及信号传递等问题,对揭示该病的发病机制、探索有效的治疗方法具有

12

重大的意义。

12.1.1 放射的相关概念

12.1.1.1 放射

放射是指元素从不稳定的原子核自发地放出射线,如 α 射线、β 射线、γ 射线、X 射线等。元素发出射线后会衰变形成稳定的元素而停止放射(衰变产物),衰变时放出的能量称为衰变能量。

射线具有一定的放射性,与物质相互作用后会引起一定作用结果,由放射线照射引起的机体组织损害被称为放射性损伤。

12.1.1.2 电离辐射与非电离辐射

按照与物质作用方式,辐射分为电离辐射和非电离辐射。电离辐射是指凡能与物质作用而引起电离的辐射(能量大于 10 eV,如 γ 射线、中子射线、α 射线、β 射线等);非电离辐射是指不能使物质电离的辐射(能量小于 10 eV,如紫外线、可见光、红外线和射频辐射等)。

电离辐射作用于生物体,引起生物活性分子的电离和激发是辐射生物效应的基础。组成生物体或细胞的主要分子为生物大分子(如核酸、蛋白质和酶等)以及环境中的水分子(占生物组织重的 $60\% \sim 70\%$)。任何处在电离粒子径迹上的原子和分子都有可能发生电离,包括生物大分子和水分子。

电离辐射又分为天然电离辐射和人工电离辐射两类。对于高速的带电粒子,如 α 粒子、β 粒子和质子等,能直接引起被穿透的物质产生电离,属于直接电离粒子;不带电粒子,如光子(X 射线和 γ 射线)及中子等,与物质相互作用时产生带电的次级粒子进而引起物质电离,属于间接电离粒子。另外,电磁辐射中 X 射线和 γ 射线能引起物质电离,为电离辐射;无线电波、微波、红外线、可见光和紫外线等不能引起物质电离,只能引起物质分子震动、转动或电子能级状态的改变,属非电离辐射。电离辐射对人类健康的损害远大于非电离辐射。

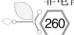

12.1.1.3 放射源与射线种类

放射源有两类,即天然放射源和人工放射源。天然放射源是人类受到的最主要放射来源。人工放射源主要包括医疗照射、核爆炸和核动力生产。核爆炸在大气层中形成人工放射性物质,使环境受到广泛的污染;核能发电等核动力生产中产生的放射性核素,绝大部分存留于受照过的核燃料中,核燃料循环运行的每个环节都会有放射性物质被释放于环境中;医疗放射来源于 X 射线诊断检查、核医学诊断以及放射治疗等。另外,核泄漏也是造成核污染及放射性损伤的重要因素之一,核技术在工业、科研领域的应用范围日益扩展。

不同的放射源可以产生不同类型的射线,具有不同的半衰期。根据放射源可将射线分为 3 类:α 射线(本质为氦原子核)、β 射线(本质为电子)、γ 射线(本质为光子)。上述射线是在核素的放射性衰变的过程中产生的,衰变的基本过程可以理解为:由于原子核内紧邻的带正电的质子之间存在巨大的静电斥力,与此同时质子和中子之间则存在核引力。当这两种力量达到平衡时,原子核才会稳定的存在。所以对于稳定的核素,其中子数与质子数保持合理的比例关系。如果不是这种比例的核素,平衡就会被打破,它们会自发地蜕变,同时释放出各种射线,最终变成为稳定核素,这就叫作放射性衰变。

不同种类的放射源产生的生物效应不同。α 射线的电离密度大,但穿透能力很弱,因此体外照射时对机体的损伤作用很小,而在体内照射时对机体的损伤作用很大;β 射线的电离能力小于 α 射线,但穿透能力较大,外照射时可引起皮肤表层的损伤,内照射时亦可引起明显的生物效应;γ 射线或高能 X 射线穿透能力很强,外照射时易引起严重的损伤;快中子和各种高能重粒子也都具有很大的穿透力,在组织内其射程的末端发生极高的电离密度,适于深部局限范围内密度的辐射杀伤作用。

12.1.2　放射性损伤的相关概念

12.1.2.1　放射的生物学效应

射线通过与人体组织中的原子相互作用而传递电离辐射的部分或全部能量,机体组织吸收电离辐射能量后,会发生一系列的物理、化学、生物学变化,即生物效应。生物效应的大小正比于组织中吸收的电离辐射的能量。电离辐射作用于机体后,其能量传递给机体的分子、细胞、组织和器官所造成的形态结构和功能的变化,产生放射的生物学效应。放射引起的生物学效应是一个非常复杂的过程。

(1)早期效应与晚期效应　根据受到照射到发生效应的时间不同,可分为早期效应和晚期效应。

1)早期效应:是指受到照射后 6 个月之内发生的效应。

2)晚期效应:是指照后 6 个月以后出现的机体变化,依其表现形式分为躯体晚期效应和遗传效应。当受急性照射恢复后或长期接受超容许水平的低剂量照射时,可能发生晚期效应。通常人体受电离辐射作用后产生的远期损伤有放射性纤维化、放射性溃疡、白血病、恶性肿瘤、白内障、寿命缩短以及其他退行性疾病等。

(2)兴奋性效应与抑制(损伤)性效应　在本底剂量的基础上,机体在接受一定的小剂量辐射后,可以呈现出细胞、组织、器官、系统乃至机体功能激活、增强的效应,称为兴奋性效应,例如造血系统、淋巴系统、神经系统均可出现这种效应。但照射剂量加大到一定剂量阈值时则会发生相反的效应,即抑制性效应,也可理解为损伤性效应或者破坏性效应,也就是通常所说的放射性损伤。

(3)确定性效应与随机性效应　根据效应-剂量关系可将辐射生物学效应分为确定性效应和随机性效应两类。

1)确定性效应:机体多数器官和组织的功能并不由于损失少量的细胞而受到影响,这是因为机体有强大的代偿功能。在电离辐射作用后,若某一组织中损失的细胞数足够多,而且这些细胞又相当重要,将会造成可观察到的损伤,主要表现为组织或器官功能不同程度的丧失。这种在超过剂量阈值以后损伤的严重程度随剂量的增加而加重的辐射效应称为确定性效应。只要照射剂量达到阈值，这种效应就一定会发生。

2）随机性效应：对应确定性效应而言又称非确定性效应。当机体受到电离辐射后，一些细胞受损而死亡，另一些细胞发生了变异而不死亡，有可能形成变异了的子细胞克隆。当机体的防御机制不健全时，经过不同的潜伏期，由变异的但仍存活的体细胞生成的这个细胞克隆可能导致恶性病变，即发生癌症。这种发生概率随照射剂量的增加而增大、严重程度与照射剂量无关或关系不大、不存在阈剂量的效应称为随机性效应。辐射致癌就是典型的随机性效应。放射引起的晚期皮肤与皮下组织纤维化及放射性溃疡是近年来引起重视的随机性效应。如果这种变异发生在生殖细胞（精子或卵子），其基因突变的信息会传给后代，而产生的损伤效应称为遗传效应。

（4）细胞成熟度与放射效应　体内的细胞群体依据其更新速率不同，可分为 3 类：第一类是不断分裂、更新的细胞群体，对电离辐射的敏感性较高，如造血细胞、胃肠黏膜上皮细胞和生殖上皮细胞等。第 2 类是不分裂的细胞群体，对电离辐射有相对的抗性（从形态损伤的角度衡量），如神经细胞、肌肉细胞。成熟的粒细胞和红细胞等均为高度分化的"终末"细胞。第 3 类细胞在一般状态下基本不分裂或分裂的速率很低，因而对辐射相对地不敏感，但在受到刺激后可以迅速分裂，其放射敏感性随之增高。典型的例子是再生肝，当肝部分切除或受到化学损伤而使残留肝细胞分裂活跃时，其放射敏感性明显高于正常状态下的肝细胞。

细胞受照射后有丝分裂周期的过程发生变化，最终表现为有丝分裂的延迟，其特点是具有可逆性和明显的剂量依赖性。电离辐射照射后使处于周期中的细胞暂时停留在 G1 期，称为辐射诱导的 G1 期阻滞，其阻滞的程度与时间取决于细胞所受照射的剂量。目前认为并非所有的细胞系在照射后都出现 G1 期阻滞，G1 期阻滞的出现取决于细胞系的 p53 状态。也使处于周期中的细胞暂时停留在 G2

期,称为辐射诱导的 G2 期阻滞,不进入 M 期,因此 G2 期细胞堆积,经过一定时间后,大量细胞同时进入 M 期。电离辐射使细胞通过 S 期的进程减慢,称为 S 期延迟,与 DNA 合成速率下降有关。而细胞周期解偶联是指处于细胞周期中的 G2 期细胞既不能进入有丝分裂 M 期,也不发生 G2 期阻滞,而是返回到 S 期,继续进行 DNA 复制,使细胞形成内含数倍 DNA 而不进行分裂的巨细胞,最终导致细胞死亡。

当一切照射条件完全严格一致时,机体、器官、组织、细胞或分子对辐射作用反应强弱或速度快慢不同,若反应强,速度快,其敏感性就高,反之则低。需要强调的是,判断标准不同,得出的结论不同甚至可能相反,同一个细胞若以功能变化为指标可被认为是敏感的,若以形态结构改变为指标也可以被认为是不敏感的。

(5)组织、器官、系统的放射敏感性差异　自然界的各种生物对象在受到超阈值电离辐射作用后都表现出一定的损伤,但在同一剂量下引起损伤的程度有很大的不同,或者说,引起同一水平的效应所需要的剂量高低存在很大差异,即为放射敏感性差异。

放射敏感性是放射生物学的重要主题,可理解为生物系统对电离辐射作用的反应性或灵敏性。

不同组织按照辐射敏感性的差异一般分为早反应组织和晚反应组织两类,其中早反应组织放射敏感性较强,而晚反应组织放射敏感性较弱。

1)早反应组织:早反应组织亦称快更新组织,α/β 比值大(10左右),是指那些分裂、增殖活跃,对射线早期反应强烈的正常组织和大多数肿瘤组织。早反应组织主要表现为急性反应,有些组织内的干细胞在放疗开始 1~2 d 内就开始增殖,一般为照射后 2~3 周开始再生,如黏膜、小肠绒毛细胞、皮肤、骨髓和精原细胞等。

2)晚反应组织:晚反应组织亦称慢更新组织,是一些已经分化的缓慢更新器官,再增殖能力很弱,损伤后仅以修复代偿其正常功能的细胞组织,一般都有纤维细胞和其他结缔组织的过度生长,形成广泛的纤维化。另外,还有内皮细胞的损伤,最终造成血供减少及器官特定功能的缓慢丧失。在晚反应正常组织中,肺、脊髓、膀胱、脑、肝、肾和骨骼组织受照射后的损伤往往由邻近细胞的复制(功能细胞进入分裂周期)来代偿,而不是干细胞分裂分化成终末细胞的结果。

器官、系统的放射敏感性是由细胞、组织的放射敏感性差异决定的。也就是说器官、系统内放射敏感细胞、组织含量越多,器官、系统的放射敏感性就越强,反之则敏感性越差。

(6)不同个体之间的放射敏感性差异 研究发现,不同的个体在接受射线种类、照射部位、照射剂量、剂量分割完全相同的情况下可以表现出完全不同的生物学效应,这在随机性效应和迟发性效应中表现尤为突出。例如放射性臂丛损伤、放射性溃疡、放射性癌等。所以说,不同个体之间的放射敏感性差异是放射性损伤发生的关键因素之一,值得研究人员和临床工作者重视。

12.1.2.2 直接作用损伤与间接作用损伤

电离辐射作用于机体可以分为直接作用与间接作用两类,造成的损伤结果也截然不同。

(1)直接作用 电离辐射的能量直接沉积于生物大分子上,引起生物大分子的电离和激发,导致机体的核酸、蛋白质和酶类等分子结构的改变和生物活性的丧失,这种直接由射线造成的生物大分子损伤的作用方式称为直接作用。在直接作用的过程中,其生物效应和辐射能量沉积发生于同一分子,即生物大分子。实验证明,DNA 分子被电离粒子直接击中,可以发生单链或双链断裂、解聚和黏度下降等,某些酶也可以受辐射作用后而降低或丧失其活性。此外,辐射也可直接破坏膜系的分子结构,如线粒体膜、溶酶体膜、内质体膜、核膜和质膜,从而干扰细胞器的正常功能。

(2)间接作用 电离辐射首先直接作用于水,使水分子产生一系列原初辐射分解产物,然后通过水的辐射分解产物再作用于生物大分子,引起后者的物理和化学变化,这种作用方式称为间接作用。发生间接作用时,其生物效应和辐射能量沉积发生于不同分子上,辐射能量沉积于水分子上,生物效应发生在生物大分子上。由于机

12

体细胞内含有大分子,间接作用对生物大分子损伤的发生有重要
意义。

　　射线作用于机体后,以直接作用和间接作用 2 种方式使细胞分
子发生反应,造成其损伤。当人体组织受到射线照射时,处于射线
轨迹中的重要生物分子,如脱氧核糖核酸(deoxyribonucleic acid,
DNA)或具有生物功能的其他分子吸收射线的能量,直接被电离、激
发,引起这些大分子损伤,这种效应称为直接作用。而当射线能量
通过扩散的离子以及射线作用于机体水分子产生的多种自由基与
生物分子作用,引起生物分子的损伤,称为间接作用。由于机体细
胞的含水量很高,一般达到 70% 以上,细胞内生物大分子存在于含
大量水的环境中,故间接作用在引起生物大分子损伤中具有实际
意义。

12.2　放射性皮肤损伤创面的病因与发病机制

12.2.1　放射性皮肤损伤创面的发病原因

　　在和平时代,放射性皮肤损伤创面最主要原因为恶性肿瘤放疗
造成的局部皮肤、皮下组织乃至深部组织的损害。另外,血管瘤放
射性核素治疗、粒子植入、X 射线诊断、X 射线介入诊疗等过程发生
的辐射损伤也时有报道。这些医源性损伤约占放射性皮肤损伤的
90% 。其他因素例如放射防护不当、意外核暴露、职业核暴露等造
成的放射性损伤均不多见。

　　核爆炸、核泄漏、核事故等都属于突发事件,我国应随时做好预
防、对应的准备。

12.2.2　放射性皮肤损伤创面的发病机制

　　放射性溃疡可以来自持续的慢性照射或分次照射,也可来自一
定剂量的急性照射。而溃疡是否发生、发生时间早晚、溃疡严重程

度等与射线种类、放射剂量、剂量分割、放射生物学效应以及个体敏感性差异等多种因素密切相关。

按溃疡发生时间,学术界将放射性溃疡分为早期(急性)溃疡和晚期(慢性)溃疡两类。二者的发病机制在很多方面并非完全相同。早期溃疡主要与放射线的直接生物学损害效应有关,如电离、氧自由基损害等,多属于确定性效应;而晚期损害机制则更为复杂,涉及胶原及其他一些细胞外基质的过量沉积,同时伴随着细胞外基质合成和降解之间的失平衡。其过程与放射导致的血管损害及成纤维细胞的异常代谢活动有关,另外涉及多种细胞因子(如转化生长因子 β、结缔组织生长因子等)的非正常表达等,多属于非确定性效应(随机效应)。

慢性放射性溃疡的形成存在 2 种途径:一种是放射早期局部出现放射性皮炎、皮肤破溃、溃疡等急性损伤性改变,这种损伤中的程度较轻、溃疡较浅者大部分可自愈或治愈,而损伤较重、溃疡较深者则可能迁延不愈而形成慢性溃疡并不断扩大、加深。另外一种是射线导致的早期皮肤损伤表现不明显,或者早期损伤已经治愈,但随着时间的推移照射部位逐渐出现迟发性、渐进性、不可逆性的皮肤皮下组织纤维化,并在此基础上,因轻微损伤而引起破溃并不断扩大、加深、迁延不愈,从而形成难以治愈的溃疡,甚至恶变。

放射性皮肤损伤常常出现创面难愈合现象。其机制可能与下列因素有关:①放射性损伤处皮肤角蛋白细胞呈低分化状态、细胞增殖能力降低、血管生成障碍及持续基质金属蛋白酶的高表达等诸多因素导致皮肤放射性损伤后不易愈合。②放射性溃疡以及周边纤维化组织内胶原合成减少、纤维组织结构异常以及肌成纤维细胞数量减少均与放射性皮肤溃疡收缩迟缓的机制有关。③辐射可诱导细胞凋亡,致使成纤维细胞等多种细胞数量减少及功能异常,从而使创面胶原合成减少,伤口抗拉强度降低,致使创面收缩机制失效。④辐射使局部细胞外基质表达、合成、降解等代谢过程发生障碍,部分细胞外基质在局部过剩、堆积、老化,逐渐形成纤维化。⑤上述因素相互作用,以致形成渐进性、不可逆性病理变化。

另外,辐射的个体敏感性差异也是放射性溃疡形成、发生迟早、严重程度等的决定性因素之一。

12.3 放射性皮肤损伤创面临床表现与诊断

12.3.1 放射性皮肤损伤创面的 LENT/SOMA 分级

正常组织的后期影响/主观目标管理分析(late effects of normal tissues/subjective objective management analytic, LENT/SOMA)分级是目前国际通用的放射性损伤分级标准,由欧洲癌症研究与治疗组织和北美放射肿瘤学组联合推出。其方法是根据患者的主观症状、客观症状、临床治疗和处理需求、辅助检查分析 4 个方面因素,对肿瘤患者在放疗后的状态做出的比较全面的评价,简称 SOMA 分级。根据这个分级方法,可将放射性皮肤损伤由轻到重分为 1~4 级。该分级标准对放射性皮肤损伤,乃至其他类型放射性损伤的诊断、治疗、预后评价等具有重要的指导意义。不同级别放射性皮肤损伤的客观症状见表 12.1。

表 12.1　皮肤及皮下组织放射性损伤的 LENT/SOMA 分级(客观表现)

症状	1 级	2 级	3 级	4 级
水肿	有或无	有	导致部分功能障碍	导致完全功能丧失
脱发(头皮)	稀疏	斑块状永久脱发	完全永久脱发	完全永久脱发
色素沉着	短暂轻微的	持久显著的	持久显著的	持久显著的
溃疡/坏死	仅表皮	达真皮层	达皮下组织	骨外露
毛细血管扩张	轻度	中度<50%	重度>50%	有或无
纤维化/瘢痕	出现或无症状	有症状	出现功能障碍	完全功能障碍
萎缩/收缩	出现或无症状	有症状或<10%	出现功能障碍或 10%~30%	完全功能障碍或>30%

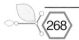

12.3.2 放射性皮肤损伤创面的分期、分度和临床特征

局部放射性损伤与烧烫伤不同,放射与高温造成的组织细胞代谢、结构与功能的改变存在本质上的区别。另外,放射性损伤病变过程发展缓慢,并存在明显的分期和急、慢性变化。1950 年 Teloh 将皮肤放射后生物学效应分为早期效应和晚期效应,即开始照射后 0~6 个月出现的为早期效应(损伤),照射后 6 个月以后出现或存在的为晚期效应(损伤)。

12.3.2.1 急性放射性皮肤损伤

急性放射性皮肤损伤是指皮肤受到一次或近期内受到多次一定剂量的照射后 6 个月以内出现的损伤。根据损伤程度的不同,临床上将其分为 I~IV 度。不同程度急性放射性皮肤损伤的局部特征如下。

(1) I 度损伤　表现为脱毛反应:主要损伤皮肤的附属器官——毛囊和皮脂腺。最初是照射部位出现色素沉着以及以毛囊为中心高出皮肤的丘疹,有针刺感,毛发松动容易脱落,脱落的毛发一般在 3 个月以内可再生,6 个月后仍未再生新发者即成为永久性脱发。

(2) II 度损伤　表现为红斑反应:照射后数小时就可有烧灼感及轻微疼痛,并出现界限清楚的充血性红斑,持续 1~7 d,随即进入假愈期出现功能障碍,特别是持续红斑界限十分清楚。

(3) III 度损伤　表现为水疱反应:早期反应与 II 度相似,程度较重,假愈期不超过 2 周,局部明显肿胀发红,伴有严重的烧灼感,进而出现水疱,水疱破溃则形成溃疡,附近淋巴结肿大与触痛。愈后遗留瘢痕和色素沉着。

(4) IV 度损伤　表现为溃疡反应:局部迅速出现烧灼、麻木、疼痛感及肿胀,早期红斑明显加重,假愈期短(不超过 3 d)甚至假愈期缺失,形成水疱快,组织坏死出现溃疡,周边界限清楚。溃疡逐渐扩大并加深达肌肉、肌腱、神经、血管甚至骨关节。这种溃疡很难自行

愈合,逐渐转变成为慢性溃疡。发生在四肢者可由于血管病变造成大出血或肢体缺血坏死而需要截肢。

12.3.2.2 慢性放射性皮肤损伤

慢性放射性皮肤损伤是指皮肤受到一次或近期内受到多次一定剂量的照射后6个月甚至更长时间以后出现的皮肤损伤的改变,也可由急性放射性损伤迁徙演变而来的皮肤损伤的改变。根据损伤程度和病理变化的不同,临床上将其分为Ⅰ~Ⅳ度,不同程度慢性放射性皮肤损伤的局部特征如下。

(1)Ⅰ度损伤 表现为萎缩性或增生性皮炎。上皮萎缩或增生,角化过度或角化不全,皮肤干燥、弹性降低,表皮变薄,浅表毛细血管扩张,脱屑,皮肤瘙痒,真皮内弹力纤维分布杂乱无章、色素沉着与色素脱失相间并存,血管壁玻璃变性及血栓形成,胶原纤维呈大量增生或玻璃样变,毛囊及皮脂腺缺失,少量汗腺残存,核异常的不典型的成纤维维胞大而不规则,嗜碱性,浓染胞核。

(2)Ⅱ度损伤 表现为皮肤及皮下组织放射性纤维化。具体表现为在放射性皮炎的基础上,皮肤出现水肿变厚,表面如橘皮状,皮下结缔组织硬化,失去弹性,触之板状硬。

(3)Ⅲ度损伤 表现为放射性溃疡。在慢性放射性皮炎或放射性纤维化病变的基础上,因搓澡、碰伤、搔抓、衣服擦伤、热敷等轻微损伤而引起破溃形成经久不愈的溃疡。创面不断扩大加深。放射性溃疡创面污秽苍白,伴有不同程度的感染。溃疡周围有面积不等的纤维化皮肤区域。

(4)Ⅳ度损伤 表现为放射性肿瘤。在慢性溃疡基础上发生恶变,这在临床中并不少见,以鳞状上皮细胞癌为主,也有基底细胞癌、肉瘤、黑色素瘤和皮脂腺癌等其他恶性肿瘤的报道。多数是经过数十年或者更长时间才在放射性溃疡的基础上发生癌变,表现为在溃疡的某个部位出现过度增生而形成火山口样溃疡及菜花样肿物,表面污秽,触之易出血。病理检查可确定诊断。

值得注意的是:慢性放射性溃疡创面污秽苍白,常有不同程度的感染。此类溃疡愈合能力极差,溃疡边缘可呈切迹,基底高低不平,深浅不一,无健康的肉芽组织,溃疡可达皮下组织、肌肉、肌腱、神经、血管及骨质,溃疡四周呈坚硬皮革状的纤维化或放射性皮炎区域。表面如橘皮状,触之板状硬,皮肤干燥、失去弹性、脱屑、瘙痒、表皮变薄、浅表毛细血管扩张,上皮萎缩或增生,角化过度或角化不全,真皮内弹力纤维分布杂乱无章,色素沉着与色素脱失相间并存,血管壁玻璃变性及血栓形成,胶原纤维呈大量增生或玻璃样变,毛囊、皮脂腺缺乏,少量汗腺残存,可见核异常的不典型的成纤维细胞。成纤维细胞大而不规则,嗜碱性、浓染胞核。

12.3.3　放射性皮肤损伤的临床诊断

根据上述典型的临床表现(特征),结合确切的放射治疗病史、放射剂量、剂量分割、病变演变过程,做出临床诊断往往不存在很大的困难,但结合我国当前的医疗市场特点,为了避免不必要的纠纷,确定临床诊断时应当格外慎重。

需要注意的是:在核爆炸、核泄漏、核事故、职业核暴露等特殊情况下,还应该进行辐射物理剂量的检测,这是因为辐射物理剂量是确定放射性损伤临床诊断的主要依据之一。具体方法主要是根据辐射现场、射线的种类和能量、受照射时间、放射源距离等综合测算出受照射量,为临床诊治提供科学的数据支持。多年来国内外辐射事故中人体急性放射性皮肤损伤的物理剂量的检测,总结出了一定的经验和数据可供临床参考。

另外,在核爆炸、核事故等突发意外情况下,还应密切关注放射性烧伤、放射多发伤、放射爆震伤、放射复合伤等严重问题的存在,避免遗漏重要的临床诊断。

12.4　放射性皮肤损伤创面的治疗

从表面上看放射性皮肤损伤仅限于某个特定的局部,损伤面积也不一定很大,但实际情况是:局部严重放射皮肤损伤除皮肤溃疡外,常波及肌肉、肌腱、神经、血管和骨关节甚至内脏器官,形成一定面积、一定体积的复合性损伤与组织缺损,并且还往往同时伴有不同程度的全身反应乃至全身各器官、系统的损伤。采用一般的传统方法治疗很难奏效,如果处理不当,可影响功能造成伤残,甚至危及生命。因此,在治疗过程中,应当控制好全身和局部治疗两个环节,二者相辅相成:全身状况的稳定和改善有利于局部损伤创面的修复;局部损伤的有效处理,有助于全身放射性损伤的治疗。所以,应当根据病情发展各阶段有所侧重,避免顾此失彼,延误治疗。

12.4.1 全身治疗

全身治疗主要是依据伤情的轻重确定综合性的治疗措施:除给予高蛋白饮食、多种维生素外,还应根据病情发展的不同阶段采取相应措施。对大面积局部严重放射性损伤,早期注意维持水、电解质平衡,注意晶体与胶体比例,胶体以全血或血浆为主;同时注意补充碱性药物,以碱化尿液,加速毒素中和与排出,减轻全身反应或防治肾功能损害。

同时还应防治局部损伤引起的体液渗出、坏死组织分解产生的毒性物质对机体的损害。对于伴有内脏损伤的病例,注意根据损伤脏器和病情变化采取相应措施,早期应用肾上腺皮质激素对心、肺、胃肠道等损伤有减轻水肿和渗出作用。此外,对心、肺损伤早期应用改善微循环、营养心肌细胞的药物。对胃肠道损伤应给予抑制胃酸、保护胃黏膜、解痉止痛、止血等药物均可起到一定的治疗和预防作用。

局部肿胀、疼痛明显时,也可适当应用糖皮质激素,以降低血管的通透性,从而减轻局部肿胀和疼痛,必要时可适当使用镇静止痛剂。丙种球蛋白、胎盘组织制剂、多种细胞因子等可以增强机体免疫力促进坏死组织分离和肉芽组织生长。

放疗造成的慢性放射溃疡,由于病程较长、体质差、营养状况不良,多伴有贫血、低蛋白血症以及水、电解质紊乱等。应当积极予以纠正,注意改善全身营养状况,提高机体抵抗力,以适应手术对身体带来的打击。

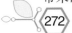

需要注意的是,在核爆炸、核事故等突发意外情况下,还应密切关注放射性烧伤、放射多发伤、放射爆震伤、放射复合伤等损伤的治疗,密切注意病情变化发展,发现问题及时处理。

12.4.2　局部一般治疗

放射性皮肤损伤的局部处理应根据损伤程度和不同发展阶段采取相应的治疗措施。一般来说Ⅰ度、Ⅱ度损伤以保守治疗为主,Ⅲ度、Ⅳ度损伤则应采取外科手术治疗。

12.4.2.1　急性放射性皮肤损伤的创面处理

(1)Ⅰ度损伤　要防止受损皮肤的摩擦、搔抓、压迫等机械性刺激,避免紫外线、红外线等光线照射;禁止使用对皮肤刺激性较强的药物。红斑反应时,可以选用皮质激素软膏、水凝胶制剂、中药制剂等外用药物,以减轻皮肤红肿和灼痛等症状。疼痛明显时可应用呋喃西林溶液、硼酸溶液、氯己定溶液等冷敷,四肢部位的严重损伤可使用利多卡因做套式封闭。

(2)Ⅱ度损伤　应以保护创面、预防和控制感染、促进创面愈合为原则。对损伤面积小、张力不大、完整散在的小水疱,应尽量保留疱皮,让其自行吸收、干瘪,对于面积较大、张力大、吸收较缓慢的水疱应在无菌操作下行低位穿刺排液,或者用无菌剪刀剪口排液并加压包扎。如果水疱已经破溃或疱液混浊、其周围有明显炎症反应时应剪除疱皮,以防加重感染。对糜烂性创面,可以选用维斯克溶液、复生膏、溃疡油、沙棘油等换药;有继发感染时,可应用银离子制剂、庆大霉素、阿米卡星等有效抗生素溶液湿敷,必要时根据细菌培养和药敏试验选用有效抗生素或与上述药物交替应用。

(3)Ⅲ度、Ⅳ度损伤　Ⅲ度、Ⅳ度损伤的治疗更为困难。原则是镇静止痛、保护创面、防治感染和促进创面愈合。

有效地止痛是Ⅲ度、Ⅳ度放射皮肤损伤早期处理的重要环节之一,除口服或注射止痛剂、局部冷敷外,维斯克溶液、中药制剂、水凝胶制剂、创面封闭以及各种生物敷料(异体皮、辐射猪皮、人工皮等)暂时覆盖创面,都可以收到良好的止痛效果。

有效地减轻炎症反应和防控感染是Ⅲ度、Ⅳ度放射性皮肤损伤治疗的关键步骤。早期开始给予口服或注射抗组胺类药物,局部涂抹皮质激素制剂,可以减轻炎症反应。放射性损伤创面或溃疡常伴有细菌感染,对大面积放射性损伤者无论有无全身放射病均应进行保护性隔离,必要时实行全封闭环境保护。根据创面或体表细菌培养和药敏试验结果合理选用抗生素,同时注意加强创面换药。Ⅲ度、Ⅳ度损伤创面难以愈合,特别是超过 3 cm 的溃疡更难愈合,应积极采取早期切除措施,以各种组织移植的方法修复创面。

12.4.2.2 慢性放射性皮肤损伤的创面处理

慢性放射性皮肤损伤病变发展缓慢,临床上常常以慢性皮炎或经久不愈的溃疡出现。因此,应针对不同程度的损伤采取相应措施,对于慢性放射性皮炎,注意避免各种物理化学因素的刺激,局部可选用止痒、滋润皮肤的中性油质药物,如止痒清凉油、蛋黄油、氢地油和溃疡油、水凝胶制剂等。有过度角化、疣状增生时,可应用中草药泡洗,同时应加强换药、控制感染、促进愈合。对于溃疡较深、经久不愈的溃疡,一旦条件具备,应争取尽早采取手术治疗。

12.4.3 局部严重放射性皮肤损伤的手术修复治疗

12.4.3.1 原则

对于重度放射性皮肤损伤,目前多主张采用修复与重建外科的原则进行治疗。局部扩大切除、组织移植修复是治疗局部严重放射性皮肤损伤的重要手段之一。

12.4.3.2 手术适应证

各部位的急、慢性Ⅲ度、Ⅳ度放射性皮肤损伤积极手术治疗可以加速创面愈合,减少并发症的发生;手、足、关节等功能部位的急、慢性Ⅱ度损伤,早期手术可以防止关节畸形,保护和促进功能恢复;大面积Ⅱ度局部急性损伤伴有全身放射病、内脏损伤或全身中毒反应明显时,早期切除坏死组织、封闭创面,有利于减轻复合伤,减少并发症发生;溃疡发生恶变者更应及时手术,扩大切除肿瘤范围,防止肿瘤转移,挽救患者的生命。

12.4.3.3 手术时机

目前学术界对急性放射性皮肤损伤的手术时机看法仍不统一。有学者认为急性放射性皮肤损伤早期坏死组织界限不清,深度难以判断,植皮难以成活,故主张在损伤后 3~6 个月或更长时间,待创面开始有愈合倾向时方可考虑手术治疗。还有学者认为急性放射性皮肤损伤可以根据局部所受照射剂量,结合临床表现及红外线热成像等特殊检查来判断损伤深度和范围,Ⅱ、Ⅲ度损伤的反应期达高峰后,一般在受照射后 1 个月左右施行手术更为合理。因为此阶段局部放射性损伤的反应期开始进入稳定阶段,局部坏死、溃疡的界线和深度基本清楚,放射病的极期病情也逐渐趋于平稳、血象开始回升,病情允许可以手术。对于大面积皮肤或四肢的严重放射性损伤,如受照射量确实非常大(>100 Gy),可在极期(反应期)之前封闭创面或截肢处理,争取在放射病极期之前使创面或伤口痊愈或大部分愈合,为放射病的进一步治疗创造良好的条件。

晚期放射性皮肤溃疡的手术时机问题已经基本没有争议。对于慢性放射性溃疡,根本没有保守治疗成功的可能,反而只能逐渐扩大、加深,所以只要全身情况允许,应尽早手术扩大切除、及时修复,缩短病程。否则,溃疡长期不愈,容易继发细菌感染,产生严重并发症。

12.4.3.4 切除范围与深度

(1)手术切除范围　要足够大,尽量将所有的受照射区域内萎缩、变薄、有色素改变以及纤维化的损伤组织全部切除,并且超出损伤边缘1~2 cm。如果切除不彻底,一方面手术后创面极易发生坏死、液化、裂开、延迟愈合而导致手术失败,另一方面即使创面一期愈合,也会因遗留脆弱的纤维化组织而稍遇刺激就会反复破溃,难以愈合。

(2)理想的切除深度　应该包括所有受照射后的变性组织,对于较深的放射性溃疡或伴有大血管、神经干及骨关节外露甚至波及深部脏器者,只能采用生物切除法处理。其方法是:适当控制切除深度,仅将明显的坏死组织切除至略有出血的瘢痕组织层;遇有大血管、神经干、胸膜或心包及内脏外露、受累时,则仅搔刮清除其表面的坏死组织,然后采用血液循环丰富的皮瓣、肌皮瓣、复合组织瓣移植来完成修复。

12.4.3.5　创面的闭合

放射性皮肤溃疡切除后绝大多数创面都不能直接缝合,必须采用组织移植的方法来修复。可根据创面的大小、深浅及患者的全身状况等合理选择最佳方案予以修复。目前常采用的组织移植主要有皮片、各种皮瓣、肌肉瓣、肌皮瓣等。

(1)*皮片移植*　适用于急性放射性皮肤损伤Ⅱ和Ⅲ度创面或面部及血液循环丰富部位的慢性放射性浅表溃疡切除后的创面;也可用于急性Ⅲ度损伤溃疡的暂时封闭,为晚期修复创造条件。关于皮片的厚度可视具体情况选用,对于大面积Ⅱ度损伤创面欲争取创面早日愈合或为了暂时封闭创面,可选用刃厚皮片;功能部位可选用偏厚的中厚皮片或全厚皮片。

(2)*皮瓣移植*　皮瓣移植是修复放射性损伤创面或溃疡常采用的外科手段之一:各种局部皮瓣、筋膜皮瓣、真皮下血管网皮瓣、轴型皮瓣、游离皮瓣、肌瓣、肌皮瓣等均适合于损伤较深的溃疡或洞穿性缺损的修复。由于皮瓣有较好的血液供应,有的还含有比较粗大的知名血管,因此血液循环丰富能改善创面和周围的血液循环。所以,大多数溃疡切除后,均可应用皮瓣移植来修复,效果很好。近年来,各种皮肤扩张器、皮肤牵张闭合期、扩张皮瓣等新技术的普及应用为放射性溃疡的修复开辟了新的途径和方法,增加了供皮源和供皮量,治愈了许多以往只能用皮瓣修复,或需多次修复的溃疡。

(3)*关于截肢*　当四肢受到极大剂量的照射,在受伤肢体创面难以修复、合并大血管损伤出血、肢体功能完全丧失并无恢复可能,甚至发生肢体坏死时,应考虑做截肢处理。截肢平面应认真分析、综合判断,既要避免截除过多而影响功能,也要防止截除不彻底而发生术后伤口愈合不良或继续组织坏死而造成二次截肢,这往往依靠丰富的临床经验来判断。

12.4.4 新兴技术在放射性损伤创面中的应用

12.4.4.1 高压氧在放射性损伤创面中的应用

自高压氧设备与技术成功问世以来,高压氧(hyperbaric oxygen,HBO)在临床医学中的应用范围不断扩展。目前已有高压氧治疗放射性溃疡成功病例的报道。其原理是高压氧治疗针对放射性损伤的发病机制,提高血氧分压和血氧含量,可以有效纠正局部组织低氧状态;高压氧可促进神经细胞的轴突、树突再生,从而加速侧支循环的建立,使局部组织内氧供得以保证,改善局部营养状况,从而加速坏死组织的溶解、吸收;可增加巨噬细胞的吞噬能力,并促进肉芽组织生长。但这方面的报道不多,确切的治疗原理、适应证、远期疗效、个体敏感性差异等有待进一步研究。

12.4.4.2 各种生物因子与生物制剂在放射性皮肤损伤创面中的应用

过去治疗放射纤维化的药物有消炎类药(甾体类,秋水仙碱,D-青霉胺等)、作用于血液的药物(肝素、己酮可可碱)和干扰素。皮质类甾醇类仍是一线用药,它的作用其实与抗炎作用有关。在动物实验中,它们对预防纤维化的形成有效,但对于已经形成的纤维化却作用有限。

近年来陆续有报道局部注射粒细胞-巨噬细胞集落刺激因子(granulocyte-macrophage colony-stimulating factor,GM-CSF)来治疗放射性溃疡的病例;糜蛋白酶或弹性酶软膏可以有效溶解、清除坏死组织,有利于控制感染,促进肉芽生长和愈合;后来,干扰素在抗纤维化的治疗中取得成果,但却伴有较多的毒副作用。新近的观点认为纤维化并不是一个不可逆的过程,而是一个动态的过程,具有不断重建和成纤维细胞被长期激活等特点。脂质体铜/锌超氧化物歧化酶(liposomal Cu/Zn superoxide dismutase)是第 1 个报道的对降低后期的放射性纤维化有效的药物。有报道表明,局部使用超氧化物

歧化酶 (superoxide dismutase, SOD) 能够治疗由放疗引起的皮肤纤维化, 但机制尚不清楚, 可能与 SOD 可降低肌成纤维细胞的转化生长因子-β_1 (transforming growth factor-β_1, TGF-β_1) 分泌有关。与 TGF-β_1 相比, 在生理状态下结缔组织生长因子 (connective tissue growth factor, CTGF) 的表达水平很低, 而且主要在间质细胞中表达, 其作用范围也主要局限于结缔组织, 因此在创伤修复或者纤维化疾病中, CTGF 可能是一种特异性更强的细胞因子。选择性地干预 CTGF, 阻断或者抑制其表达可能是更特异、更有效的治疗纤维化疾病的方法。

我们在临床工作中发现使用透明质酸酶 (配合地塞米松、利多卡因、维生素 B_{12}) 局部注射可以减轻放射性臂丛损伤患者臂丛及其周围局部结缔组织的纤维化, 减轻臂丛的受压程度, 使放射性臂丛损伤的临床症状得到控制甚至发生逆转。

12.4.4.3 干细胞技术在放射性皮肤损伤创面中的应用

有研究显示: 皮肤与皮下组织中含有多种不同类型的干细胞 (stem cell), 包括表皮干细胞、间充质干细胞、造血干细胞、神经干细胞、内皮干细胞、毛囊干细胞、汗腺干细胞、脂肪干细胞等。这些干细胞可以根据需求分化出各种不同类型的功能细胞, 从而维持和调节皮肤的代谢、更新与生理功能。在皮肤遭受放射性损伤的情况下, 这些干细胞首当其冲受到破坏, 使其修复与再生能力下降, 最终导致创面难以愈合。干细胞治疗技术可以为这一难题提供有效的治疗方法和思路。例如将体外培养扩增的骨髓间充质干细胞进行异体皮肤创面移植, 这些干细胞可以分化成为成纤维细胞、血管内皮细胞、表皮细胞、皮肤附属器官 (毛囊、汗腺等) 细胞等, 并可明显增加创面内肉芽组织含量。间充质干细胞还可以分泌出多种细胞因子, 从而促进修复细胞的趋化、迁移、增殖, 改善局部微环境, 促进创面愈合。

12.4.4.4 新型敷料在放射性皮肤损伤创面中的应用

近年来, 众多的新型敷料不断问世, 为各类难愈合创面特别是

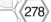

放射性皮肤损伤创面的治疗提供了新的有效手段。这些新型敷料从保护创面、杀菌消炎、预防感染、减少渗出、止血止痛、促进愈合等不同的角度出发,取得了可喜的成就。还必将对放射性皮肤损伤创面的治疗起到积极的促进作用。

12.4.4.5 负压封闭引流技术在放射性皮肤损伤创面中的应用

随着负压封闭引流技术的日臻成熟,其对放射性溃疡的修复、愈合也起到了积极的作用。其适应证包括急性放射性溃疡、慢性放射性溃疡、放射性溃疡的围术期治疗、管理等方面。

负压封闭引流技术在放射性溃疡中应用注意事项,除了适应证选择、负压值、负压模式、失压(堵管、漏气)管理等常规的注意事项外,还应注意泡沫敷料覆盖的范围必须包含并超过所有的皮肤受损区,否则可能影响治疗效果甚至使溃疡进一步扩大。

12.4.4.6 显微修复重建外科技术在放射性皮肤损伤创面中的应用

(1)手术适应证的选择 随着显微外科技术的日臻成熟,给深度难愈合放射性溃疡创面的治疗提供了新的机遇和有效方法。目前,几乎所有的皮肤缺损创面都可以通过显微外科技术得到理想的修复。对于皮肤坏死缺损面积较大、迁延不愈、创面逐渐扩大加深、深部组织(肌肉、肌腱、神经、血管、骨关节、内脏器官等)外露及受累甚至恶变的放射性溃疡,局部血液供应障碍,组织细胞缺血坏死,再生修复能力差,溃疡周边常伴有严重的纤维化组织,皮肤弹性差且血运不良,大多数情况下不能直接缝合或缝合后创面不易愈合甚至裂开,均可应用皮瓣移植来修复。

(2)手术方法与手术步骤 内容略。

(3)手术注意事项 除了常规皮瓣移植的注意事项之外,还应特殊注意以下几点。

1)首先要根据患者的具体情况严格选择手术适应证;术前应认真做好围术期宣教;纠正贫血、低蛋白血症;确定有无肿瘤复发、转移和溃疡恶变;明确溃疡累及深度与波及范围;确定皮瓣种类、切取部位、移植方式等。

2)术中应力求彻底切除溃疡,尽量切除溃疡周围与基底纤维化组织与深部坏死、失活组织至较健康部位,再选用血运丰富的皮瓣、肌皮瓣等健康组织瓣移植修复。移植皮瓣必须适当宽松,防止存在张力,如需吻合血管,则必须保证血管吻合质量,防止血管牵拉、扭曲、受压等,保证皮瓣血液循环良好及皮瓣成活;皮瓣供区与血管吻合口要避开受射线照射的部位。

3)皮瓣下创腔必须放置负压封闭引流,一是有利于防止血肿形成与渗出液存留、促进创面与皮瓣的紧密贴合,预防感染保证皮瓣成活加速创面愈合,二是保证放射线导致的潜在变性坏死组织及时清除。尽管如此,术后仍有发生组织液化及感染坏死的可能,其与射线导致的潜在深部损伤不无关系,这部分潜在损伤的组织在溃疡切除清创的过程中可能得以保留,而在术后发生液化坏死。

(4)围术期护理　加强围术期护理是确保皮瓣成活、取得理想治疗效果的重要部分。

1)除了要在术前对病情进行认真的评估,合理安排,准备好安静舒适,温度、湿度适宜的房间床位等基础护理、专科护理准备之外,还要对患者进行必要的心理疏导,确保患者以良好的心态接受手术以及术后一系列的康复治疗。

2)术中严密配合手术过程,做到万无一失。

3)术后除了认真做好基础护理、生活护理等常规护理工作以外,要严密加强皮瓣血液循环的监测,定期检查皮瓣的皮温、皮色、组织弹性、毛细血管反应等四大指标,发现血液循环障碍及时准确地处理。

4)术后患者往往容易出现心理波动,因此要尽早进行心理干预与心理治疗,平稳度过围术期,确保整体治疗的效果。

12.5 放射性皮肤损伤创面的预防策略

12.5.1 放疗过程中的预防

要严格掌握放疗的适应证,严格掌控放射剂量与分割剂量,尽量减少放射重叠区,这对于预防放射性皮肤损伤具有重要意义。另外,精准放疗、适形放疗的广泛应用对皮肤及皮下组织的放射性损伤具有一定的预防作用。有学者提出在术中接受照射可绕开皮肤及皮下组织,从而预防放射性皮肤损伤。还有,放疗过程中可以适当采用皮肤黏膜保护剂,以减轻损伤程度。

12.5.2 浅度放射性皮肤损伤创面的管理

放疗过程中或放疗后一旦出现轻(浅)度放射性皮肤损伤的改变,应及时调整放射治疗方案,并采取积极措施保护创面、促进愈合、控制感染,预防创面进一步加深。

12.5.3 放射后高危皮肤(迟发性皮肤及软组织纤维化)的管理

放疗后晚期,受照射区局部皮肤往往遗留一些迟发性改变,主要表现为局部皮肤及皮下组织纤维化、硬化、皮下组织缺失、皮肤菲薄无弹性、与深部组织粘连等。这样的皮肤自我修复能力极差,一旦发生破溃等轻微外伤就很难愈合并逐渐扩大加深,最后形成累及深部组织的复杂难愈合的溃疡。所以对这样的皮肤应严格进行管理,防止局部受压、摩擦、抓伤、灼伤等,从而预防迟发性深度放射性溃疡的发生。一旦发生局部轻微损伤应积极治疗,预防创面进一步扩大加深。

12.5.4 深度放射性皮肤损伤创面手术后复发的预防和管理

对于已经接受手术治疗并且创面愈合的深度放射性溃疡的病例,应严密复查随访,认真进行专业科普知识的宣教,严格预防局部外伤哪怕是轻微的伤害,避免术后溃疡复发。一旦出现局部擦伤、水疱、破溃等轻微外伤,应及时治疗,预防创面进一步加深、扩大。

(高庆国　郭光华　史春梦　高琛茂　马英智　谢卫国)

参考文献

[1] 李荣清.TGF-β$_1$在放射性纤维化形成中的作用及其意义[J].中国癌症杂志,2001,11(3):267-269.

[2] 刘剑毅,李世荣,纪淑兴.结缔组织生长因子在皮肤纤维化疾病中的作用[J].中华整形外科杂志,2004,20(2):146-148.

[3] 高庆国,张连波,高琛茂,等.纤维溶解疗法治疗放射性臂丛神经损伤[J].中华显微外科杂志,2011,34(1):21-24.

[4] 曹卫红,杨志祥,谷庆阳.急性放射性皮肤溃疡伤收缩迟缓的机制[J].中国临床康复,2002,6(12):1754-1755.

[5] 游永淮,邓绍瑞,孔宪海,等.84例职业性放射皮肤损伤临床分析[J].中华放射医学与防护杂志,1993,13(1):55-57.

[6] 张云,杨志祥,朱茂祥.放射性皮肤损伤的研究进展[J].军事医学科学院院刊,2005,29(2):188-190.

[7] MILLER S H, RUDOLPH R. Healing in the irradiated wound[J]. Clin Plast Surg,1990,17(3):503-508.

[8] FRIEDLAND S, BENARON D, MAXIM P, et al. Absence of ischemia in telangiectasias of chronic radiation proctopathy[J]. Endoscopy,2006,38(5):488-492.

[9] HALLE M, EKSTRÖM M, FARNEBO F, et al. Endothelial activa-

tion with prothrombotic response in irradiated microvascular recipient veins[J]. J Plast Reconstr Aesthet Surg,2010,63(11):1910-1916.

[10]MARTIN M,LEFAIX J,DELANIAN S. TGF-beta1 and radiation fibrosis:a master switch and a specific therapeutic target? [J]. Int J Radiat Oncol Biol Phys,2000,47(2):277-290.

[11]JURGENSMEIER J,HOFLER P,BAUER G. TGFb-induced apoptosis of transformed fibroblasts by normal fibroblasts:independence of cell to cell contact and dependence on reactive oxygen species[J]. Int J Oncol,1994,5(3):525-531.

[12]RAYNAL S,LAWRENCE D A. Differential effects of TGF-β_1 on protein levels of p21WAF and cdk-2 kinase activity in human RD and CCL64 mink lung cells[J]. Int J Oncol,1995,7(2):337-341.

[13]RAVITZ M J,YAN S,DOLCE C,et al. Differential regulation of p27 and cyclin D1 by TGF-β and EGF in C3H 10T1/2 mouse fibroblasts[J]. J Cell Physiol,1996,168(3):510-520.

[14]MARTHA K T. Wound healing following radiation therapy[J]. Radiother Oncol,1997,42(2):99-106.

[15]HOLMES A,ABRAHAM DJ,SA S,et al. CTGF and SMADs,maintenance of scleroderma phenotype is independent of SMAD signaling[J]. J Biol Chem,2001,276(10):594-601.

[16]HØYVIK H L,DUMEAUX V,REINERTSEN K V,et al. Blood gene expression profiling of breast cancer survivors experiencing fibrosis[J]. Int J Radiat Oncol Biol Phys,2011,79(3):875-883.

[17]DELANIAN S,MARTIN M,LEFAIX J L. TGF-β_1,collagen I and III gene expression in human skin fibrosis induced by therapeutic irradiation[J]. Br J Radiol,1992,65(770):82-83.

[18]AUTIOL P,SAARTO T,TENHUNEN M,et al. Demonstration of increased collagen synthesis in irradiated human skin in vivo[J].

Br J Cancer,1998,77(12),2331-2335.

[19]DELANIAN S,MARTIN M,BRAVARD A,et al. Abnormal pheno-type of cultured fibroblasts in human skin with chronic radiothera-py damage[J]. Radiother Oncol,1997,47(3):255-261.

[20]GOESSLER U R,BUGERT P,KASSNER S,et al. In vitro analysis of radiation-induced dermal wounds[J]. Otolaryngol Head Neck Surg,2010,142(6):845-850.

[21]GU Q,WANG D,CUI C,et al. Effects of radiation on wound heal-ing[J]. J Environ Pathol Toxicol Oncol,1998,17(2):117-123.

[22]AZRIA D,MAGNE N,ZOUHAIR A,et al. Radiation recall:a well recognized but neglected phenomenon [J]. Cancer Treat Rev,2005,31(7):555-570.

[23]SHURYAK I,SACHS R K,BRENNER D J. A new view of radia-tion-induced cancer[J]. Radiat Prot Dosimetry,2011,143(2/4):358-364.

[24]HALL E J,WUU C S. Radiation-induced second cancers:The im-pact of 3D-CRT and IMRT[J]. Int J Radiat Oncol Biol Phys,2003,56(1):83-88.

[25]CHADWICK K H,LEENHOUTS H P. Radiation induced cancer arises from a somatic mutation[J]. J Radiol Prot,2011,31(1):41-48.

[26]ANONYMOUS. LENT SOMA tables[J]. Radiother Oncol,1995,35(1):17-60.

[27]VERONESI U,GATTI G,LUINI A,et al. Full-dose intraoperative radiotherapy with electrons during breast-conserving surgery[J]. Arch Surg,2003,138(11):1253-1256.

[28]BORG M,WILKINSON D,HUMENIUK V,et al. Successful treat-ment of radiation induced breast ulcer with hyperbaric oxygen[J]. Breast,2001,10(4):336-341.

[29]RAOUL J L,CADRE B,LE PRISÉ E,et al. Local injections of

granulocyte-macrophage colony-stimulating factor(Gm-CSF)for the treatment of radiation-induced mucosa ulcers[J]. Radiother Oncol,2003,68(3):303-304.

[30]DELANIAN S,BAILLET F,HUART J,et al. Successful treatment of radiation-induced fibrosis using liposomal Cu/Zn superoxide dismutase:clinical trial[J]. Radiother Oncol,1994,32(1): 12-20.

[31]CAMPANA F,ZERVOUDIS S,PERDEREAU B,et al. Topical superoxide dismutase reduces post-irradiation breast cancer fibrosis[J]. J Cell Mol Med,2004,8(1):109-116.

13 医务人员医疗器械相关性压力性损伤

13.1 概述

2019—2020 年新型冠状病毒肺炎(novel coronavirus pneumonia；简称新冠肺炎)疫情发生以来,医务人员冲锋于抗疫临床一线,由于口罩、护目镜、防护屏等防护用具层层叠加和长时间佩戴,导致部分医务人员的头面部皮肤出现了不同程度的压痕、压红和破溃,即医疗器械相关性压力性损伤(medical device related pressure injuries,MDRPI)。如何减轻医务人员头面部不适感,防治用具引起的MDRPI,是维护其身体健康和生命安全的必然要求,是提升战斗力打赢疫情防控阻击战的重要保障。本章通过回顾以往 MDRPI 的相关文献,比较详尽地阐述应用医用级别防护用具过程中,MDRPI 的防治措施,旨在为临床医护人员,特别是为正在抗击新型冠状病毒疫情一线的人员 MDRPI 的防治提供借鉴。

13.1.1 MDRPI 的概念

医疗器械相关性压力性损伤是指由于使用用于诊疗或治疗的医疗器械而导致的皮肤或黏膜或(和)潜在组织局限性损伤,通常完全符合器械的式样或形状。2010 年 Black 等首次提出医疗器械相关性压疮(medical device related pressure ulcer,MDRPU),2014 年欧洲压疮咨询小组(European Pressure Ulcers Advisory Group,EPUAP)和美国国家压疮咨询小组(National Pressure Ulcer Advisory Group,NPUAP)联合泛太平洋压力性损伤联合会(Pan Pacific Pressure Injury Alliance,PPPIA)共同制定的《压疮预防和治疗:临床实践指南》首次明确了医疗器械相关性压疮的概念,随后,2016 年 4 月美国 NPUAP 对压疮的定义与分期进行了重新的界定,压疮更名为压力性损伤,把 MDRPI 纳入到压力性损伤延伸范畴。

13.1.2 MDRPI 的临床特点

MDRPI 可发生于任何与医疗器械相接触的皮肤或黏膜处,其好发部位与传统的压力性损伤有所不同。如气管切开使用的气管套管由于型号、长度相对固定,临床应用时常无法妥善置入并固定,固定衬带导致颈部压伤的案例经常出现。手术时间长致皮肤与医疗器械接触区,形成压力性损伤;导尿管致尿道出血和尿道口压力性损伤,还有如吸氧管导致耳郭压伤,各种管路梳理不妥当,皮肤或黏膜处受压状态导致压力性损伤等。有研究发现,头面部 MDRPI 的发生率最高,又以耳部、面颊、口鼻部、前额多见。这与 2020 年初抗击疫情过程中医务人员易出现 MDRPI 部位一致。类似 N95 口罩受压部位多见于鼻梁部、双侧面颊部、耳郭后部及喉结最上缘(图 13-1)。护目镜受压部位多见额部、脸颊及颞部。损伤程度以 1 期和 2 期压力性损伤为主,3 期压力性损伤少见,也有不可分期压力性损伤的报道。其发生的具体部位和严重程度与使用的医疗器械种类和时间直接相关。如口罩、护目镜、防护屏等防护用具层层叠加和长时间佩戴等。

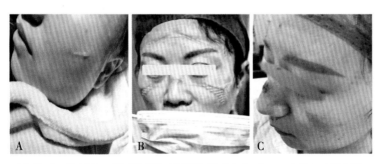

图 13-1 戴 N95 口罩后脸颊部 MDRPI,形成水疱(A)、压痕(B)、创面(C)

13.1.3　MDRPI 的发生机制

虽然目前有关 MDRPI 的发生机制尚未统一,但多数学者认为与传统的压力性损伤发生机制相似,即持续外力作用(含界面压力和剪切力)导致的缺血缺氧性损伤,压力、剪切力是损伤发生的最主要原因。所谓缺血缺氧性损伤,指组织受压后,组织细胞出现缺血缺氧、微小血管充血和瘀血、炎症浸润、微循环障碍,最终导致组织细胞变性坏死。进一步研究表明,组织缺血一段时间后,重新恢复血液灌注会再加重组织损伤,这可能与氧自由基大量产生、中性粒细胞聚集、能量缺乏、钙超载等有关。当然,也有学者认为器械本身是引起 MDRPI 的根本原因。使用医疗器械,改变了局部皮肤微环境,当医疗器械长期置于皮肤表面,局部皮肤的温度、湿度增加,严重者导致局部浸渍及酸碱度改变,进而削弱皮肤的屏障功能,导致损伤的发生。近年来,随着细胞分子生物技术的发展,细胞持续变形对组织损害的作用机制的提出,为进一步阐明 MDRPI 的发生机制奠定了理论基础。

13.1.4　MDRPI 的影响因素

13.1.4.1　力学因素

MDRPI 是由医疗器械长时间未缓解的压力或其固定方式引起的。固定于医务人员头面部的医疗器械,如口罩、护目镜、防护屏等防护用具等,多由塑料、橡胶或硅胶等材料制成,可能会导致摩擦或对软组织造成压力损伤。直接与防护用具接触的额部、鼻部、面颊和耳后等部位皮肤薄弱,易受剪切力和摩擦力的影响。医疗器械使用不当,如护目镜大小不合适、材质不佳、固定过紧等,容易压迫面部及耳郭部位的皮肤,造成皮肤损伤。因此,在一线抗击疫的医务人员使用防护用具时,选择合适的型号、材质及舒适的固定方式等非常必要,以降低头面部 MDRPI 的发生风险。

13.1.4.2　时间因素

国内外研究表明,医疗器械使用的时间越长,发生 MDRPI 的风险越高。在类似此次疫情突发等情况下,一线医护人员工作时间长,防护用具佩戴时间延长,极易造成鼻部、面颊部、额部和耳后压力性损伤的发生。

13.1.4.3 微环境因素

1976 年护理学家 Roaf 首次提出微环境的概念,认为保持血液循环,避免长时间持续的压力,避免极端温度、湿度以及维持良好的微环境、避免感染和液体刺激是预防压伤的重要因素,并将微环境定义为皮肤温度、湿度和空气流动。随后,美国 NPUAP 认为,微环境是指皮肤表面或组织的温度、空气的相对湿度和皮肤表面流体(汗液等)。尽管不同学者对微环境的概念有不同的界定,但均有一些共同要素,即微环境主要涵盖两个方面,皮肤表面的温度与湿度,且空气流动最终也影响皮肤表面温度、湿度。温度、湿度过高,皮肤局部潮湿、代谢增加、耐受力下降;温度、湿度过低,皮肤干燥、脆弱、血液循环变慢、保护层丢失,从而导致压力性损伤的发生。研究表明,潮湿导致压伤的风险增加了 22 倍。与干燥的皮肤相比,潮湿的皮肤在压力作用下血流量会减少,皮肤温度降低,发生压伤的风险增加。长时间佩戴防护用具,易引起头面部大量出汗,导致皮肤处于潮湿环境,从而引起局部皮肤耐受力降低。在类似此次防疫过程中,医护人员作为主要战斗力量,在疫情下需要长时间佩戴防护用具导致皮肤受压时间长,局部血液循环不畅,从而造成局部组织缺血、缺氧,致组织受损。防护用具密闭性好,医护人员高强度工作会产生大量汗液,由于防护用具的密闭性,汗液蒸发受阻,导致皮肤潮湿,皮肤受潮湿刺激后,皮肤表面弱酸性遭到破坏,削弱皮肤角质层屏障作用,易受摩擦力等外力作用,引发压力性损伤。

13.1.4.4 自身因素

MDRPI 与骨隆突处的压力性损伤存在共同的自身因素。包括全身性因素(年龄)、局部因素(局部皮肤状况)及其他因素,如佩戴者的面部皮肤状况,包括皮肤的完整性、颜色、温度、湿度、水肿、硬结、过敏等情况。另外,在疫情严峻发展的局势下,需要长期佩戴医用级防护用具的医护人员及相关工作人员,是发生医疗器械相关性压力性损伤的高危人群。

13.2 医务人员 MDRPI 的预防

13.2.1 正确选择和佩戴防护用具

2014 年第 2 版《国际性压疮防治指南》对选择、使用和放置医疗器械有如下建议:根据器械功能,对机构现有的医疗器械进行审查并加以选择,以尽可能避免压力、剪切力所导致的损伤;确保医疗器械型号正确,且留置或佩戴合适,以避免过度受压;为患者调整体位,或重新放置医疗器械,使压力再分布,并减小剪切力。

基于此,作为抗击疫情的医务人员,建议评估现有的防护用具的类型和作用,结合工作需要和持续使用时间,选择合适型号、材质、软硬度、贴合性的防护用具。评估额部、鼻部、面颊和耳后等易受损区域皮肤的完整性、颜色、感觉及温度、湿度等。佩戴防护用具前,在头面部易受损区域涂抹含有亚油酸、亚麻酸、维生素 E 等的液体敷料,轻拍至皮肤吸收进行保护。正确佩戴和固定防护用具,松紧适宜,避免多层叠加和过度受压。另外,尽量选择宽沿口罩,有条件的可以交替使用不同规格、类型的口罩。

13.2.2 采取局部减压措施,预防性使用敷料

预防性使用敷料可有效预防头面部 MDRPI。在鼻插管周围,氧气面罩下方,气管切开造口周围以及衬带下方使用敷料,可以降低头面部 MDRPI 的发生率。目前,临床上常用的保护敷料主要包括薄膜敷料、水胶体敷料以及泡沫敷料等,这几种敷料对皮肤均有一定的保护效果,且优缺点各异。在一项对无创正压通气面罩患者使用敷料预防 MDRPI 的研究中发现,在面罩与皮肤交界处分别使用薄膜敷料与水胶体敷料,MDRPI 发生率分别为 53.3%、40.0%,而对照组则高达 96.7%。且对照组出现 MDRPI 的时间最短,水胶体

敷料组最长。

近来,泡沫敷料预防颈托固定患者发生医疗器械相关性压力性损伤中的应用中发现,泡沫敷料能有效预防颈托固定患者医疗器械相关性压力性损伤的发生。但也有学者对此持保守态度,在全面罩无创通气的模拟模型中,利用压力传感器分别测量使用了3种不同的敷料和不使用敷料的模型面部的压力,发现面部保护性敷料无法降低面部压力,甚至还会增加压力。一般而言,黏胶类敷料容易在移除时对患者皮肤造成牵拉损伤或者角质层脱落损伤,而非黏性敷料则更有利于压力性损伤的避免,泡沫敷料内的多层结构能有效分散剪切力。在临床应用时医院应根据患者的机体需要、作息习惯、经济条件、个人意愿等选择恰当的敷料类型。

借鉴住院患者医疗器械相关性压力性损伤的防护措施,医务人员在抗击疫情的过程中,在保证防护效果的前提下,建议每2~4 h变换防护用具位置或摘除,使局部压力重新分配。可使用预防性敷料进行保护,建议根据个人头面部皮肤情况将薄型泡沫敷料进行裁剪,并置于额部、鼻部、面颊和耳后等处来预防防护用具相关压力性损伤,注意保持无张力粘贴和避免敷料层叠过多(图13-2)。移除敷料时应先从敷料的一角开始,顺着毛发生长的方向,缓慢揭除,谨防因操作不当,导致医用黏胶相关性皮肤损伤(medical adhesive related skin injury,MARSI)的发生。具体操作方法如下。0°撕除法:揭除敷料时,先撕开敷料一角,按住未撕除的部位,水平拉伸敷料。180°撕除法:揭除敷料时,先撕开敷料一角,反向水平拉伸敷料,按住被牵拉皮肤,缓慢的移除敷料。如果疼痛明显,可以采用交替揭除四周的黏胶的方法,从而使疼痛处稍适缓解。必要时,可以使用医用黏胶清除剂。如果该部位不再粘贴敷料,可以使用乳液、凡士林、油剂来协助去除皮肤上未清除黏胶。

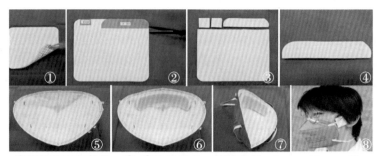

①聚氨酯泡沫敷料；②~③比照模具，裁剪敷料：3 cm×13 cm一块，2 cm×3 cm两块；④粘贴双面胶纸；⑤~⑦粘贴敷料于口罩内侧面-与外侧面铝条对应位置；⑧小块敷料垫在面颊部头带下

图 13-2　防 MDRPI 口罩制作流程示意

13.2.3　皮肤的评估

在保证防护效果的前提下,建议检查医疗器械下面和周围的皮肤至少每天 2 次,查看周围组织有无压力相关损伤的迹象,对于易患局部或全身水肿的医务人员,评估皮肤的频率应增加。避免对局部红肿部位用力按揉。出现过敏现象时,寻找过敏原因并更换相关用具。

13.2.4　心理辅导与宣教

2020 年注定是不平凡的一年,中华儿女众志成城抗击新型冠状病毒肺炎疫情。随着确诊人数的不断攀升,各地医护人员都在积极响应国家号召,"若有战,召必回,战必胜!"然而,面对越来越多的患者,面对传染性很强的新型病毒,抗战在一线的医护人员也有着巨大的工作压力,持续处于强应激状态,挑战着身体和心理的极限。所以,组织进行参与救援前的心理危机干预培训,让他们充分了解应激反应,学习应对应激、调控情绪的方法。进行预防性晤谈,鼓励公开讨论内心感受;支持和安慰;资源动员;帮助当事人在心理上对应激有所准备。授予一些必要的医务人员 MDRPI 预防与管理措施,这样不仅能有效减少医务人员 MDRPI 的发生,还能缓解心理压力,进而能更好地抗击疫情。

13.3 医务人员 MDRPI 的护理措施

"N95 医用防护口罩"与"护目镜"在佩戴过程中,发生的多为表浅性压力性损伤,以 1、2 期为主,治疗原则为局部减压,预防感染、促进修复。已经出现医疗器械相关性压力性损伤的位置应避免继续受压。

13.3.1 1 期压力性损伤

佩戴防护用具前,使用水胶体敷料或泡沫敷料保护受压部位。在不影响防护效果的前提下,可采用每 1~2 h 对护具进行适当的微调节,改变压力点,达到缓解压力的目的。

13.3.2 2 期压力性损伤

对于张力较小的小水疱,先不建议刺破疱皮,以防造成开放性伤口而感染,可以局部使用泡沫敷料保护,等待水疱自行吸收即可。对于张力较大的水疱,严格无菌操作,用针头刺破水疱,充分释放疱液后,应先保留疱皮,局部粘贴泡沫敷料;如果水疱已经破溃,暴露出红色基底,先使用刺激小的消毒液消毒伤口,再用生理盐水清洗后,粘贴泡沫敷料给予局部减压和吸收渗出液,营造适宜的微环境,促进伤口愈合。若无相关伤口敷料,可使用百多邦软膏、复方多黏菌素 B 软膏或艾洛松软膏(建议使用不超过 3 d),将软膏涂抹于局部区域,不宜太厚。平时,根据渗出情况及无特殊情况约每 3 d 换药 1 次,但非常时期,应结合疫情感控要求,给予合理换药,防止伤口发生感染。

13.3.3　3 期或 4 期压力性损伤

措施：①选用可饮用水、蒸馏水、盐水清除压力性损伤表面组织碎片和敷料残留物。②评估全身和局部情况后，清除伤口上坏死组织。③局部如无感染可根据渗出液量选用敷料处理创面，渗出液量大时可选择亲水性纤维敷料或藻酸盐敷料，中量渗出液可选择泡沫敷料，少量渗出液可选择水胶体、半透膜敷料；如创面伴有感染可根据情况选择含银离子的敷料。④如有潜行或窦道，根据潜行和窦道深度及渗出情况选择合适敷料填充或引流，必要时需要行手术治疗。

13.4　MDRPI 的治疗

医务人员一旦出现 MDRPI，应根据损伤程度进行相应处理，除了加强局部护理外，若损伤程度深、条件允许的情况下，可考虑以下治疗：物理治疗、中医治疗、创面换药、负压创面治疗（negative pressure wound therapy，NPWT）技术、手术治疗等。

13.4.1　物理治疗

红外线照射适用于各期溃疡疮面；半导体激光治疗与局部照射创口，可减少渗出；氦氖激光照射对治疗皮肤溃疡及减少复发有肯定的效果。局部高浓度氧疗配合激光及新型敷料可用于治疗难治性压力性损伤，所用的氧流量为 6~8 L/min，20 min/次，1 次/d，疗效显著优于其他治疗措施。另外，电磁波能有效改善压力性损伤，促进成纤维细胞的增生、迁移与合成，使生长因子表达上升，从而促进创面愈合。

13.4.2　中医治疗

现今越来越多的中医疗法被用于压力性损伤治疗。有学者将中医艾灸疗法应用于老年压力性损伤的治疗中，发现艾灸疗法能有效缩小创口面积、缩短压力性损伤愈合时间。注意有一些中药的毒副作用还未能被完全认识,稍有不慎,可能会给患者带来二次伤害,使用时必须严格掌握适应证与禁忌证。

13.4.3　创面换药

对于一些小面积 MDRPI 的医务人员,一般创面换药即可取得较好的疗效。有学者使用湿润烧伤膏治疗压力性损伤创面,发现它能有效促进创面内新生血管形成肉芽组织、增强血管内皮细胞增殖;还可以加快创面缩小,封闭创面。然而,湿润烧伤膏抗感染的作用较差,不宜用于 3、4 期压力性损伤患者。在治疗老年压力性损伤患者时使用金疮油膏与传统换药对比,从中发现金疮油膏能够通过促进创面血管内皮细胞的增殖和迁移来促进创面血管形成,从而为创面提供充足的营养,加速创面愈合。国外研究人员在压力性损伤创面周围注射多脱氧核糖核苷酸,发现多脱氧核糖核苷酸不仅能有效刺激血管内皮生长因子的产生,促进创面内新生血管形成,使微血管密度显著增加,而且能增加肉芽组织中成纤维细胞的分化和成熟,从而加速修复过程。

13.4.4　NPWT 技术

目前许多研究都证明基质金属蛋白酶(matrix metalloproteinase, MMP)含量过高不利于慢性创面愈合,MMP 与组织金属蛋白酶抑制物(tissue inhibitor of metalloproteinase,TIMP)结合形成 MMP/TIMP 复合物,抑制胶原降解,可促进创面慢性愈合。将 NPWT 应用于骶尾部压力性损伤治疗,发现治疗后能促使创面内更多的 MMP 与 TIMP 形成复合物进而抑制胶原和明胶的降解,促进压力性损伤创面的愈合。此外,NPWT 能抑制细菌浓度及生物膜形成,有效控制创面感染;能够有效地刺激血管内皮生长因子增殖,从而诱导创面血管再生;能通过负压机械力改变上皮细胞骨架,引发细胞内的信号级联反应,增加细胞分裂的速度,促进创面肉芽组织生长。近年来,郭光华等所在单位引进 NPWT 用于老年 3、4 期压力性损伤的治疗,为提供新鲜的创面床做了很好的铺垫,有利于后期的皮肤移植或皮瓣转移修复创面。

13.4.5 手术治疗

对于 3、4 期压力性损伤创面,国内外大部分采取外科手术治疗。目前临床大多应用筋膜皮瓣、肌皮瓣或穿支动脉皮瓣修复。筋膜皮瓣多适用于炎症反应较轻、未侵入深部组织的压力性损伤创面,但是筋膜皮瓣在抗感染能力和填塞无效腔等方面仍不及肌皮瓣,所以在局部感染严重,骨质缺损较多和有明显无效腔的情况下仍应考虑使用肌皮瓣来修复。穿支皮瓣具有以下优点:①保留供血的血管,血流丰富,一般不易损伤供区肌肉及主要血管和神经。②设计灵活,顺应性好,可做较大范围的转移且不影响皮瓣血运,故而可用来修复较大压力性损伤创面,特别是对于直径超过 10 cm 的巨大型压力性损伤创面。③切取更简单、手术时间更短、成功率更高、更经济实用且远期效果更好。但临床应用过程中应根据压力性损伤情况结合患者自身状态选择恰当的皮瓣修复创面。特别是本次抗疫过程中,医务人员 MDRPI 多发生在头面部,应特别注意外观及功能修复。郭光华等所在单位目前多采用 NPWT 技术联合皮瓣修复压力性损伤,此法不仅能有效降低感染的发生率,还能使局部肉芽组织快速生长,为皮瓣修复创造条件,较单独皮瓣修复效果更佳。

(江政英　郭光华　闵定宏)

面部防护敷料裁剪　　　面部防护敷料粘贴　　　面部防护用品佩戴方法

使用面部防护用品防压疮的小技巧　　液体性敷料使用方法

参考文献

［1］蒋琪霞.压疮护理学［M］.北京：人民卫生出版社，2014.

［2］国家卫生健康委员会.新型冠状病毒感染的肺炎诊疗方案：试行第五版［EB/OL］.（2020-02-04）［2020-02-12］.

［3］王泠.2014版国际《压疮预防和治疗：临床实践指南》解读［J］.中国护理管理，2016，16（5）：7-10.

［4］熊茜，陶帅，马静伟，等.头面部医疗器械相关性压力性损伤的研究现状［J］.承德医学院学报，2019（5）：433-434.

［5］杨小辉，赵媛媛，钮美娥.ICU医疗器械相关性压力性损伤的研究现状［J］.护理学报，2017（13）：49-52.

［6］张诗怡，赵体玉，乐霄，等.微环境与压力性损伤关系的研究进展［J］.中华护理杂志，2017，52（8）：1001-1006.

［7］尹志改，郑肖林，齐晓娜，等.泡沫敷料在预防颈托固定患者发生医疗器械相关性压力性损伤中的应用［J］.中华现代护理杂志，2018，24（23）：2834-2836.

［8］周琴，薛姣，王立娜，等.面部医用级别防护用具致皮肤损伤的护理策略［J/OL］.中华烧伤杂志，2020，36（2020-02-20）：E001-E001.

［9］孙佳倩，曹晨昱，朱春芳，等.压力性损伤治疗的研究进展［J］.国际护理学杂志，2019，38（19）：3261-3264.

[10]郭光华,谢闪亮.进一步重视老年压力性损伤的综合防治[J].中华损伤与修复杂志(电子版),2018,13(1):8-12.

[11]KOTTNER J,CUDDIGAN J,CARVILLE K. et al. Prevention and treatment of pressure ulcers/injuries:the protocol for the second update of the international Clinical Practice Guideline 2019[J]. J Tissue Viability,2019,28(2):51-58.

[12]GALETTO S G D S,NASCIMENTO E R P D,HERMIDA P M V,et al. Medical device-related pressure injuries:an integrative literature review[J]. Rev Bras Enferm,2019,72(2):505-512.

中英文名词对照

5-氟尿嘧啶（5-fluorouracil, 5-FU）

5-溴脱氧尿苷（5-bromodeoxyuridine, BrdU）

CT 血管造影（CT angiography, CTA）

X 射线计算机断层扫描（X-ray computed tomography, CT）

γ 干扰素（interferon-γ, IFN-γ）

癌性溃疡（cancerous /malignant ulcer）

白细胞介素-1（interleukin-1, IL-1）

白细胞介素-1β（interleukin-1β, IL-1β）

摆脱电流/摆脱阈值（let-go current）

标记滞留细胞（label-retaining cell, LRC）

表皮坏死松解症药物因果关系算法（algorithm of drug causality for epidermal necrolysis, ALDEN）

丙氨酸氨基转移酶（alanine aminotransferase, ALT）

超氧化物歧化酶（superoxide dismutase, SOD）

成纤维细胞生长因子（fibroblast growth factor, FGF）

重组人表皮生长因子（recombinant human epidermal growth factor, rhEGF）

重组人血小板衍生生长因子-BB（recombinant human novel platelet-derived growth factor-BB, rhPDGF-BB）

重组组织型纤溶酶原激活物（recombinant tissue-type plasminogen activator, rtPA）

创面床准备（wound bed preparation, WBP）

磁共振成像（magnetic resonance imaging, MRI）

磁共振血管成像（magnetic resonance angiography, MRA）

单光子发射计算机断层成像术（single-photon emission computed tomography，SPECT）

低温性损伤（hypothermia injury）

电弧烧伤（electric arc burn）

电接触烧伤（electric contact burn）

电烧伤（electric burn）

凋亡相关因子（factor associated suicide，Fas）

凋亡相关因子配体（factor associated suicide ligand，FasL）

动脉血二氧化碳分压（arterial partial pressure of carbon dioxide，$PaCO_2$）

动脉血氧分压（arterial partial pressure of oxygen，PaO_2）

冻疮（chilblain）

冻僵（frozen stiff）

冻伤（frostbite）

多层螺旋 CT 灌注成像技术（multislice spiral computed tomography perfusion imaging，MSCTP）

多发伤（multiple injuries）

多器官功能衰竭（multiple organ failure，MOF）

二尖瓣置换术（mitral valve replacement，MVR）

发射计算机断层显像（emission computed tomography，ECT）

泛发性大疱性固定性药疹（generalized bullous fixed drug eruption，GBFDE）

非冻结性冷伤（non-freezing cold injury）

肺外结核（extra-pulmonary tuberculosis，EPTB）

辅助性 T 细胞 1（helper T cell 1，Th1）

辅助性 T 细胞 2（helper T cell 2，Th2）

负压创面治疗（negative pressure wound therapy，NPWT）

负压封闭引流（vacuum sealing drainage，VSD）

复合伤（combined injuries）

肝细胞生长因子（hepatocyte growth factor，HGF）

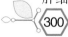

感知阈值/感知电流（threshold of perception）

高压氧治疗（hyperbaric oxygen therapy，HBOT）

骨筋膜隔室综合征（osteofascial compartment syndrome，OCS）

骨髓间充质干细胞（bone marrow mesenchymal stem cell，BMMSC）

核因子红系 2 相关因子 2（nuclear factor erythroid 2-related factor 2，NRF2）

化学烧伤（chemical burn/chemical burns）

活化部分凝血活酶时间（activated partial thromboplastin time，APTT）

获得性免疫缺陷综合征（acquired immunodeficiency syndrome，AIDS）

饥饿素（ghrelin）

肌酐（creatinine，Cr）

肌酸激酶（creatine kinase，CK）

基质金属蛋白酶（matrix metalloproteinase，MMP）

急性泛发性发疹性脓疱病（acute generalized eruptive pustulosis，AGEP）

间充质干细胞（mesenchymal stem cell，MSC）

间接飞行肌（indirect flight muscle，IFM）

碱性成纤维细胞生长因子（basic fibroblast growth factor，bFGF）

交流电（alternating current，AC）

角质形成细胞（keratinocyte cell，KC）

结核病（tuberculosis，TB）

结核分枝杆菌（mycobacterium tuberculosis，MTB）

浸渍足（immersion foot）

颈交感神经阻滞（cervical sympathetic block，CSB）

静脉注射免疫球蛋白（intravenous immunoglobulin，IVIG）

聚丙烯酸酯（polyacrylate）

聚合酶链反应（polymerase chain reaction，PCR）

聚乙二醇化粒细胞集落刺激因子（pegylated G-CSF）

卡介苗（Bacillus Calmette-Guérin，BCG）

抗甲氧西林金黄色葡萄球菌（methicillin resistant Staphylococcus

aureus，MRSA）

朗格汉斯细胞（Langerhans cell）

冷伤（cold injury）

粒细胞集落刺激因子（granulocyte colony stimulating factor，G-CSF）

磷酸肌醇 3-激酶/蛋白激酶 B（phosphoinositide 3-kinase/protein kinase B，PI3K/Akt）

凝血酶时间（thrombin time，TT）

凝血酶原时间（prothrombin time，PT）

脓毒症（sepsis）

泡沫敷料（polymeric foam）

皮肤移植物（cultured cutaneous substitute，CCS）

葡萄球菌烫伤样皮肤综合征（staphylococcal scalded skin syndrome，SSSS）

前列腺素 F_2（prostaglandin F_2，PGF_2）

全身炎症反应综合征（systemic inflammatory response syndrome，SIRS）

人 β 防御素 2（human beta-defensin 2，hBD2）

人肝细胞生长因子（hepatocyte growth factor，HGF）

人类免疫缺陷病毒（human immunodeficiency virus，HIV）

人脐带间充质干细胞（human umbilical cord mesenchymal stem cell，hUC-MSC）

人血小板衍生生长因子 A（human platelet-derived growth factor A，hPDGF-A）

容积导体（volume conductor）

肉芽组织来源细胞（granulation tissue-derived cell，GTC）

乳酸脱氢酶（lactate dehydrogenase，LDH）

三尖瓣成形术（tricuspid annuloplasty，TVP）

三维（three-dimensional，3D）

闪电损伤（lightning damage）

表皮生长因子（epidermal growth factor，EGF）

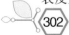

神经生长因子(nerve growth factor,NGF)

生长因子(growth factor)

时间-密度曲线(time-density curve,TDC)

食品药品管理局(Food and Drug Administration,FDA)

史蒂文斯-约翰逊综合征(Stevens-Johnson syndrome,SJS)

世界卫生组织(World Health Organization,WTO)

数字化可视人体(digitized visible human)

数字减影血管造影(digital subtraction angiography,DSA)

糖尿病(diabetes mellitus,DM)

体表面积(body surface area,BSA)

天冬酸氨基转移酶(aspartate aminotransferase,AST)

痛风(gout)

痛风石(tophus)

脱氧核糖核酸(deoxyribonucleic acid,DNA)

细胞毒性 T 淋巴细胞(cytotoxic T lymphocyte,CTL)

细胞外基质(extracellular matrix,ECM)

细菌生物膜(bacterial biofilm)

下丘脑-垂体-肾上腺皮质轴(hypothalamic-pituitary-adrenal axis,HPA)

纤维粘连蛋白(fibronectin,Fn)

腺苷三磷酸(adenosine triphosphate,ATP)

腺苷酸活化蛋白激酶(adenosine monophosphate-activated protein kinase,AMPK)

新型冠状病毒肺炎(novel coronavirus pneumonia)

虚拟现实(virtual reality,VR)

血管基质组分(stromal vascular fraction,SVF)

血管内皮生长因子(vascular endothelial growth factor,VEGF)

血尿素氮(blood urea nitrogen,BUN)

血栓素 A2(thromboxame A2,TXA2)

血小板衍生生长因子(platelet derived growth factor,PDGF)

循环阈值(cycle threshold,Ct 值)

严重急性呼吸系统综合征冠状病毒 2（severe acute respiratory syndrome coronavirus 2，SARS-CoV-2）

医疗器械相关性压力性损伤（medical device related pressure injuries，MDRPI）

医用黏胶相关性皮肤损伤（medical adhesive related skin injury，MARSI）

银离子敷料（silver dressing）

荧光探针定量 PCR 技术（fluorescent probe quantitative PCR，FQ-PCR）

藻酸盐敷料（alginates）

战壕足（trench foot）

整合膜蛋白（integral membrane protein）

脂肪干细胞（adipose-derived stem cell，ASC）

直流电（direct current，DC）

中毒性表皮坏死病的疾病严重程度评分（severity-of-illness score for toxic epidermal necrolysis，SCORTEN）

中毒性表皮坏死松解症（toxic epidermal necrolysis，TEN）

中性粒细胞外网状陷阱（neutrophil extracellular traps，NETs）

肿瘤坏死因子（tumor necrosis factor，TNF）

肿瘤坏死因子-α（tumor necrosis factor-α，TNF-α）

重型多形性红斑（erythema multiforme major，EMM）

重症大疱型药疹（severe bullous drug eruption，SBDE）

重症监护病房（intensive care unit，ICU）

主要组织相容性复合体-Ⅰ（major histocompatibility complex-Ⅰ，MHC-Ⅰ）

转化生长因子（transforming growth factor，TGF）

总体表面积（total body surface area，TBSA）

组织金属蛋白酶抑制物（tissue inhibitor of metalloproteinase，TIMP）

组织型纤溶酶原激活物（tissue-type plasminogen activator，tPA）